中醫典籍叢刊

證類本草箋釋

〔宋〕唐慎微 撰

王家葵　蔣　淼 箋釋

四

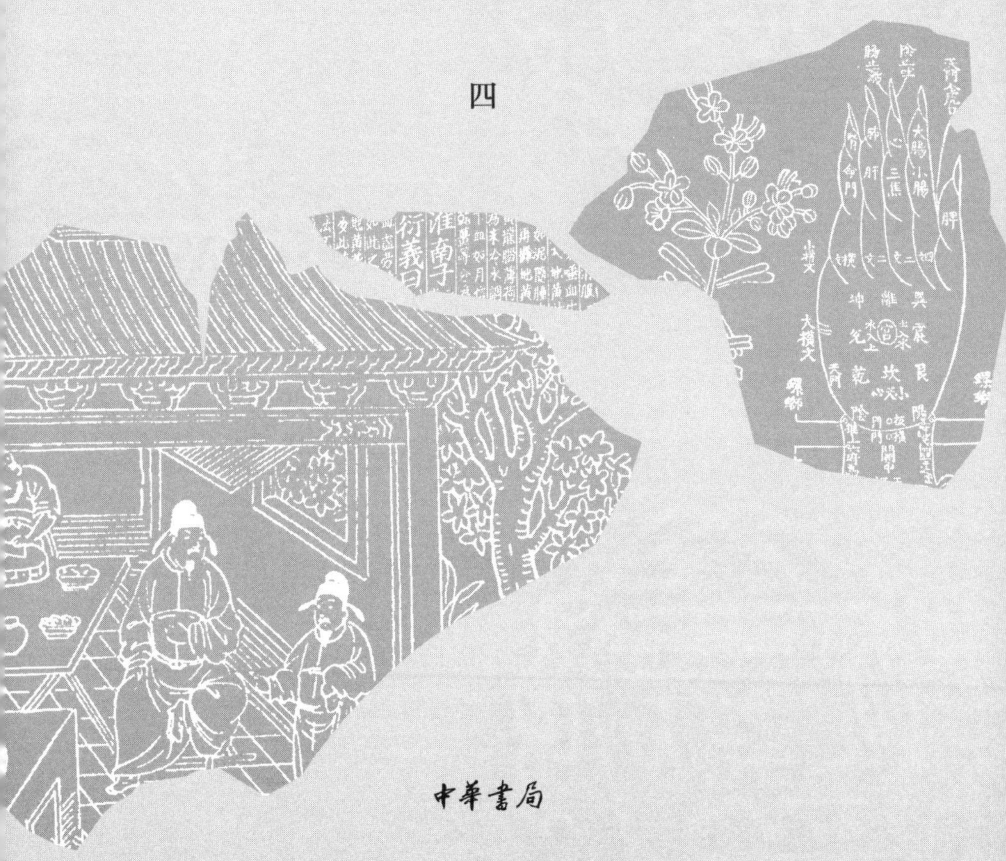

中華書局

本册目録

重修政和經史證類備用本草卷第十二

木部上品總七十二種

一十九種神農本經白字。

六種名醫别録墨字。

一種唐本先附注云"唐附"。

二種今附皆醫家嘗用有効,注云"今附"。

一種新補

一種新定

七種新分條

一種唐慎微續補墨蓋子下是。

八種海藥餘

二十六種陳藏器餘

凡墨蓋子已下並唐慎微續證類

桂　　牡桂　　菌桂

松脂實、葉、根、節等附,松黄、松湍(唐注),五粒松(續注)。

槐實枝、皮、根、等(附)。　　槐膠新定。

槐花新補。　　枸杞葉上蟲窠(續注)。

柏實葉、皮、側柏等(附)。　茯苓茯神(附)。

琥珀　　瑿元附琥珀下,今新分條。

榆皮花附。　酸棗　蘗木根附。

楮實葉、皮、莖白汁等(附)。穀皮(續注)。

乾漆生漆(附)。　五加皮　牡荊實

蔓荊實　辛夷　桑上寄生

杜仲　　楓香脂皮(附)。唐附。

女貞實枸骨、冬青(續注)。　木蘭

蕤核　　丁香今附。母丁香(續注)。

沉香　薰陸香　雞舌香

藿香　詹糖香　檀香

乳香已上六種元附沉香下,今各分條。蘇合香獅子屎(續注)。

金櫻子今附。自草部,今移。

【降真香

八種海藥餘

藤黃　返魂香　海紅豆　落鴈木　莎木

柵木皮　無名木皮　奴會子

二十六種陳藏器餘

乾陀木皮　含水藤中水　皋蘆葉　蜜香

阿勒勃　鼠藤　浮爛囉勒　靈壽木皮

綟木　斑珠藤　阿月渾子　不彫木

曼遊藤　龍手藤　放杖木　石松

牛妳藤　震燒木　木麻　帝休
河邊木　檀桓　木蜜　朗榆皮
那耆悉　黄屑

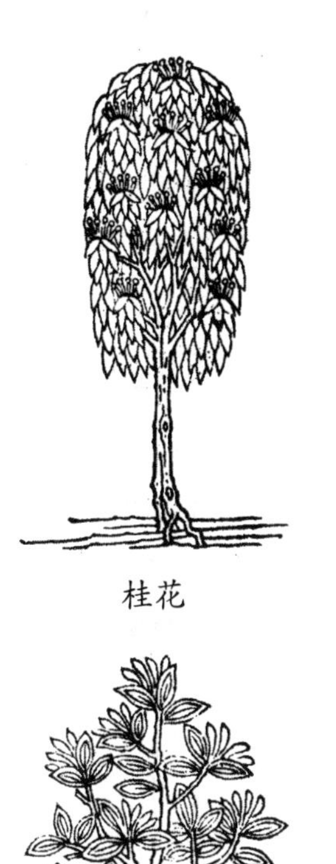

桂花

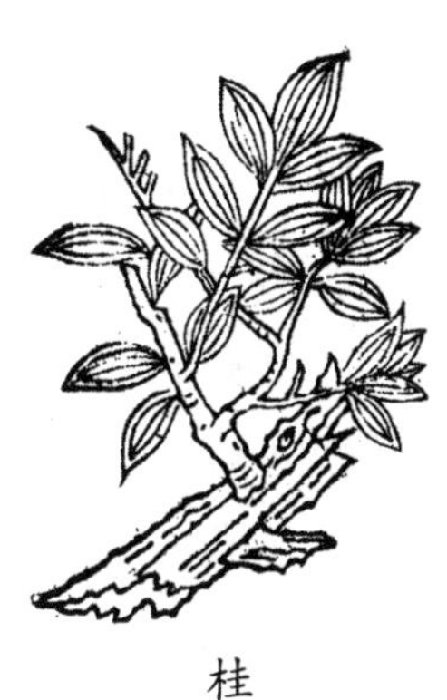

桂

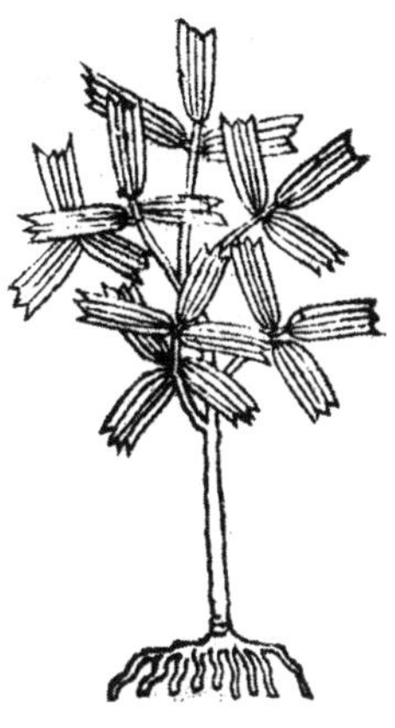

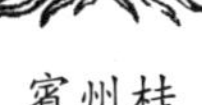

賓州桂

宜州桂

桂　味甘、辛，大熱，有小毒。主温中，利肝肺氣，心腹寒熱，冷疾，霍亂轉筋，頭痛腰痛，出汗，止煩止唾，欬嗽鼻齆，能墮胎，堅骨節，通血脉，理踈不足，宣導百藥，無所畏。久服神仙不老。生桂陽。二月、八月、十月採皮，陰乾。得人參、麥門冬、甘草、大黄、黄芩，調中益氣。得茈胡、紫石英、乾地黄，療吐逆。

陶隱居云：按本經惟有菌、牡二桂，而桂用體大同小異，今俗用便有三種，以半卷多脂者單名桂，入藥最多，所用悉與前説相應。仙經乃並有三桂，常服食，以葱涕合和雲母，蒸化爲水者，正是此種爾。今出廣州者好。湘州、始興、桂陽縣即是小桂，亦有而不如廣州者。交州、桂州者，形段小，多脂肉，亦好。經云，桂葉如柏葉澤黑，皮黄心赤。齊武帝時，湘州送樹以植芳林苑中。今東山有桂皮，氣粗相類，而葉乖異，亦能淩冬，恐或是牡桂，時人多呼丹桂，正謂皮赤爾。北方今重此，每食輒須之。蓋《禮》所云薑桂以爲芬芳。唐本注：菌桂，葉似柹葉，中有縱文三道，表裏無毛而光澤。牡桂，葉長尺許，陶云小桂，或言其葉小者。陶引經云似柏葉，驗之，殊不相類，不知此言從何所出。今按，桂有二種，桂皮稍不同。若菌桂，老皮堅板無肉，全不堪用；其小枝薄卷及二三重者，或名菌桂，或名筒桂。其牡桂，嫩枝皮名爲肉桂，亦名桂枝；其老者名木桂，亦名大桂。得人參等良。本是菌桂，剩出單桂條，陶爲深誤也。今按，陳藏器本草云：菌桂、牡桂、桂心，已上三色並同是一物。按，桂林、桂嶺，因桂爲名，今之所生，不離此郡。從嶺以南際海盡有桂樹，惟柳、象州最多。味既辛烈，皮又厚堅，土人所採，厚者必嫩，薄者必老。以老薄者爲一色，以厚嫩者爲一色。嫩既辛香，兼又筒卷；老必味淡，自然板薄。板薄者，即牡桂也，以老大而名焉；筒卷者，即菌桂也，以嫩而易卷。古方有筒桂，字似菌字，後人誤而書之，習而成俗，至於書傳，亦復因循。桂心即是削除皮上甲錯，取其近裏辛而有味。臣禹錫等謹按，蜀本注云：按此有三種：菌桂，葉似柿葉；牡桂，葉似枇杷葉；此乃云葉如柏葉。蘇以桂葉無似栢葉者，乃云陶爲深誤，剩出此條。今據陶注云"菌桂正圓如竹，三重者良"；"牡桂皮薄，色黄多脂肉，氣如木蘭，味亦辛"；此桂則是半卷多脂者。此云"仙經有三桂，以葱涕合和雲母，蒸化爲水服之"，此則有三種明矣。陶又云"齊武帝時，湘州得樹，以植芳林苑中"。陶隱居雖是梁武帝時人，實生自宋孝武建元三年[①]，歷齊爲諸王侍讀，故得見此樹而言也。蘇恭但只知有二種，亦不能細尋事跡，而云陶爲深誤，何臆斷之甚也。抱朴子云：桂可以竹瀝合餌之，亦可以龜腦和服之。藥性論云：桂心，君。亦名紫桂。殺草木毒，忌生葱。味苦、辛，無毒。主治九種心痛，殺三蟲，主破血，通利月閉，治軟脚，痺不仁，治胞衣不下，除欬逆，結氣擁痺，止腹内冷氣，痛不可忍，主下痢，治鼻息肉。日華子云：桂心，治一切風氣，補五勞七傷，通九竅，利關節，益精明目，暖腰膝，破痃癖癥瘕，消瘀血，治風痺骨節攣縮，續筋骨，生肌肉。

圖經曰：菌桂生交趾山谷，牡桂生南海山谷，桂生桂陽。舊經載此三種之異，性味、功用亦别，而《爾雅》但言"梫，木桂"一種。郭璞云："南人呼桂，厚皮者爲木桂。"蘇恭以謂牡桂即木

① 建元三年：陶弘景生劉宋孝武帝孝建三年(456)，《蜀本草》誤寫爲建元三年。

桂,及單名桂者是也。今嶺表所出,則有筒桂、肉桂、桂心、官桂、板桂之名,而醫家用之罕有分别者。舊説菌桂正圓如竹,有二三重者,則今所謂筒桂也。筒、箘字近,或傳寫之誤耳,或云即肉桂也。牡桂,皮薄色黄,少脂肉,氣如木蘭,味亦相類,削去皮,名桂心,今所謂官桂,疑是此也。桂是半卷多脂者,今所謂板桂,疑是此也。今觀賓、宜、韶、欽諸州所圖上者,種類亦各不同,然皆題曰桂,無復别名。參考舊注,謂菌桂葉似柿葉,中有三道文,肌理緊,薄如竹,大枝、小枝皮俱是筒,與今賓州所出者相類。牡桂葉狹於菌桂而長數倍,其嫩枝皮半卷多紫,與今宜州、韶州者相類。彼土人謂其皮爲木蘭皮,肉爲桂心。此又有黄、紫兩色,益可驗也。桂葉如柏葉而澤黑,皮黄心赤,今欽州所出者,葉密而細,亦恐是其類,但不作柏葉形爲疑耳。皮厚者名木桂,即板桂是也。蘇恭以牡桂與單名桂爲一物,亦未可據。其木俱高三四丈,多生深山蠻洞中,人家園圃亦有種者。移植於嶺北,則氣味殊少辛辣,固不堪入藥也。三月、四月生花,全類茱萸。九月結實,今人多以裝綴花果作筵具。其葉甚香,可用作飲,香尤佳。二月、八月採皮,九月採花,並陰乾,不可近火。中品又有天竺桂,云生西胡國,功用似桂,不過烈,今亦稀有,故但附於此。張仲景治傷寒用桂枝湯。《甲乙經》治陰受病發痹内熨方:用醇酒二十斗,蜀椒一斗,乾薑一斗,桂一斗,凡四物,㕮咀著清酒中。綿絮一斤,細白布四丈,皆并内酒中,置馬矢煴中,善封塗,勿使泄氣。五日五夜出布、綿絮,暴乾,復漬之,以盡其汁。每漬必晬,其日乃出布、綿乾之,并用滓與絮複布爲巾。其布長六七尺,爲六七巾,即用之。生桑炭炙巾以熨寒痹所刺之處,令熱入至於病所。寒,復炙巾以熨之，三十徧而止。汗出，炙巾以拭身，亦三十徧而止。起步内，無見風。每刺必熨，如此病已矣。此所謂内熨也。又治躄筋急，亦以白酒和桂塗之。《續傳信方》造桂漿法，夏月飲之，解煩渴，益氣消痰：桂末二大兩，白蜜一升，以水二斗，先煎取一斗。待冷，入新瓷瓶中，後下二物，攪二三百轉令匀。先以油單一重覆上，加紙七重，以繩封之。每日去紙一重，七日開之，藥成，氣香味美，格韻絶高。今人亦多作，故并著其法。

【**雷公云**：凡使，勿薄者，要紫色厚者，去上麄皮，取心中味辛者使。每斤大厚紫桂，只取得五兩，取有味厚處生用。如末用，即用重密熟絹并紙裹，勿令犯風。其州土只有桂草，元無桂心。用桂草煮丹陽木皮，遂成桂心。凡使，即單擣用之。

聖惠方：治風頭痛，每欲天陰雨風先發者：用桂心一兩爲末，以酒調如膏，用傅頂上并額角。　**又方**：治九種心痛妨悶：用桂心一分爲末，以酒一大盞，煎至半盞，去滓，稍熱服，立効。　**又方**：治寒疝，心痛，四肢逆冷，全不欲食：用桂心二兩去皮，擣羅爲散，不計時候，熱酒調下一錢匕。　**又方**：治産後惡血衝心痛，氣悶欲絶：用桂心三兩，擣羅爲散，狗膽汁和丸如櫻桃大，不計時候，用熱酒磨下二丸。

外臺秘要：療小兒睡中遺尿不自覺：桂末、雄雞肝等分，擣丸服如小豆大，温水下，日三。

千金方：治中風，面目相引偏僻，牙車急，舌不可轉：桂心，以酒煑取汁，故布蘸㩜病上，正即止，左喎㩜右，右喎㩜左，常用大効。　**又方**：大治失音：末桂，著舌下，漸嚥汁。　**又方**：治卒中惡心痛：桂心八分，㕮咀，以水四升，煮取一升，分二服。

肘後方:治卒心痛:桂心八兩,㕮咀,水四升,煮取一升,分三服。　**又方**:治心腹俱脹痛,短氣欲死,或已絶:桂二兩,切,以水一升二合,煮取八合,去滓,頓服。無桂,用乾薑亦得。　**又方**:治中風,四肢逆冷,吐清水,宛轉啼呼者:取二兩㕮咀,以水三升,煮取二升,去滓,適寒温盡服。　**又方**:治反腰有血痛:擣桂,篩三升許,以苦酒和塗痛上,乾復塗。

葛氏方:治卒吐血:桂屑方寸匕,晝夜含二十許服。亦療下血,大神驗。《千金方》同。　**又方**:治産後腹中瘕痛:末桂,温酒服方寸匕,日三。《子母秘録》同。

孫真人食忌:治中風失音方:桂一尺,以水三升,煎取一升服,取汗。　**又方**:治唾血:取桂心擣作末,以水下方寸匕。

梅師方:蜀椒閉口者有毒,誤食之,便氣欲絶,或下白沫,身體冷:急煎桂汁服之,多飲冷水一二升,忽食飲吐漿,煎濃豉汁服之。　**又方**:治卒外腎偏腫疼痛方:桂心末和水調方寸匕,塗之。　**又方**:治産後血泄不禁止,餘血彌痛兼塊:桂心、乾薑等分,爲末,空心酒調服方寸匕。

斗門方:治中風失音:用桂心一兩,去其麁皮,近人身體懷之。至兩時辰許,爲末,分爲三服,每服用水二盞,煎取一盞,服之,差,大妙。《聖惠方》同。

姚和衆方:治小兒臍腫:取桂心,炙令熱,熨之,日可四五度。

抱朴子云:桂可以合葱涕蒸作水,亦可以竹瀝合餌之,亦可以龜腦和而服之。七年,能步行水上,長生不死。又云:趙他子服桂二十年,足下毛生,日行五百里,力舉千斤。

衍義曰:桂,大熱,《素問》云"辛甘發散爲陽",故漢張仲景桂枝湯治傷寒表虚,皆須此藥,是專用辛甘之意也。本草第一又云"療寒以熱藥",故知三種之桂,不取菌桂、牡桂者,蓋此二種,性止温而已,不可以治風寒之病。獨有一字桂,本經言"甘、辛,大熱",此正合《素問》"辛甘發散爲陽"之説,尤知菌、牡二桂不及也。然本經止言桂,仲景又言桂枝者,蓋亦取其枝上皮,其木身麁厚處,亦不中用。諸家之説,但各執已見,終無證據。今又謂之官桂,不知緣何而立名?慮後世爲别物,故書之。又有桂心,此則諸桂之心,不若一字桂也。

〔箋釋〕

《本草經》有牡桂、菌桂,漢末已經不能分辨名實,所以《名醫别録》另立"桂"條,此與在《本草經》消石、樸消以外,《名醫别録》另立"芒消"條的原因近似。諸桂的名實將在牡桂和菌桂條詳細討論,此處先澄清幾個小問題。

唐以前文獻所談論的與"桂"有關的物種,幾乎都是樟科樟屬 *Cinnamomum* 植物。理由有三:(1)《吕氏春秋》已經注意到"桂枝之下無雜木",《異物志》也説"桂之灌生,必粹其類",《廣志》云:"桂出合浦,其生必高山之嶺,冬夏常青。其類自爲林,林間無雜樹。"《夢溪筆談》謂:"《楊文公談苑》記江南後主患清暑閣前草生,徐鍇令以桂屑布磚縫中,宿草盡死。"又引《雷公炮炙論》"桂釘木根,其木即死"。《本草綱目》云:"《爾雅》謂之梫者,能梫害他木也。"這是樟屬植物所含桂皮醛之類芳香物質産生的植物排他現象。(2)從桂的字形來看,《説文》云:“從木,圭聲。”《酉陽雜俎》續集卷九:“大凡木脉皆一脊,唯桂葉三脊。”范成大《桂海虞衡志·志草木》亦云:“凡木葉心皆一縱理,獨桂有兩文,形如圭,製字者意或出此。葉味辛甘,與皮無别而加芳美,人喜咀嚼之。”吴其濬也説:蒙自桂樹“緑葉光勁,僅三直勒道,面凹背凸,無細紋,尖方如圭,始知古人桂以圭名之説的實有據”。按,古“桂”字之右文“圭”是否因象葉形而來,不可確知,但《酉陽雜俎》以降所討論的葉有三脊云云,的確是在描述樟屬植物的特徵三出葉脉,如《本草圖經》所繪“桂”藥圖,便十分强調其三出葉脉。(3)馬王堆三號墓出土的醫書中多處使用桂,而更幸運的是,一號墓出土有小片的桂,已除去麁皮(木栓層),經鑒定爲此屬植物浙樟 *Cinnamomum chekiangensis*。

《本草圖經》提到的各種桂都是樟屬植物,圖例卻有桂花一幅。圖繪粗略,但肯定不是樟科植物,接近於木犀科桂花 *Osmanthus fragrans*。按,宋以前幾乎没有木犀科桂花的任何記載,這一點宋張邦基在《墨莊漫録》中已有所注意,該書卷八云:“木犀花,江浙多有之。清芬漚郁,餘花所不及也。一種色黄深而花大者,香尤烈;一種色白淺而花小者,香短。清曉朔風,香來鼻觀,真天芬仙馥也。湖南呼九里香,江東曰岩桂,浙人曰木犀,以木紋理如犀也。然古人殊無題詠,不知舊何名。”正因爲如此,宋代開始被詩人吟詠的桂花,在本草中的位置變得十分奇怪。據《全芳備祖》前集卷十三岩桂花條所録的詩文,居然錯雜樟科

Laurus 屬月桂、*Cinnamomum* 屬肉桂，以及木犀科 *Osmanthus* 屬桂花。更荒謬的是，在碎録項還篡改《爾雅》文字，有云："梫，木桂樹也。一名木樨，花淡白，其淡紅者謂之丹桂，黄花者能子。叢生岩嶺間。"由此看來，宋代人確實是將木犀科桂花與樟科桂混爲一談。受了這些記載的影響，《本草綱目》也未深考，徑直將岩桂附在菌桂條後，李時珍云："今人所栽巖桂，亦是菌桂之類而稍異，其葉不似柹葉，亦有鋸齒如枇杷葉而麄澀者，有無鋸齒如巵子葉而光潔者，叢生巖嶺間，謂之巖桂，俗呼爲木犀。其花有白者名銀桂，黄者名金桂，紅者名丹桂。有秋花者，春花者，四季花者，逐月花者。其皮薄而不辣，不堪入藥。惟花可收茗、浸酒、鹽漬及作香茶、髮澤之類耳。"其所言明顯是木犀科 *Osmanthus fragrans*。

本條陶注提到"齊武帝時，湘州送樹以植芳林苑中"。《太平御覽》卷一百九十六引《南朝宫苑記》云："芳林苑，一名桃花園，本齊高帝舊宅，在廢東府城東邊秦淮大路北。齊王融作《曲水詩序》載懷平浦乃眷芳林，即此也。"此爲陶弘景所親見。

牡桂　味辛，温，無毒。主上氣欬逆；結氣，喉痺，吐吸，心痛，脅風脅痛，温筋通脉，止煩出汗，利關節，補中益氣。久服通神，輕身不老。生南海山谷。

陶隱居云：南海郡即是廣州。今俗用牡桂，狀似桂而扁廣，殊薄，皮色黄，脂肉甚少，氣如木蘭，味亦類桂，不知當是别樹，爲復猶是桂生,有老宿者爾,亦所未究。**唐本注**云:《爾雅》云"梫,音寑。木桂"。古方亦用木桂,或云牡桂即今木桂,及單名桂者是也。此桂花、子與菌桂同,惟葉倍長,大、小枝皮俱名牡桂。然大枝皮肉理麄虚如木,肉少味薄,不及小枝皮肉多,半卷,中必皺起,味辛美。一名肉桂,一名桂枝,一名桂心。出融州、桂州、交州,甚良。**臣禹錫等謹按,蜀本**圖經云:葉狹長於菌桂葉一二倍。其嫩枝皮半卷,多紫肉,中皺起,肌理虚軟,謂之桂枝,又名肉桂。削去上皮,名曰桂心。藥中以此爲善。其厚皮者名曰木桂。二月、八月採皮,日乾之。**爾雅疏**云:梫,一名木桂。郭云:今南人呼桂厚皮者爲木桂。桂樹葉似枇杷而大,白華,華而不著子,叢生巖嶺,枝葉冬夏常青,間無雜木。本草謂之牡桂是也。**藥性論**云:牡桂,君,味甘、辛。能去冷風疼痛。

圖經:文具桂條下。

【**經驗後方**:治大人、小兒喫雜果子多,腹脹氣急方:取肉桂碾末,飯丸如菉豆大,小兒熟水下五丸,大人十丸,未痊再服。

〔箋釋〕

先看牡桂的名稱。或説"牡桂"是"壯桂"之訛,《五十二病方》稱"美桂"。按,《五十二病方》有囷桂、美桂、桂,與《本草經》等的著録情況對照,則推測美桂即是牡桂。《新修本草》名"大桂"。按,牡、壯、美、大皆可形容濃厚芳烈,視"牡桂"爲滋味更濃厚的桂,應無不妥。再研究早期文獻對牡桂形態的描述,《南方草木狀》云:"其葉似枇杷葉者爲牡桂。"郭璞注《爾雅》木桂云:"今江東呼桂厚皮者爲木桂。桂樹葉似枇杷而大,白華,華而不著子,叢生巖嶺，枝葉冬夏長青，間無雜木。”邢昺疏云：“本草謂之牡桂是也。”從郭説來看，此種最接近於今之肉桂 *Cinnamomum cassia*，至於説“華而不著子”，《新華本草綱要》認爲或是因該種花後幼果被果托包圍而産生的誤會。

如弄不清菌桂的來源一樣，陶弘景對牡桂的名實也很迷惑，桂條陶説：“今東山有桂皮，氣粗相類，而葉乖異，亦能凌冬，恐或是牡桂，時人多呼丹桂，正謂皮赤爾。北方今重此，每食輒須之。蓋《禮》所云薑桂以爲芬芳。”牡桂條云：“今俗用牡桂，狀似桂而扁廣，殊薄，皮色黄，脂肉甚少，氣如木蘭，味亦類桂，不知當是别樹，爲復猶是桂生，有老宿者爾，亦所未究。”陶弘景所説的牡桂固然是樟屬植物，但顯然不是肉桂 *Cinnamomum cassia*，這究竟是陶弘景不識牡桂，還是齊梁時牡桂來源本有混亂，不得而知。

唐代的牡桂主要以肉桂 *Cinnamomum cassia* 及鈍葉桂 *Cinnamomum bejolghota* 爲主流，日本奈良時代的東大寺獻物帳中提到有“桂心”，其實物尚存正倉院，經鑒定爲肉桂 *Cinnamomum cassia* 或鈍葉桂 *Cinnamomum bejolghota* 一類，這是實物證據。在文獻方面，《新修本草》的意見與前引郭璞的《爾雅》注解接近，並且提到“肉桂”與“桂枝”之名，蘇敬云：“《爾雅》云‘梫，木桂’。古方亦用木桂，或云牡桂即今木桂，及單名桂者是也。此桂花、子與菌桂同，惟葉倍長，大、小枝皮俱名牡桂。然大枝皮肉理麁虚如木，肉少味薄，不及小枝皮肉多，半卷，中必皺起，味辛美。一名肉桂，一名桂枝，一名桂心。”蘇説的植物近於肉桂 *Cinna-*

momum cassia,又説:“其牡桂嫩枝皮名爲肉桂,亦名桂枝,其老者名木桂,亦名大桂。”按蘇敬的意思,牡桂是植物名,肉桂與桂枝、桂心爲一物,皆係牡桂嫩枝之皮,而其老枝皮則名木桂或大桂。同樣的,《酉陽雜俎》續集卷九云:“牡桂葉大如苦竹葉,葉中一脉如筆跡,花蒂葉三瓣,瓣端分爲兩歧。其表色淺黄,近歧淺紅色,花六瓣,色白,心凸起如荔枝,其色紫。出婺州山中。”語義不是很清楚,從所形容的葉形來看,大約是鈍葉桂。這種鈍葉桂,應該就是《本草圖經》所繪的宜州桂。

五代《蜀本草》沿用《新修本草》之説,其圖經云:牡桂“葉狹長於菌桂葉一二倍,其嫩枝皮半卷多紫,肉中皺起,肌理虚軟,謂之桂枝,又名肉桂。削去上皮,名曰桂心。其厚皮者名曰木桂。”宋代菌桂、牡桂已含混不能詳辨,《本草圖經》云:“牡桂,皮薄色黄,少脂肉,氣如木蘭,味亦相類,削去皮,名桂心,今所謂官桂疑是此也。”蘇頌專門提到宜州、韶州之桂,有云:“牡桂,葉狹於菌桂,而長數倍,其嫩枝皮半卷多紫,與今宜州、韶州者相類。彼土人謂其皮爲木蘭皮,肉爲桂心。此又有黄、紫兩色,益可驗也。”據《本草圖經》所繪“宜州桂”药圖,專門以夸張的筆法描摹此桂葉片鈍形和先端的裂缺,復結合蘇頌説“葉狹於菌桂而長數倍”,頗疑其原植物即是鈍葉桂 *Cinnamomum bejolghota*。

其實宋以後菌桂、牡桂皆已合併入“桂”條,本草家欲有所辨析,往往是越描越黑,以《本草綱目》爲例,李時珍將桂與牡桂合爲一條本無大錯,但李時珍云“牡桂葉長如枇杷葉，堅硬有毛及鋸齒，其花白色，其皮多脂"，則不解所謂，至於所繪桂、牡桂藥圖，均爲羽狀葉脉，而非樟科的三出葉脉，此未必意味着明代藥用桂非樟科植物，但李時珍不辨桂的名實，則是毫無疑問者。

菌桂　味辛，温，無毒。主百病，養精神，和顔色，爲諸藥先聘通使。久服輕身不老，面生光華，媚好常如童子。生交阯、桂林山谷巖崖間。無骨，正圓如竹。立秋採。

陶隱居云：交阯屬交州，桂林屬廣州，而《蜀都賦》云"菌桂臨崖"。俗中不見正圓如竹者，惟嫩枝破卷成圓，猶依桂用，非真菌桂也。仙經乃有用菌桂，云三重者良，則明非今桂矣，必當别是一物，應更研訪。唐本注云：菌[①]者，竹名。古方用筒桂者是，故云三重者良。其筒桂亦有二三重卷者，葉似柿葉，中三道文，肌理緊薄如竹。大枝、小枝皮俱是菌。然大枝皮不能重卷，味極淡薄，不入藥用。今惟出韶州。臣禹錫等謹按，蜀本圖經云：葉似柿葉而尖狹光净，花白蘂黄，四月開，五月結實。樹皮青黄，薄卷若筒，亦名筒桂。厚硬味薄者名板桂，又不入藥用。三月、七月採皮，日乾。

圖經：文具桂條下。

【列仙傳：范蠡好食桂，飲水討藥，人世世見之。又曰：桂父，象林人，常服桂皮、葉，以龜腦和服之。

① 菌：從文意看，應該寫作"箘"。《説文》云："箘，箘簬也。"箘是一種枝節細長的竹名，如此方符合《新修本草》説"箘，竹名"。

韓終采藥詩：闇河之桂，實大如栗，得而食之，後天而老。

別説云：謹按，諸家所説桂之異同，幾不可用考。今交、廣商人所販，及醫家見用，唯陳藏器一説最近。然筒厚實，氣味重者，宜入治藏及下焦藥；輕薄者，宜入治頭目發散藥。故本經以菌桂養精神，以牡桂利關節。仲景《傷寒論》發汗用桂枝，桂枝者枝條，非身幹也，取其輕薄而能發散。今又有一種柳桂，乃桂之嫩小枝條也，尤宜入治上焦藥用也。

〔箋釋〕

菌桂在《離騷》中兩見："雜申椒與菌桂兮，豈維紉夫蕙茝。""矯菌桂以紉蕙兮，索胡繩之纚纚。"句中之"菌桂"，"菌"與"桂"是一是二，歷代説者紛紜，不繁録，馬王堆《五十二病方》《養生方》均用到此物，寫作"囷桂"，此不僅可以證明"菌桂"是專名，而且對闡明菌桂的來歷大有幫助。

菌桂亦寫作"箘桂"，而且很可能"箘"才是正寫。如《新修本草》仁和寺寫本、《醫心方》《本草和名》皆作"箘桂"。蘇敬説："箘者，竹名。古方用筒桂者是。"《本草拾遺》乃進一步懷疑《本草經》"箘桂"是"筒桂"之訛，有云："古方有筒桂，字似箘字，後人誤而書之，習而成俗，至於書傳，亦復因循。"森立之注意到《千金要方》卷二治妊娠胎死腹中，用"筒桂四寸"，認爲此"是蘇敬所云古方之遺"。今證以馬王堆文獻作"囷桂"，則知蘇敬、陳藏器、森立之的推測没有道理，至於《千金要方》之"筒桂"，實係"箘桂"之訛,而非相反。

無論寫作“菌桂”還是“箘桂”,其本字都是“囷桂”,對此王念孫《廣雅疏證·釋草》中的解釋最有見地:“箘之言圓也,《説文》云:圓謂之囷,方謂之京。是囷、圓聲近義同。箭竹小而圓,故謂之箘也。竹圓謂之箘,故桂之圓如竹者亦謂之箘。《名醫别録》云菌桂正圓如竹是也。”據《名醫别録》云菌桂“生交阯、桂林山谷巖崖間。無骨,正圓如竹。立秋採”。《山海經》“南海之内有衡山、有菌山、有桂山”,郭璞注桂山云:“有菌桂,桂員似竹,見本草。”由此知王念孫對“箘桂”的解釋並非望文生義者,但站在植物學的立場,樟屬植物的確没有符合“正圓如竹”標準者,故陶弘景説:“《蜀都賦》云‘菌桂臨巖’。俗中不見正圓如竹者,惟嫩枝破卷成圓,猶依桂用,非真菌桂也。仙經乃有用菌桂,云三重者良,則明非今桂矣,必當别是一物,應更研訪。”

也正是從《本草經集注》開始,對“菌桂”的植物來源有了各種各樣的解釋,《新修本草》《本草拾遺》《本草圖經》的意見皆見於本書正文,宋代《爾雅》類著作也各説不一。《埤雅》卷十四云:“桂,藥之長也。凡木葉皆一脊,惟桂三脊。桂之輩三:一曰菌桂,葉似柿葉而尖滑鮮净,《蜀都賦》所謂‘菌桂臨崖’者即此桂也。二曰牡桂,葉似枇杷而大,《爾雅》所謂‘梫,木桂’者即此桂也。菌桂無骨,正圓如竹,故此云木桂也。三曰桂,舊云葉如柏葉者即此桂也。皆生南海山谷間,冬夏常青,故桂林、桂嶺皆以桂爲名也。”《爾雅翼》卷十二云:“本草桂有三種:菌桂生交趾、桂林，正圓如竹，有二三重者，葉似柿，花白蕊黄，四月開，五月結實，《離騷》'雜申椒與菌桂，矯菌桂以紉蕙'是也。今有筒桂，筒、菌字近，或傳寫之誤，或云即肉桂也。牡桂生南海，葉似枇杷，皮薄色黄，少脂肉，氣如木蘭，削去皮名桂心，所謂官桂也。桂生桂陽，是半卷多脂者，所謂板桂也。"

迄於宋代，關於菌桂來源的問題已經變得混亂不堪，文獻家、本草家皆難明究竟，至李時珍更將木犀科桂花竄入菌桂條，尤添謬誤，故不再臚列明代以後關於菌桂的注説。

陶弘景以前的"菌桂"，其來源於樟科樟屬應該没有問題，馬王堆醫書中同時出現"菌桂""美桂"與"桂"，則表明在當時人的概念裏三桂各是一物，至於出土的實物浙樟 *Cinnamomum chekiangensis*，藥材爲板片狀，與"囷"的本義和後世所談"筒桂"皆不吻合，似不應該視爲"菌桂"。又從菌桂與牡桂的關係來看，牡桂或説爲"木桂"，或説爲"大桂"，或説爲"壯桂"，或即《五十二病方》之"美桂"，則菌桂是否可以認爲是"牝桂""竹桂""小桂""弱桂"，故我們推測菌桂應該是一種外觀形性或内在品質（如辛香氣味）都弱於牡桂的藥物，但這種菌桂究竟是指一種特定的樟屬植物，還是一類樟屬植物的特殊加工品，不得而知。

陶弘景時代菌桂已屬罕用之品，據陶説，當時充菌桂者有二，一者以桂"嫩枝破卷成圓"充之，這比較符合前述菌桂弱而小的特徵，但陶弘景卻説"非真菌桂也"。陶所推崇的是第二種，即《仙經》説"三重者良"，但此句的意義陶弘景也不甚分明，遂言“應更研訪”，而後世乃依此爲綫索，以筒卷爲多重者爲菌桂，即《新修本草》云“葉似柿葉”而“小枝薄卷及二三重者”，真柳誠據此將唐代所稱的菌桂確定爲陰香 *Cinnamomum burmanni*，大致不差。至於宋代以後，菌桂、牡桂的内容其實都合併在“桂”項下，已没有單獨的菌桂或牡桂使用，本草家、文獻家關於各種桂的争論，多數只停留在字面上了。

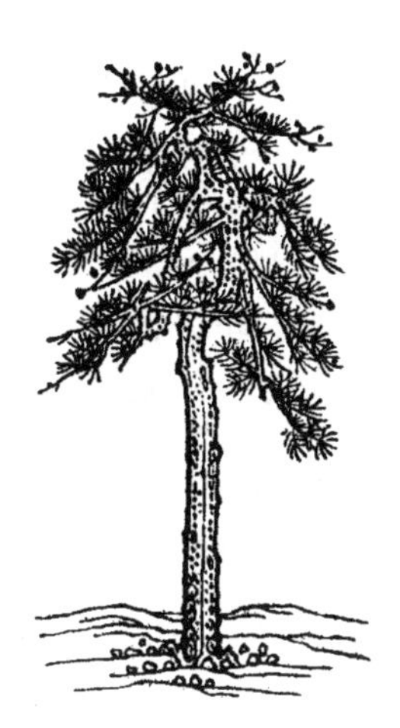

松脂

松脂　味苦、甘，温，無毒。主疽，惡瘡，頭瘍，白秃，疥瘙風氣，安五藏，除熱，胃中伏熱，咽乾，消渴，及風痺死肌。錬之令白。其赤者主惡痺。久服輕身，不老延年。一名松膏，一名松肪。生太山山谷。六月採。

松實　味苦，温，無毒。主風痺寒氣，虚羸少氣，補不足。九月採，陰乾。

松葉　味苦，温。主風濕瘡，生毛髮，安五藏，守中，不飢延年。臣禹錫等謹按，日華子云：松葉，無毒。

松節　温。主百節久風，風虚，脚痺疼痛。

松根白皮　主辟穀不飢。

陶隱居云：採錬松脂法並在服食方中，以桑灰汁或酒煮軟，挼内寒水中數十過，白滑則可用。其有自流出者，乃勝於鑿樹及煑用膏也。其實不可多得,惟葉止是斷穀所宜,細切如粟,以水及麵飲服之。亦有陰乾擣爲屑,丸服者。人患惡病,服此無不差。比來苦脚弱人,釀松節酒,亦皆愈。松、柏皆有脂潤,又凌冬不凋,理爲佳物,但人多輕忽近易之爾。**唐本注**云:松花,名松黄,拂取似蒲黄。正爾酒服,身輕、療病云勝皮葉及脂。其子味甚甘,經直云味苦,非也。松取枝燒其上,下承取汁,名𣿶,音詣。主牛馬瘡疥,佳。樹皮緑衣名艾蒳,合和諸香燒之,其煙團聚,青白可愛也。**臣禹錫等謹按,藥性論**:松脂,使,味甘,平。殺蟲用之。主耳聾。牙有蚛孔,少許咬之不落,蟲自死。能貼諸瘡膿血,煎膏生肌止痛,抽風。**蕭炳**云:又有五葉者,一叢五葉如釵,名五粒松,道家服食絶粒,子如巴豆,新羅往往進之。**日華子**云:松脂,潤心肺,下氣,除邪,煎膏治瘻爛,排膿。**又云**:松葉,暖,無毒。灸𤺋凍瘡,風濕瘡,佳。**又云**:松節,無毒。治脚軟,骨節風。**又云**:松根白皮,味苦,温,無毒。補五勞,益氣。

圖經曰:松脂生泰山山谷,今處處有之。其用以通明如薰陸香顆者爲勝。道人服餌,或合茯苓、松柏實、菊花作丸,皆先鍊治。其法,用大釜加水置甑,用白茅藉甑底,又加黄砂於茅上,厚寸許可矣。然後布松脂於上,炊以桑薪,湯減即添熱水,常令滿。候松脂盡入釜中,乃出之,投於冷水,既凝又蒸,如此三過,其白如玉,然後入藥,亦可單服。其實及根白皮,古亦有服食法,但今松實多作果品,餘不聞堪入藥。其花上黄粉名松黄,山人及時拂取,作湯點之甚佳,但不堪停久,故鮮用寄遠。燒其枝上,下承取汁液,名松𣿶,音詣。主牛馬瘡。皮上緑衣名艾蒳香,用合諸香燒之,其煙不散。方書言松爲五粒,字當讀爲鬣,音之誤也。言每五鬣爲一葉。或有兩鬣、七鬣者。松歲久則實繁，中原雖有，然不及塞上者佳好也。中品有墨條，不載所出州郡，然亦出於松，故附見於此。

【[①]**聖惠方**：絶穀昇仙不食法：取松實擣爲膏，酒調下三錢，日三，則不飢渴飲水，勿食他物，百日身輕，日行五百里。**又方**：服松葉，令人不老，身生緑毛，輕身益氣，久服不已，絶穀不飢渴：松葉不以多少，細切更研，每日食前以酒調下二錢，亦可粥汁服之。初服稍難，久自便矣。　**又方**：治牙齗歷蟲，齒根暗黑：用松節燒灰揩之，神効。　**又方**：治一切瘻：煉成松脂末，填瘡孔令滿，日三四度用之。　**又方**：神仙餌松實：用七月取松實，過時即落難收，去木皮，擣如膏，每服如雞子大，日三服，服及百日，身輕，三百日，日行五百里，絶穀，久服昇仙。渴即飲水，亦可以鍊了松脂同服之。

外臺秘要：《集驗》療齲齒：取松脂鋭如錐，絍齲孔内，須臾，齲蟲緣松脂出。《梅師方》同。　**又方**：治惡風疾：松脂煉，投冷水中，二十徧，蜜丸，服二兩，飢即服之，日三。鼻柱斷離者，二百日差。斷鹽及房室。　**又方**：療歷節諸風，百節酸痛不可忍：松脂三十斤，煉五十徧。不能五十徧，亦可二十徧。用以煉酥三升温和松脂三升熟，攪令極稠，旦空腹以酒服方寸匕，日三。數食麵粥爲佳，慎血腥、生冷、酢物、果子，一百日差。　**又方**：松節酒，主歷節風，四肢疼痛如解落：松脂二十斤，酒五斗，漬三七日，服一合，日五六服。

---

① 墨蓋子底本無，據體例補。

千金方：治脚氣十二風痺，不能行，服更生散數劑及衆療不得力，服此一劑，更能行遠，不過兩劑。松葉酒：松葉六十斤，細剉，㕮咀，以水四石，煮取四斗九升，以釀五斗米如常法，别煑松葉汁以漬米并饙飯泥釀，封頭七日，發，澄，飲之取醉，得此酒力者甚衆。　**又方**：治歷節風：松葉擣取一升，以酒三升浸七日，服一合，日三服。　**又方**：治口[①]喎：青松葉一斤，擣令汁出，清酒一升浸二宿，近火一宿，初服半升，漸至一升，頭面汗即止。　**又方**：治三年中風不較[②]者：松葉一斤，細切之，以酒一斗，煮取三升，頓服取汗出，立差。

千金翼：若齒黑，以松末灰揩之，末雄黄塗齦上百日，神効。

梅師方：治耳久聾：松脂三兩，煉巴豆一兩，相和熟擣可丸，通過以薄綿裹内耳孔中塞之，日一度易。

孫尚藥：治脚轉筋，疼痛攣急者：松節一兩，細剉如米粒，乳香一錢，右件藥用銀、石器内慢火炒令焦，只留一二分性，出火毒研細，每服一錢至二錢，熱木瓜酒調下。應是筋病，皆治之。

兵部手集：瘰刺入肉疼悶，百理不差方：松脂流出如細乳頭香者，傅瘡上，以帛裹三五日，當有根出，不痛不癢，不覺自落。

鬼遺方：治疥癬：松膠香研細，約酌入少輕粉，衮令匀，凡疥癬上先用油塗了，錯末一日便乾，頑者三兩度。

傷寒類要：治天行病辟温方：切松葉如米，酒服方寸匕，日三，辟五年瘟。

---

① 口：底本作“曰”，據文意改。

② 較：疑當作“效”。

抱朴子：趙瞿病癩歷年，醫不差，家乃賫糧棄送於山穴中。瞿自怨不幸，悲歎涕泣經月。有仙人經穴，見之哀之，具問其詳。瞿知其異人也，叩頭自陳，乞命。於是仙人取囊中藥賜之，教其服百餘日，瘡愈，顔色悦，肌膚潤。仙人再過視之，瞿謝活命之恩，乞遺其方。仙人曰：此是松脂，彼中極多，汝可鍊服之。長服身轉輕，力百倍，登危涉險，終日不困。年百歲，齒不墮，髮不白。夜卧常見有光，大如鏡。

列仙傳：偓佺好食松實，能飛行健走及馬，以松子遺堯，堯不能服。松者，樠松也。

野人閑話《伏虎尊師篇》：煉松脂法：十斤松脂，五度以水煮過，令苦味盡，取得後，每一斤煉了松脂，入四兩茯苓末，每晨水下一刀圭，即終年不食，而復延齡，身輕清爽。

衍義曰：松黄一如蒲黄，但其味差淡。治産後壯熱、頭痛頰赤、口乾脣焦、多煩燥渴、昏悶不爽。松花、川芎、當歸、石膏、蒲黄五物等同爲末，每服二錢，水二合，紅花二捻，同煎七分，去滓，粥後温温細呷。松子多海東來①，今關右亦有，但細小味薄，與栢子仁同治虚祕。

〔箋釋〕

松在木本植物中最爲常見，故諸家本草較少談論形態，《本草綱目》集解項李時珍説："松樹磥砢修聳多節，其皮粗厚有鱗形，其葉後凋。二三月抽蕤生花，長四五寸，採其花蕊爲松黄。結實狀如豬心，疊成鱗砌，秋老則子長鱗

① 來：底本作"水"，據文意改。

裂。然葉有二針、三針、五針之别。三針者爲栝子松,五針者爲松子松。其子大如柏子,惟遼海及雲南者子大如巴豆,可食,謂之海松子。”松的種類亦多,常見者如馬尾松 *Pinus massoniana*、油松 *Pinus tabuliformis*、赤松 *Pinus densiflora*、黑松 *Pinus thunbergii* 等。

《新修本草》提到“松取枝燒其上,下承取汁,名湝”。按,《集韻》云:“燒松枝取汁曰湝。”蘇軾《夜燒松明火》有句:“珠煤綴屋梢,香湝流銅盤。”至於松黄,即松花粉,食用資料甚多,可以作餅餌,蘇轍《次韻毛君燒松花六絶》云:“餅雜松黄二月天,盤敲松子早霜寒。山家一物都無棄,狼籍乾花最後般。”自注:“蜀人以松黄爲餅,甚美。”

本條引《野人閑話》伏虎尊師云云,據《三洞群仙録》引《野人閑話》云:“閬州雲臺化,昔老君張天師經遊之所,觀内有一道士裴浩中者,不知何許人,年逾百歲,多食松枝或錬氣而已。每因握固數息,冥目静坐,必有猛虎馴擾於左右,同住者亦嘗見之。一旦謂門人曰:余有所往,爾等好住,無替修習。門人固留不住,遂褰衣上峭壁,若履平地,如飛鳥捷猿直上峰頂,杳杳而不見之。後鄉里有虎暴者,競畫尊師形像以厭之,謂之伏虎尊師。”

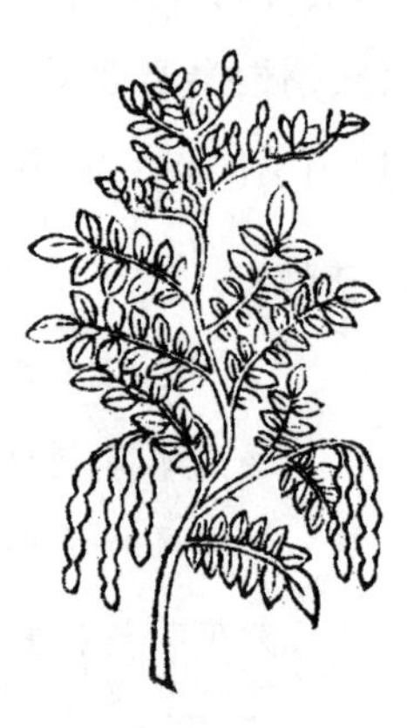
高郵軍槐實

槐實 味苦、酸、鹹,寒,無毒。主五内邪氣熱,止涎唾,補絶傷,五

痔，火瘡，婦人乳瘕。子藏急痛，以七月七日取之，擣取汁，銅器盛之，日煎令可作丸，大如鼠屎，内竅中，三易乃愈。又墮胎。久服明目，益氣，頭不白，延年。

枝　主洗瘡，及陰囊下濕癢。

皮　主爛瘡。

根　主喉痺，寒熱。生河南平澤。可作神燭。景天爲之使。

陶隱居云：槐子，以相連多者爲好。十月巳日採之，新盆盛，合泥百日，皮爛爲水，核如大豆。服之令腦滿，髮不白而長生。今處處有。此云七月取，其子未堅，故擣絞取汁。唐本注云：《别録》云，八月斷槐大枝，使生嫩蘖，煑汁釀酒，療大風痿痺甚效。槐耳，味苦、辛，平，無毒。主五痔，心痛，婦人陰中瘡痛。槐樹菌也，當取堅如桑耳者。枝，炮熨止蝎毒。臣禹錫等謹按，爾雅云：櫰，槐，大葉而黑。守宫槐，葉晝聶宵炕。釋曰：櫰、槐一也。大葉而黑名櫰，不爾即名槐。又曰：槐葉晝合夜開者，别名守宫槐。聶，合也；炕，張也。藥性論云：槐子，臣，主治大熱，難産。皮煮汁，淋陰囊墜腫氣痛。又云：槐白皮，味苦，無毒。能主治口齒風疳䘌血，以煎漿水煮，含之。又煎，淋浴男子陰疝卵腫。陳藏器云：槐實本功外，殺蟲去風。合房折取，陰乾煮服，味一如茶，明目，除熱淚，頭腦、心胸間熱風煩悶，風眩欲倒，心頭吐涎如醉，瀁瀁如舩車上者。花堪染黄，子上房七月收之，染皂木爲灰，長毛髮。日華子云：槐子，治丈夫、女人陰瘡濕癢，催生。吞七粒。又云：槐皮草，治中風皮膚不仁，喉痺，浸洗五痔并一切惡瘡，婦人産門癢痛及湯火瘡。煎膏，止痛長肉，消癰腫。

圖經曰：槐實生河南平澤，今處處有之。其木有極高大者。謹按，《爾雅》槐有數種，葉大而黑者名櫰槐，晝合夜開者名守宫槐，葉細而青緑者但謂之槐，其功用不言有别。四月、五月開花，六月、七月結實，七月七日採嫩實，擣取汁作煎，十月採老實入藥。皮、根採無時。今醫家用槐者最多。春採嫩枝，煅爲黑灰以揩齒去蚛；燒青枝取瀝以塗癬；取花之陳久者，篵末飲服以治下血；折取嫩房角作湯以當茗，主頭風，明目，補腦；煮白皮汁以治口齒及下血；水吞黑子以變白髮；木上耳，取末，服方寸匕，治大便血及五痔、脱肛等，皆常用有殊效者。葛洪著扁鵲明目使髮不落方：十月上巳日，取槐子去皮，内新甖中，封口三七日。初服一枚，再二枚，至十日十枚，還從一枚始，大良。劉禹錫《傳信方》著硤州王及郎中槐湯灸痔法：以槐枝濃煎湯，先洗痔，便以艾灸其上七壯，以知爲度。及早充西川安撫使判官，乘騾入駱谷，及宿，有痔疾因此大作，其狀如胡瓜，貫於腸頭，熱如煻灰火，至驛僵仆。主郵吏云：此病某曾患來，須灸即差。及命所使作槐湯洗熱瓜上，令用艾灸至三五壯，忽覺一道熱氣入腸中，因大轉瀉，先血後穢，一時至痛楚，瀉後遂失胡瓜所在，登騾而馳。

【**雷公云**：凡採得後，去單子并五子者，只取兩子、三子者。凡使，用銅鎚槌之令破，用烏牛乳浸一宿，蒸過用。

食療：主邪氣，産難，絶傷。春初嫩葉亦可食。主癮瘮，牙齒，諸風疼。

外臺秘要：療蛔蟲心痛：取槐樹上木耳，燒灰末如棗許，正發和水服，若不止，飲熱水一升，蛔蟲出。

千金方：療胎赤眼：取槐木枝如馬鞭大，長二尺，作二段，齊頭,麻油一匙置銅鉢中,且使童子一人以其木研之,至瞑止。令仰卧,以塗向眼眥,日三度,差。　**又方**:療痔:七月七日採槐子,熟擣絞取汁,内銅器中盛,宅中高門上曝之二十日已上,煎成取鼠糞大,内穀道中,日三。亦主瘻,百種瘡。　**又方**:古方明目黑髮:槐子於牛膽中漬,陰乾百日,食後吞一枚,十日身輕,三十日白髮黑,百日内通神。　**又方**:治九種心痛:當太歲上,取新生槐枝一握,去兩頭,水三大升,煮取一升,頓服。　**又方**:治鼻氣窒塞:以水五升煮槐葉,取三升,下葱、豉調和,再煎飲。

千金翼:治蠼螋瘡:槐白皮醋浸半日,洗之,及諸惡瘡。

肘後方:治内瘻:用槐白皮擣丸,綿裹内下部中,得効。**又方**:療腸痔,每大便常下血:槐樹上木耳取末,飲服方寸匕,日三服。

百一方:治中風,身直不得屈伸反覆者:取槐皮黄白者切之,以酒或水六升,煮取二升,去滓,適寒温,稍稍服之。

經驗方:治野鷄痔:用槐、柳枝煎湯洗痔上,便以艾灸之七壯。　**又方**:治下血:槐花、荆芥穗等分爲末,酒調下一錢匕。

梅師方:治崩中或赤白,不問年月遠近:取槐枝燒灰,食前酒下方寸匕。　**又方**:治痔有蟲咬穀道癢,或下膿血多:取槐白皮濃煮汁,安盆坐湯之,虚其穀道,冷[①]更煖,良久欲大便,當蟲出,不過三度即愈。如用末,綿裹内下部。

① 冷:底本作"令",據文意改。

食醫心鏡：治野雞痔下血，腸風，明目方：嫩槐葉一斤，蒸如造炙法，取葉碾作末，如茶法煎呷之。

廣利方：治妊娠難産令易方：水吞槐子七枚，即出。

廣濟方：療牙齒疼痛：取槐樹白皮一握切，以酪一升煮，去滓，用鹽少許，適寒温含之，日三易之。

必効方：療陰瘡及濕癢：槐樹北面不見日處一大握，水二升，煮取一升，洗之三五徧，冷復煖，若涉遠恐衝風，即以米粉粉之，即効。

張文仲：療腸痔方：槐樹上耳擣末，米飲服方寸匕，日三。又槐白皮一擔，剉，以水煮令濃，脱衣入水中坐，冷更易，不過三用，蟲出止。

傷寒類要：大熱心悶者：槐子燒末，酒服方寸匕。

子母秘録：日月未足而欲産者：槐樹東枝，令孕婦手把，即易産。

産寶：療崩中不止，不問年月遠近方：槐耳燒作灰爲末，以酒服方寸匕。

太清草木方：槐者虚星之精，以十月上巳日採子服之，去百病，長生通神。

衍義曰：槐實止言實，今當分爲二。實本出夾中，若擣夾作煎者，當言夾也。夾中子，大如豆，堅而紫色者，實也。今本條不析出夾與夾中子，蓋其用各别，皆疎導風熱。

〔箋釋〕

《爾雅·釋木》云："櫰，槐，大葉而黑。守宫槐，葉晝聶宵炕。”郭璞注:“槐樹葉大色黑者名爲櫰。”又云:“槐葉晝日聶合而夜炕布者名爲守宫槐。”槐樹爲常見的庭院植物,主要品種爲豆科槐 *Sophora japonica*。

槐爲莢果,串珠狀,長 2.5 釐米–5 釐米或稍長,徑約 10 毫米,種子間極細縮,種子排列較緊密,具肉質果皮,成熟後不開裂,具種子 1–6 枚。本條引《雷公炮炙論》云:“凡採得後,去單子並五子者,只取兩子、三子者。”李時珍不同意此説,集解項云:“其實作莢連珠,中有黑子,以子連多者爲好。”

槐膠　主一切風,化涎,治肝藏風,筋脉抽掣,及急風口噤,或四肢不收,頑痺或毒風,周身如蟲行,或破傷風,口眼偏斜,腰脊强硬。任作湯散丸煎,雜諸藥用之,亦可水煮和諸藥爲丸及作湯下藥。新定。

槐花　味苦,平,無毒。治五痔,心痛,眼赤,殺腹藏蟲及熱,治皮膚風并腸風瀉血,赤白痢,並炒服。葉,平,無毒。煎湯治小兒驚癇,壯熱,疥癬及丁腫。皮、莖同用。新補。見日華子。

圖經:文具槐實條下。

【簡要濟衆:治婦人漏下血不絶:槐花鵝不以多少,燒作灰,細研,食前温酒服二錢匕。

衍義曰:槐花,今染家亦用。收時折其未開花,煑一沸,出之釜中，有所澄下稠黄滓，滲漉爲餅，染色更鮮明。治腸風熱、瀉血甚佳，不可過劑。

〔箋釋〕

本條引《簡要濟衆》提到“槐花鵝”。槐花鵝究竟是槐鵝的譌寫，或是槐花與槐鵝的合寫，不得而詳。諮詢鄭金生老師的意見，傾向於槐花與槐鵝二藥合稱。

關於“槐鵝”，本書卷二療五痔通用藥墨蓋子下增“槐鵝”，注藥性“微温”；卷十一木賊條“得槐鵝、桑耳，腸風下血服之，効”。按，《太平聖惠方》卷二諸疾通用藥五痔條也有槐鵝，注藥性“微寒”。據《醫學入門》云：“槐花，又名槐鵝。”但檢《太平聖惠方》卷九十二，治小兒痔疾下血不止用槐鵝散，同卷治小兒大便出血腹痛黄瘦不欲飲食用槐花散，則槐花與槐鵝顯然不是一物。《本草綱目》木耳記别名“木蛾”，槐耳記别名“槐蛾”，李時珍解釋説：“或曰地生爲菌，木生爲蛾；北人曰蛾，南人曰蕈。”按李時珍所言，槐鵝（蛾）即是槐耳。

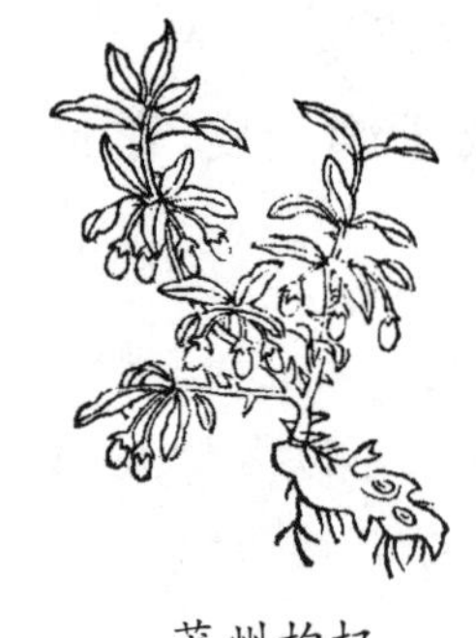
茂州枸杞

枸杞　味苦，寒。根大寒，子微寒，無毒。**主五内邪氣，熱中消渴，周痺，**風濕，下胸脅氣，客熱頭痛，補内傷大勞嘘吸，堅筋骨，强陰，利大小腸。**久服堅筋骨，輕身不老，**耐寒暑。**一名杞根，一名地骨，一名枸忌，一名**

地輔，一名羊乳，一名却暑，一名仙人杖，一名西王母杖。生常山平澤及諸丘陵阪岸。冬採根，春夏採葉，秋採莖、實，陰乾。

陶隱居云：今出堂邑，而石頭烽火樓下最多。其葉可作羹，味小苦。俗諺云“去家千里，勿食蘿摩、枸杞”，此言其補益精氣，强盛陰道也。蘿摩一名苦丸，葉厚大，作藤生，摘之有白乳汁，人家多種之，可生噉，亦蒸煮食也。枸杞根、實，爲服食家用，其説甚美，仙人之杖，遠有旨乎。臣禹錫等謹按，爾雅疏云：杞，一名枸檵。郭云：今枸杞也。《詩・四牡》云“集于苞杞”，陸機云：“一名苦杞，一名地骨。春生，作羹茹，微苦。其莖似莓。子秋熟，正赤。莖、葉及子，服之輕身益氣爾。”抱朴子云：家柴一名托盧，或名天精，或名却老，或名地骨。藥性論云：枸杞，臣，子、葉同説，味甘，平。能補益精，諸不足，易顔色，變白，明目，安神，令人長壽。葉和羊肉作羹，益人，甚除風，明目。若渴，可煮作飲，代茶飲之。白色無刺者良。與乳酪相惡。發熱諸毒，煩悶，可單煮汁解之。能消熱麵毒。又，根皮細剉，麫拌熟煑吞之，主治腎家風，良。又，益精氣法：取葉上蟲窠子，暴乾爲末，入乾地黄中爲丸，益陽事。主患眼風障，赤膜昏痛，取葉擣汁注眼中，妙。日華子云：地仙苗，除煩益志，補五勞七傷，壯心氣，去皮膚、骨節間風，消熱毒，散瘡腫。即枸杞也。

圖經曰：枸杞生常山平澤及丘陵阪岸，今處處有之。春生苗，葉如石榴葉而軟薄，堪食，俗呼爲甜菜。其莖幹高三五尺，作叢。六月、七月生小紅紫花，隨便結紅實，形微長如棗核，其根名地骨。春夏採葉，秋採莖、實，冬採根。謹按，《爾雅》云“杞，枸檵”,郭璞云:“今枸杞也。”《詩·小雅·四牡》云“集于苞杞”,陸機疏云:“一名苦杞,一名地骨。春生,作羹茹,微苦。其莖似莓。子秋熟,正赤。莖、葉及子,服之輕身益氣。”《淮南枕中記》著西河女子服枸杞法:正月上寅採根,二月上卯治服之;三月上辰採莖,四月上巳治服之;五月上午採葉,六月上未治服之;七月上申採花,八月上酉治服之;九月上戌採子,十月上亥治服之;十一月上子採根,十二月上丑治服之。又有并花、實、根、莖、葉作煎,及單笮子汁煎膏服之,其功並等。今人相傳謂枸杞與枸棘二種相類,其實形長而枝無刺者,真枸杞也;圓而有刺者,枸棘也。枸棘不堪入藥,而下品溲音搜。疏條注李當之云:“子似枸杞,冬月熟,色赤。味甘、苦。”蘇恭云:“形似空疏,木高丈許,白皮。其子,七月、八月熟,似枸杞子,味甘而兩兩相並。”今注云:“雖相似,然溲疏有刺,枸杞無刺,以此爲別。”是三物相似,而二物又有刺。溲疏亦有巨骨之名,如枸杞謂之地骨,當亦相類,用之宜細辨耳。或云溲疏以高大爲別,是不然也。今枸杞極有高大者,其入藥乃神良。世傳蓬萊縣南丘村多枸杞,高者一二丈,其根蟠結甚固,故其鄉人多壽考,亦飲食其水土之品使然耳。潤州州寺大井傍生枸杞,亦歲久,故土人目爲枸杞井,云飲其水甚益人。溲疏生熊耳川谷及田野丘墟地,四月採。古今方書鮮見用者,當亦難別耳。又按,枸杞一名仙人杖,而陳藏器《拾遺》別有兩種仙人杖,一種是枯死竹竿之色黑者,一種是菜類,并此爲三物而同一名也。陳子昂《觀玉篇》云:“余從補闕喬公北征,夏四月,次于張掖河洲,草木無他異,惟有仙人杖,往往叢生,予昔嘗餌之。此役也,息意滋味,戍人有薦嘉蔬者,此物存焉,因爲喬公唱言其功。時東萊王仲烈亦同旅，聞之喜，而甘心食之。旬有五日，行人有自謂知藥者，謂喬公曰：此白棘也。仲烈遂疑曰：吾亦怪其味甘。喬公信是言，乃譏予，予因作《觀玉篇》。"按此仙人杖作菜茹者，葉似苦苣；白棘木類，何因相似而致疑如此？或曰喬公所謂白棘當是枸棘，枸棘是枸杞之有針者，而本經無白棘之別名。又其味苦，仙人杖味甘，設疑爲枸棘，枸棘亦非甘物。乃知草木之類，多而難識，使人惑疑似之言，以真爲僞，失青黄甘苦之别而至於是，宜乎子昂論著之詳也。

【**雷公云**：凡使根，掘得後使東流水浸，以物刷上土了，然後待乾，破去心，用熟甘草湯浸一宿，然後焙乾用。其根若似物命形狀者上。春食葉，夏食子，秋冬食根并子也。

食療：寒，無毒。葉及子並堅筋能老，除風，補益筋骨，能益人去虚勞。根主去骨熱，消渴。葉和羊肉作羹尤善益人。代茶法煮汁飲之，益陽事，能去眼中風癢赤膜，擣葉汁點之，良。又取洗去泥，和麪拌作飲，煮熟呑之，去腎氣尤良，又益精氣。

聖惠方：枸杞子酒，主補虚，長肌肉，益顏色，肥健人，能去勞熱。用生枸杞子五升，好酒二斗，研搦勿碎，浸七日，漉去滓，飲之。初以三合爲始，後即任性飲之。《外臺秘要》同。

千金方：治齒疼：煮枸杞汁含之。　**又方**：治肝虚或當風眼淚等新病方：枸杞子取肥者二升擣破，内絹袋置罐中，以酒一斗浸訖，密封，勿泄氣，三七日，每旦飲之，任性勿醉。　**又方**：治虚勞客熱：用枸杞根末調服，有固疾人不得喫。

肘後方：治大赫瘡，此患急，宜防毒氣入心腹，飲枸杞汁至差。　**又方**：療目熱生膚赤白眼：擣枸杞汁洗目，五七度。

又方：犬食馬肉生狂方，忽鼻頭燥，眼赤，不食，避人藏身，皆欲發狂。便宜枸杞汁煮粥飼之，即不狂。若不肯食糜，以鹽塗其鼻，既舐之，則欲食矣。

經驗方：金髓煎：枸杞子不計多少，逐日旋採摘紅熟者，去嫩蔕子，揀令潔净，便以無灰酒於净器浸之，須是瓮，用酒浸以兩月爲限。用蠟紙封閉緊密，無令透氣，候日數足漉出，於新竹器内盛貯，旋於沙盆中研令爛細，然後以細布濾過，候研濾皆畢，去滓不用，即并前漬藥酒及濾過藥汁攪勻，量銀鍋内多少升斗作番次，慢火熬成膏。切須不住手用物攪，恐粘底不勻。候稀稠得所，待冷，用净瓶器盛之，勿令泄氣。每早辰温酒下二大匙頭，夜卧服之，百日中身輕氣壯，積年不廢，可以羽化。

經驗後方：治五勞七傷，庶事衰弱：枸杞葉半斤切，粳米二合，以豉汁中相和，煮作粥，以五味末、葱白等調和食之。　**又方**：變白輕身：枸杞子二升，十月壬癸日採，採時面東摘，生地黄汁三升，以好酒二升，於甆缾内浸二十一日了；開封，添地黄汁同浸，攪之，却以紙三重封其頭了；更浸，候至立春前三十日開瓶，空心煖飲一盃，至立春後，髭鬢却黑。勿食蕪荑、葱。服之耐老輕身，無比。

孫真人備急方：治滿口齒有血：枸杞和根、苗煎湯，食後喫。又治骨髗風。《經驗後方》同。

兵部手集：療眼暴赤痛神効：枸杞汁點眼立驗。

沈存中方：陝西枸杞長一二丈，其圍數寸，無刺，根皮如厚朴，甘美異於諸處，生子如櫻桃，全少核，暴乾如餅，極爛有味。

外臺秘要：療眼暴天行腫癢痛：地骨皮三斤，水三斗，煑取三升，絞去滓，更内鹽一兩，煎取二升，傅目。或加乾薑二兩。

治疽：凡患癰疽惡瘡，出膿血不止者：取地骨皮不拘多少净洗，先刮上面麄皮留之，再刮取細白穰，取麄皮同地骨一處煎湯，淋洗病，令膿血净，以細穰貼之，立効。有一朝士，腹脅間病疽，經歲不差，人燒灰傅貼之，初淋洗出血一二升，其家人輩懼，欲止。病者曰：疽似少寬，更淋之。再用五升許，血漸淡，遂止。以細穰貼之，次日結痂，遂愈。

别説云：枸棘亦非甘物。今按，諸文所説，名極多，故使人疑。然此物用甚衆，花小而紅紫色，採時七月上申日。《圖經》所説"實形長而枝無刺者，真枸杞也"，此别是一種類，必多根而致疑。又用根，去上浮麄皮一重、近白者一重，色微紫、極薄、陰乾，治金瘡有神驗。

衍義曰：枸杞當用梗皮，地骨當用根皮，枸杞子當用其紅實，是一物有三用。其皮寒，根大寒，子微寒，亦三等。此正是孟子所謂"性由杞柳"之杞，後人徒勞分别，又爲之枸棘，兹强生名耳。凡杞，未有無棘者，雖大至有成架，然亦有棘。但此物小則多刺，大則少刺，還如酸棗及棘，其實皆一也。今人多用其子，直爲補腎藥，是曾未考究經意，當更量其虚實冷熱用之。

〔箋釋〕

《爾雅·釋木》"杞，枸檵"，郭璞注："今枸杞也。"《説文》檵、杞皆訓作"枸杞也"。《詩經·四牡》"集於苞杞"，陸璣疏云："杞其樹如樗。一名苦杞，一名地骨。春生，作羹茹，微苦。其莖似莓。子秋熟，正赤。莖、葉及子，服之輕身益氣。"枸杞别名見於《本草經》《名醫别録》,有杞根、地骨、枸忌、地輔、羊乳、却暑、仙人杖、西王母杖等。

枸杞即是茄科枸杞 *Lycium chinense* 及同屬近緣植物,古今物種基本没有混淆。"枸"又寫作"苟""狗""句",按照郝懿行的意見,此皆"聲同假借字也",但因爲"狗"字,遂有若干引申。《雷公炮炙論》説:"其根若似物命形狀者上。"此别有所指。據《全芳備祖》枸杞條引道書云:"枸杞千歲,其形如犬。"又引《續仙傳》云:"朱孺子幼事道士王元正,居大若巖。一日汲於溪,見一花犬,逐之,入於枸杞叢下,掘之,根形如二犬,烹而食之,忽覺身輕,飛於峰上。"這類傳説影響深遠,白居易《和郭使君題枸杞》云:"山陽太守政嚴明,吏静人安無犬驚。不知靈藥根成狗,怪得時聞吠夜聲。"此即是因爲枸杞的"枸"訛傳成"狗"敷衍附會出來的。如蘇軾詩《和陶桃花源》有句"苓龜亦晨吸,杞狗或夜吠",陸游《丈人觀》有句"人芝植立强骨筋,狗杞群吠聲狺狺"。有意思的是,《本草圖經》所繪茂州枸杞,表現的植物品種没有問題,其地下部分亦膨大如犬形,應該也是受此影響,而事實上,枸杞植物的根並不特别肥大。

宋代詩人蒲壽晟有一首詠枸杞的七律説:"神草如蓬世不知,壁間牆角自離離。辛盤空笔仙人杖,藥斧惟尋地骨皮。千歲未逢朱孺子,四時堪供陸天隨。霜晨忽訝春櫻熟,閑摘殷紅繞斷籬。"陸天隨即是陸龜蒙,他著有一篇《杞菊賦》,蘇軾又有一篇《後杞菊賦》,皆可參考。

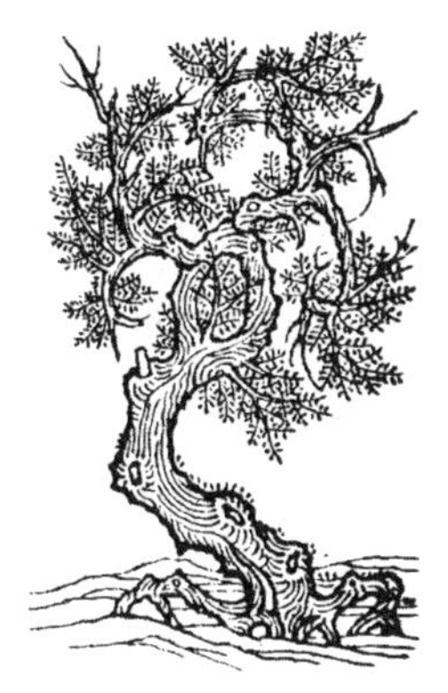

乾州柏實

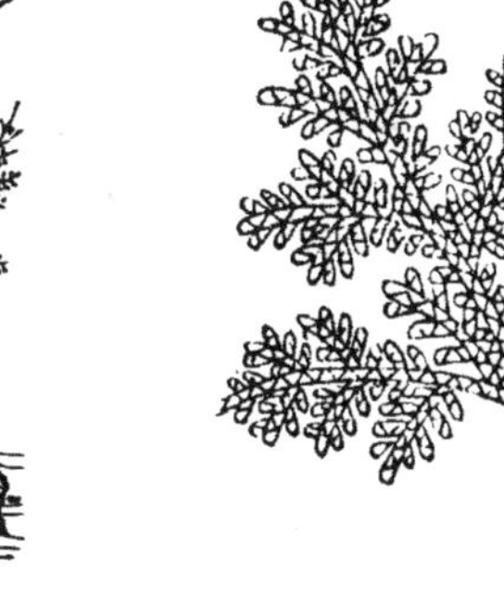

密州側柏

柏實　味甘，平，無毒。主驚悸，安五藏，益氣，除風濕痺，療恍惚，虚損吸吸，歷節腰中重痛，益血，止汗。久服令人潤澤美色，耳目聰明，不飢不老，輕身延年。生太山山谷。柏葉尤良。

柏葉　味苦，微温，無毒。主吐血、衄血、痢血，崩中赤白，輕身益氣，令人耐寒暑，去濕痺，止飢。四時各依方面採，陰乾。

柏白皮　主火灼，爛瘡，長毛髮。牡蠣及桂、瓜子爲之使，畏菊花、羊蹄、諸石及麵麴。

陶隱居云：柏葉、實，亦爲服餌所重，服餌别有法。柏處處有，當以太山爲佳，並忌取塚墓上者。雖四時俱有，秋夏爲好。其脂亦入用。此云惡麴，人有以釀酒無妨，恐酒米相和，異單用也。唐本注云：柏枝節煑以釀酒，主風痺，歷節風，燒取㴔，療瘑疥及癩瘡良。今子人惟出陝州、宜州爲勝，太山無復採者。臣禹錫等謹按，蜀本圖經云：此用偏葉者，今所在皆有。八月收子葉，餘採無時。**藥性論**云：柏子人，君，惡菊花，畏羊蹄草，味甘、辛。能治腰腎中冷，膀胱冷，膿宿水，興陽道，益壽，去頭風，治百邪鬼魅，主小兒驚癇。**又云**：側柏葉，君，與酒相宜，止尿血。味苦、辛，性澁。能治冷風，歷節疼痛。**日華子**云：柏子人，治風，潤皮膚。此是側柏子，入藥微炒用。**又云**：柏葉灸罯凍瘡，燒取汁塗頭，黑潤鬢髮。**又云**：柏白皮無毒。

圖經曰：柏實生泰山山谷，今處處有之，而乾州者最佳。三月開花，九月結子，候成熟收採，蒸暴乾，舂礧取熟人子用。其葉名側柏，密州出者尤佳。雖與他柏相類，而其葉皆側向而生，功効殊別。採無時。張仲景方療吐血不止者，柏葉湯主之：青柏葉一把，乾薑三片，阿膠一挺，炙，三味以水二升，煮一升，去滓，别絞馬通汁一升相和，合煎取一升，綿濾，一服盡之。山東醫工亦多用側柏，然云性寒，止痛。其方：採葉入臼中，濕擣，令極爛如泥，冷水調作膏，以治大人及小兒湯湯火燒，塗傅於傷處，用帛子繫定，三兩日瘡當斂，仍滅瘢。又取葉焙乾爲末，與川黄連二味同煎爲汁，服之，以療男子、婦人、小兒大腹下黑血茶脚色，或膿血如淀色，所謂蟲痢者，治之有殊效。又能殺五臟蟲。道家多作柏葉湯，常點益人。古柏葉尤奇，今益州諸葛孔明廟中有大柏木，相傳是蜀世所植，故人多採收以作藥，其味甘，香於常柏也。

【雷公云：凡使，先以酒浸一宿，至明漉出，曬乾，却用黄精自然汁於日中煎，手不住攪。若天久陰，即於鐺中著水，用瓶器盛柏子人，著火緩緩煮成煎爲度。每煎三兩柏子人，用酒五兩浸乾爲度。　**又云**：凡使，勿用花柏葉并叢柏葉。有子圓葉，其有子圓葉成片，如大片雲母，葉葉皆側，葉上有微赤毛。

若花[1]柏葉,其樹濃葉成朵,無子;叢柏葉,其樹緑色,不入藥中用。若修事一斤,先揀去兩畔并心枝了,用糯泔浸七日後漉出,用酒拌蒸一伏時,却用黄精自然汁浸了,焙乾,又浸又焙,待黄精汁乾盡,然後用之。如修事一斤,用黄精自然汁十二兩。

聖惠方:治時氣瘴疫:用社中西南柏樹東南枝,取曝乾,擣羅爲末,以水調下一錢匕,日三四服。《肘後方》同。　**又方**:治大風疾,令眉鬢再生:用側柏葉九蒸九曝,擣羅爲末,煉蜜和丸如梧桐子大,日三服,夜一服,熟水下五丸、十丸,百日即生。**又方**:治憂恚嘔血,煩滿少氣,胸中疼痛:用柏葉擣羅爲散,不計時候,以粥飲調下二錢匕。　**又方**:小兒軀[2]啼驚癇,腹滿不乳食,大便青白色:用柏子人末,温水調下二錢。

經驗後方:治霍亂轉筋:先以煖物裹脚,然後以柏樹木細剉,煮湯淋之。　**又方**:小兒洞下痢:煮柏葉服之。

梅師方:治中熱油及火燒瘡:以柏白皮、猪脂煎,塗瘡上。《鬼遺方》同。

孫真人食忌:生髮方:取側柏葉陰乾作末,和油塗之。

孫真人枕中記:採松栢法:嘗以三月、四月採新生松葉,可長三四寸許,并花蘂,取陰乾,細擣爲末。其柏葉,取深山巖谷中,採當年新生,可長三二寸者,陰乾,細擣爲末,用白蜜丸如小豆大。常以月一十五日,日未出時,燒香東向,手持藥八十一丸,以酒下。服一年,延十年命;服二年,延二十年命。欲得長肌肉,

① 花:底本作"苑",據文意改。

② 軀:身體向前彎曲。

加大麻、巨勝;欲心力壯健者,加茯苓、人參。此藥除百病,益元氣,添五藏六腑,清明耳目,强壯不衰老,延年益壽,神驗。用七月七日露水丸之,更佳。服時乃呪曰:神仙真藥,體合自然。服藥入腹,天地同年。呪訖服藥。斷諸雜肉、五辛。最切忌,慎之。

姚氏方:治鼠瘻腫核痛,未成膿:以柏葉傅著腫上,熬鹽著腫上熨,令熱氣下,即消。

抱朴子:漢成帝時,獵者於終南山見一人,無衣服,身皆生黑毛,跳坑越澗如飛。乃密伺其所在,合圍取得,乃是一婦人。問之,言:"我是秦之宫人,關東賊至,秦王出降,驚走入山,飢無所食,洎欲餓死。有一老公,教我喫松柏葉、實,初時苦澁,後稍便喫,遂不復飢。冬不寒,夏不熱。"此女是秦人,至成帝時,三百餘載也。

列仙傳:赤松子好食柏實,齒落更生。

别説云:謹按,陶隱居説"柏忌取塚墓上者",今云出乾州者最佳,則乾州柏茂大者,皆是乾陵所出,他處皆無大者,但取其州土所宜,子實氣味豐美可也。乾陵之柏異於他處,其木未有無文理者,而其文多爲菩薩、雲氣、人物、鳥獸,狀極分明可觀。有盜得一株徑尺者,可直萬錢,關陝人家多以爲貴,宜其子實最佳也。又以其枝節燒油膏,傅惡瘡久不差有蟲者。牛馬畜産有瘡疥,名爲重病,以傅之三五次,無不愈也。

衍義曰:柏取湍以療馬瘑疥,今未見用松湍者。老人虛祕,栢子仁、大麻子人、松子人等分,同研,溶白臘丸桐子大。以少黄丹湯服二三十丸,食前。嘗官陝西,每登高望之,雖千萬株,皆一一西指。蓋此木爲至堅之木,不畏霜雪,得木之正氣,他木不逮也。所以受金之正氣所制,故一一向之。

〔箋釋〕

柏實今稱柏子仁，是一些柏科植物的成熟種仁。後世多遵《蜀本草》"用偏葉者"的講究，主要使用側柏屬的物種，如側柏 *Platycladus orientalis* 之類，其生鱗葉的小枝向上直展或斜展，扁平，排成一平面，因此得名。

《本草圖經》言："古柏葉尤奇，今益州諸葛孔明廟中有大柏木，相傳是蜀世所植，故人多採收以作藥，其味甘，香於常柏也。"此即杜甫《古柏行》所詠之"孔明廟前有老柏，柯如青銅根如石。霜皮溜雨四十圍，黛色參天二千尺。君臣已與時際會，樹木猶爲人愛惜"者。

可注意者，本條《本草衍義》説治療老人便秘，用"栢子仁、大麻子人、松子人"云云，其中"人"與"仁"混用，應非原書的本來面目，恐是多次改易以後出現的混亂。

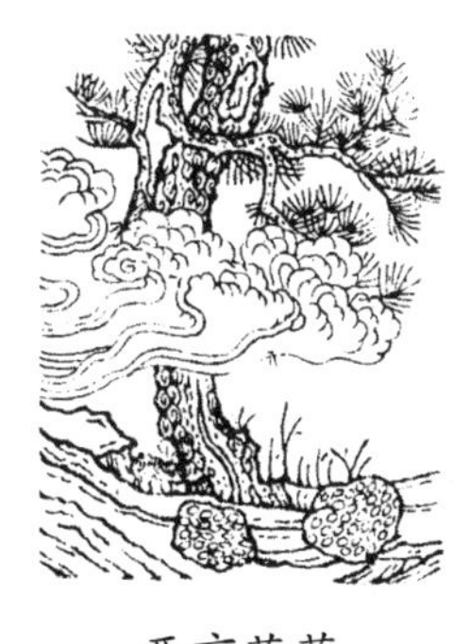
西京茯苓

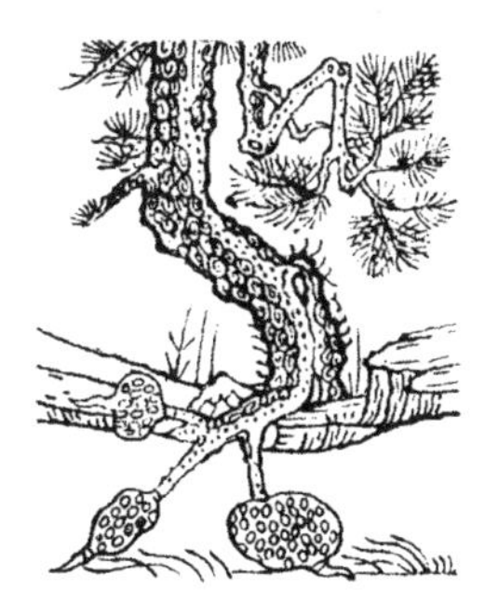
兖州茯苓

茯苓　**味甘，平，**無毒。**主胸脅逆氣，憂恚，驚邪，恐悸，心下結痛，寒熱，煩滿，欬逆，口焦舌乾，利小便，**止消渴，好睡，大腹淋瀝，膈中痰水，水腫淋結，開胸腑，調藏氣，伐腎邪，長陰，益氣力，保神守中。久服安魂養神，不飢延年。一名茯菟。其有抱根者，名茯神。

茯神　平。主辟不祥，療風眩，風虚，五勞，口乾，止驚悸，多恚怒，善忘，開心益智，安魂魄，養精神。生太山山谷大松下。二月、八月採，陰乾。馬間爲之使，得甘草、防風、芍藥、紫石英、麥門冬，共療五藏。惡白斂，畏牡蒙、地榆、雄黄、秦艽、龜甲。

陶隱居云：按藥無馬間，或是馬莖，聲相近故也。今出鬱州，彼土人乃假研松作之，形多小虚赤不佳。自然成者，大如三四升器，外皮黑，細皺，内堅白，形如鳥獸、龜鼈者良。作丸散者，皆先煮之兩三沸乃切，暴乾。白色者補，赤色者利。俗用甚多，仙經服食，亦爲至要。云其通神而致靈，和魂而煉魄，明竅而益肌，厚腸而開心，調榮而理胃，上品仙藥也。善能斷穀不飢。爲藥無朽蛀，嘗掘地得昔人所埋一塊，計應三十許年，而色理無異，明其貞全不朽矣。其有銜松根對度者爲茯神，是其次茯苓後結一塊也。仙方惟云茯苓而無茯神，爲療既同，用之亦應無嫌。唐本注云：季氏本草云"馬刀爲茯苓使"，無名馬間者。"間"字草書似"刀"字，寫人不識，訛爲"間"爾。陶不悟，云是馬莖，謬矣。今太山亦有茯苓，白實而塊小，而不復採用。第一出華山，形極麁大。雍州南山亦有，不如華山者。今注，馬間當是馬藺，二注皆恐非也。臣禹錫等謹按，蜀本圖經云：生枯松樹下，形塊無定，以似人、龜、鳥形者佳。今所在有大松處皆有，惟華山最多。范子云：茯苓出嵩高、三輔。淮南子云：下有茯苓，上有菟絲。注云：

茯苓，千歲松脂也。菟絲生其上而無根，一名女蘿也。**典術**云：茯苓者，松脂入地千歲爲茯苓，望松樹赤者下有之。**廣志**云：茯神，松汁所作，勝茯苓。或曰松根，茯苓貫著之。生朱提漢陽縣。**藥性論**云：茯苓，臣，忌米醋。能開胃止嘔逆，善安心神，主肺痿痰壅，治小兒驚癇，療心腹脹滿，婦人熱淋，赤者破結氣。**又云：**茯神，君，味甘，無毒。主驚癇，安神定志，補勞乏，主心下急痛堅滿，人虛而小腸不利，加而用之。其心名黄松節，偏治中偏風，口面喎斜，毒風筋攣不語，心神驚掣，虛而健忘。**日華子**云：茯苓，補五勞七傷，安胎，暖腰膝，開心益智，止健忘。忌醋及酸物。

圖經曰：茯苓生泰山山谷，今泰、華、嵩山皆有之。出大松下，附根而生，無苗葉花實，作塊如拳在土底，大者至數斤，似人形、龜形者佳，皮黑，肉有赤、白二種。或云是多年松脂流入土中變成，或云假松氣於本根上生。今東人採之法：山中古松久爲人斬伐者，其枯折槎枿，枝葉不復上生者，謂之茯苓撥。見之，即於四面丈餘地内，以鐵頭錐刺地。如有茯苓，則錐固不可拔，於是掘土取之。其撥大者，茯苓亦大。皆自作塊，不附著根上。其抱根而輕虛者爲茯神。然則假氣而生者，其説勝矣。二月、八月採者良，皆陰乾。《史記·龜策傳》云："伏靈在菟絲之下，狀如飛鳥之形。新雨已，天清静無風，以夜捎或作燒。菟絲去之，即篝燭此地。篝，音溝，籠也，蓋然火而籠罩其上也。火滅即記其處，以新布四丈環置之，明乃掘取，入地四尺至七尺得矣。"此類今固不聞有之。神仙方多單餌之，其法：取白茯苓五斤，去黑皮，擣篩，以熟絹囊盛，於三斗米下蒸之，米熟即止，暴乾又蒸，如此三過。乃取牛乳二斗和合，著銅器中，微火煮如膏，收之。每食，以竹刀割取，隨性任飽服之，則不飢。如欲食，先煮葵菜汁飲之，任食無礙。又茯苓蘇法云：取白茯苓三十斤，山之陽者甘美，山之陰者味苦，去皮，薄切，暴乾蒸之。以湯淋去苦味，淋之不止，其汁當甜。乃暴乾篩末，用酒三石、蜜三升相和，内末其中，并置大瓮，攪之百匝，封之，勿洩氣。冬五十日，夏二十五日，穌自浮出酒上，掠取之，其味極甘美。以作餅，大如手掌，空室中陰乾，色赤如棗。飢時食一枚，酒送之，終日不須食，自飽。此名神仙度世之法。又服食法：以合白菊花，或合桂心，或合术，丸、散自任。皆可常服，補益殊勝。或云茯苓中有赤筋，最能損目，若久服者，當先杵末，水中飛澄，熟挼，去盡赤滓，方可服。若合他藥，則不須爾。凡藥有茯苓，皆忌米醋。舊説琥珀是千年茯苓所化，一名江珠。張茂先云：今益州永昌出琥珀而無茯苓。又云：燒蜂窠所作。三説，張皆不能辨。按《南蠻地志》云：林邑多琥珀，云是松脂所化。又云：楓脂爲之，彼人亦不復知。地中有琥珀，則傍無草木，入土淺者五尺，深者或八九尺，大者如斛，削去皮，初如桃膠，久乃堅凝。其方人以爲枕，然古今相傳是松類，故附於茯苓耳。

【**雷公云**：凡採得後，去皮心神了，擣令細，於水盆中攪令濁，浮者去之，是茯苓筋，若誤服之，令人眼中童子并黑睛點小，兼盲目。甚記之。

聖惠方：治面皯皰及産婦黑皰如雀卵色：用白茯苓末，蜜和傅之。

肘後方：姚氏療皯：茯苓末、白蜜和塗上，滿七日即愈。

經驗後方：養老延年服茯苓方：華山挺子茯苓，研削如棗許大，令四方有角，安於新甆瓶内，以好酒浸，以三重紙封其頭後，一百日開，其色當如餳糖。可日食一塊，百日後肌體潤澤，服一年後，可夜視物，久久食之，腸化爲筋，可延年耐老，面若童顔。

孫真人枕中記：茯苓久服，百日百病除，二百日夜晝不眠，二年後役使鬼神，四年後玉女來侍。

抱朴子：任子季服茯苓十八年，玉女從之，能隱能彰，不食穀，灸瘢滅，面生光玉澤。

宋王微《茯苓讚》：皓苓下居，彤紛上薈。中狀雞鳧，具容龜蔡。神侔少司，保延幼艾。終志不移，柔紅可佩。

神仙服茯苓法：白茯苓去皮，酒浸十五日，漉出爲散，每服三錢，水調下，日三。

衍義曰：伏苓乃樵斫訖多年松根之氣所生。此蓋根之氣味噎鬱未絶，故爲是物。然亦由土地所宜與不宜，其津氣盛者，方發泄於外，結爲伏苓，故不抱根而成物。既離其本體，則有苓之義。茯神者，其根但有津氣而不甚盛，故止能伏結於本根。既不離其本，故曰伏神。此物行水之功多，益心脾不可闕也。或曰松既樵矣，而根尚能生物乎？答曰：如馬敎菌、五芝、木耳、石耳之類，皆生於枯木、石、糞土之上，精英未淪，安得不爲物也？其“上有菟絲，下有茯苓”之説，甚爲輕信。

〔箋釋〕

“茯苓”一詞異寫甚多，《五十二病方》治乾騷方作“服零”，據《莊子·徐無鬼》稱豬苓爲“豕零”，則“服零”大約是此物最早的寫法。褚先生所補《史記·龜策列傳》作

"伏靈",按"伏"與"服"音同相假借,説見《説文通訓定聲》,"靈"可與"零"相通,見《隸釋》卷九漢熹平元年故民吴仲山碑。《廣雅》寫作"茯蕶",則是"伏零"字各加草頭而成。至於後世通行之"茯苓",其"苓"字疑是"蕶"之省寫。

茯苓爲真菌類生物,常寄生於松科植物馬尾松、赤松等樹的根上,《本草經》謂其"生太山山谷大松下",《本草圖經》兖州茯苓藥圖已準確刻畫其生長狀態,至於傳説茯苓爲松脂所化,高誘注《淮南子》云:"茯苓,千歲松脂也。"《典術》云:"茯苓者,松脂入地,千歲爲伏苓。望松樹赤者下有之。"其説固然荒謬,而據各家對茯苓形態的描述,其爲多孔菌科茯苓 *Poria cocos* 毫無問題。

需説明者,許多文獻都提到茯苓與菟絲共生,先秦文獻即有"或謂兔絲無根也,其根不屬於地也,茯苓是也"之説,見《藝文類聚》引《吕氏春秋》,《淮南子》尤多引申,有云"千年之松,下有茯苓,上有兔絲",又云"兔絲無根而生,茯苓抽,兔絲死"。至於《抱朴子》的描述則更加形象:"如兔絲之草,下有伏兔之根,無此兔在下,則絲不得生於上,然實不屬也。"又:"兔絲初生之根,其形似兔,掘取,剖其血以和丹,服之立變化,任意所作。"(均見《藝文類聚》卷八十一所引,與今傳本文字略有不同)按,菟絲爲旋花科 *Cuscuta chinensis*,該植物爲寄生纏繞性草本,無根,亦無葉緑素,靠着絲狀莖上的吸器從宿主植物吸收養分,但菟絲主要寄生在豆科植物上,完全無關於生長於松科植物根下的茯苓。古人注意到菟絲無根,但卻誤認茯苓爲其根。按,生有茯苓的松樹基部地面上往往有白色菌絲,早晨松樹上也可見有從地面纏繫到樹幹上的毛狀長絲,或是周圍泥土長出一層淡白色雲霧狀的菌絲,這其實是茯苓的菌絲體,這些情況至今仍是藥農尋找野生茯苓的標誌。古人其實也注意到這種現象,《史記·龜策列傳》褚先生曰:"所謂伏靈者,在兔絲之下,狀似飛鳥之形。新雨已,天清静無風,以夜捎兔絲去之,即以篝燭此地,燭之火滅,即記其處,以新布四丈環置之,明即掘取之。入四尺至七尺得矣,過七尺不可得。伏靈者,千歲松根也,食之不死。"按,其所述之"兔絲",仍是指菌絲體,而非指菟絲植物。

茯苓,《本草經》别名"茯菟",大約是取"其形似兔"之意。所謂"兔絲",當是指"茯菟"上的游絲,即前述菌絲體。由於大多數古代作者没有實地觀察經驗,他們想當然地把此"兔絲"理解爲"施於松上"的"女蘿",即松蘿科植物松蘿 *Usnea diffracta*,《詩經·頍弁》"蔦與女蘿",毛傳:"女蘿、菟絲,松蘿也。"《爾雅》云:"唐蒙,女蘿;女蘿,兔絲。""唐蒙"即《詩經·鄘風·桑中》"爰采唐矣"之"唐",論植物即旋花科菟絲 *Cuscuta chinensis*,《名醫别録》亦言:"菟絲子一名唐蒙。"松蘿、菟絲雖宿主不同,但都是寄生植物,故詩人比興往往混爲一談,如《古詩十九首》有句"與君爲新婚,菟絲附女蘿"。

如此一來,本指茯苓菌絲體的"兔絲",先誤爲松蘿科的女蘿菟絲,再轉義爲旋花科唐蒙菟絲,遂有"下有茯苓,上有兔絲"之説。但對此古人早有提出懷疑者,如菟絲子條陶注:"舊言下有茯苓,上生菟絲,今不必爾。"蘇頌云:"今人未見其如此者。"寇宗奭也説:"其'上有兔絲,下有茯苓'之説,甚爲輕信。"至《本草綱目》乃有正確結論,李時珍云:"下有茯苓,則上有靈氣如絲之狀,山人亦時見之,非兔絲子之兔絲也。注《淮南子》者以兔絲子及女蘿爲説,誤矣。茯苓有大如斗者,有堅如石者,絶勝,其輕虛者不佳,蓋年淺未堅故爾。劉宋王微《茯苓贊》云:皓苓下居,彤絲上薈。中狀雞鳧,其容龜蔡。神侔少司,保延幼艾。終志不移,柔紅可佩。觀此彤絲,即兔絲之證也。"

琥珀　味甘,平,無毒。主安五藏,定魂魄,殺精魅邪鬼,消瘀血,通五淋。生永昌。

陶隱居云:舊説云是松脂淪入地,千年所化,今燒之,亦作松氣。俗有琥珀,中有一蜂,形色如生。《博物志》又云"燒蜂窠所作",恐非實。此或當蜂爲松脂所粘,因墜地淪没爾。亦有煑𪕬雞子及青魚枕作者,並非真,惟以拾芥爲驗。俗中多帶之辟惡。刮屑服,療瘀血至驗。仙經無正用,惟曲晨丹所須,以赤者爲勝。今並從外國來,而出茯苓處永無。不知出琥珀處復有茯苓以否?

今按,陳藏器本草云:琥珀,止血生肌,合金瘡。和大黄、鼈甲,作散子,酒下方寸匕,下惡血,婦人腹内血盡即止。宋高祖時,寧州貢琥珀枕,碎以賜軍士傅金瘡。《漢書》云:出罽賓國,初如桃膠,凝乃成焉。臣禹錫等謹按,蜀本注云:又據一説,楓脂入地,千年變爲琥珀,乃知非因燒蜂窠成也。蜂窠既燒,安有蜂形在其間？不獨自松脂變也，松脂獨變，安有楓脂所成者？覈其事而言，則琥珀之爲物，乃是木脂入地千年者所化也。但餘木不及楓、松有脂而多經年歲，故不自其下掘得也。**藥性論**云：琥珀，君。治百邪，產後血疢痛。**日華子**云：療蠱毒，壯心，明目，摩瞖，止心痛，癲邪，破結癥。

圖經曰：文具茯苓條下。

【**海藥**：是海松木中津液，初若桃膠，後乃凝結。温，主止血生肌，鎮心明目。破癥瘕氣塊，產後血暈悶絶，兒枕痛等，並宜餌此方。琥珀一兩，鱉甲一兩，京三稜一兩，延胡索半兩，没藥半兩，大黄六銖，熬擣爲散，空心酒服三錢匕，日再服，校量神驗莫及。產後即減大黄。凡驗真假，於手心熟磨，吸得芥爲真。復有南珀，不及舶上來者。

雷公云：凡用，紅松脂、石珀、水珀、花珀、物象珀、瑿珀、琥珀。紅松脂如琥珀，只是濁，太脆，文横。水珀多無紅色，如淺黄，多麁皮皺。石珀如石重，色黄，不堪用。花珀文似新馬尾松心文，一路赤，一路黄。物象珀其内自有物命動，此使有神妙。瑿珀，其珀是衆珀之長，故號瑿珀。琥珀如血色，熟於布上拭，吸得芥子者真也。夫入藥中，用水調側柏子末，安於甆鍋子中，安琥珀於末中了，下火煮，從巳至申，别有異光，别擣如粉，重篩用。

外臺秘要：治魚骾骨横喉中，六七日不出：琥珀珠，一物貫串着繩，推令前，入至骾所，又復推以牽引出矣。若水晶珠亦得，更無，堅物磨令滑用之。　**又方**：療從高墜下，若爲重物所頓，笮得瘀血：刮琥珀屑，酒服方寸匕。取蒲黄二三匕服，日四五服,差。

鬼遺方:治金瘡,弓弩箭中,悶絶無所識:琥珀研如粉,以童子小便調一錢,三服,差。

通典:南蠻、海南、林邑國、秦象郡、林邑縣多出琥珀。松脂淪入地下,及傍不生草木,深八九尺,大如斛,削去皮成焉。初如桃膠,凝成乃堅复,光彩甚麗。

别説云:謹按,諸家所説茯苓、琥珀雖小有異同,皆云松脂入地所化,但今産茯苓處未嘗有琥珀。採茯苓時,當尋大松摧折或因斫伐,而根瘢不朽,斫之津潤如生者,則附近掘取之。蓋松木折,不再抽牙,其根不死,津液下流,故生茯苓、茯神。因用治心腎,通津液也。若琥珀,即是松樹枝節榮盛時爲炎日所灼,流脂出樹身外,日漸厚大,因墮土中,其津潤歲久,乃爲土所滲泄,而光瑩之體獨存。今可拾芥,尚有粘性故。其中有蚊蟲之類,此未入土時所粘着者。二物皆自松出,而所禀各異。茯苓生成於陰者也,琥珀生於陽而成於陰,故皆治榮而安心、利水也。觀下條松脂所圖之形,則可悉其理矣。

衍義曰:琥珀,今西戎亦有之,其色差淡而明澈,南方者色深而重濁,彼土人多碾爲物形。若謂千年茯苓所化,則其間有沾着蜾蠃蜂蟻宛然完具者,是極不然也。地里志云"林邑多琥珀,實松脂所化耳",此説爲勝。但土地有所宜不宜,故有能化有不能化者。張茂先又爲燒蜂窠所作,不知得於何處?以手摩熱,可以拾芥。餘如經。

〔**箋釋**〕

琥珀爲松柏科植物的樹脂流入地下,年久轉化形成的化石樣物質，其中偶然可見在樹脂滴落過程中包裹的小昆蟲或植物碎片。琥珀主要存在於砂質黏土或煤層中，多數具松脂樣光澤，且燃燒有松脂氣，故很早就傳説是松脂入地所化，此即陶弘景所説："舊説云是松脂淪入地，千年所化，今燒之，亦作松氣。俗有琥珀，中有一蜂，形色如生。"唐人亦以此入詩歌，如韋應物《詠琥珀》云："曾爲老茯神，本是寒松液。蚊蚋落其中，千年猶可覿。"

琥珀用柔布摩擦產生靜電，可以產生吸引力，古人用這一特徵來鑒别琥珀的真僞。如《論衡·亂龍》云："頓牟掇芥，磁石引針，皆以其真是，不假他類。"頓牟一説即是琥珀，故陶弘景言："（琥珀）亦有煑𪇰雞子及青魚枕作者，並非真，惟以拾芥爲驗。"《雷公炮炙論》云："琥珀如血色，熟於布上拭，吸得芥子者真也。"《格古要論》卷中亦説："此物於皮膚上揩熱，用紙片些少離寸許，則自然飛起。"

瑿烏兮切。　**味甘，平，無毒。古來相傳云：松脂千年爲茯苓，又千年爲琥珀，又千年爲瑿。然二物燒之，皆有松氣。爲用與琥珀同。補心安神，破血尤善。狀似玄玉而輕。出西戎來，而有茯苓處見無此物。今西州南三百里磧中得者，大則方尺，黑潤而輕，燒之腥臭。高昌人名爲木瑿，謂玄玉爲石瑿。洪州土石間得者，燒作松氣，破血生肌與琥珀同，見風拆破，不堪爲器。量此二種及琥珀，或非松脂所爲也。有此差舛，今略論也。**新見唐本。

【[1]陳藏器：蘇於琥珀注後出瑿功狀。按，瑿本功外，小兒帶之辟惡，磨滴目瞖赤障等。

太平廣記：《梁四公子傳》曰：交河之間平磧中，掘深一丈，下有瑿珀，黑逾純漆，或大如車輪。末服之，攻婦人小腸癥瘕諸疾。

〔箋釋〕

"瑿"一指美玉之黑色者，一指黑紅色的琥珀。《天工開物》説："琥珀最貴者名曰瑿，紅而微帶黑，然晝見則黑，燈光下則紅甚也。"並謂"此值黄金五倍價"。

榆皮　**味甘，平，**無毒。**主大小便不通，利水道，除邪氣，**腸胃邪熱氣，消腫。性滑利。**久服輕身不飢，其實尤良。**療小兒頭瘡痂疕。

花　主小兒癇，小便不利，傷熱。**一名零榆。**生潁川山谷。二月採皮，取白暴乾，八月採實，並勿令中濕，濕則傷人。

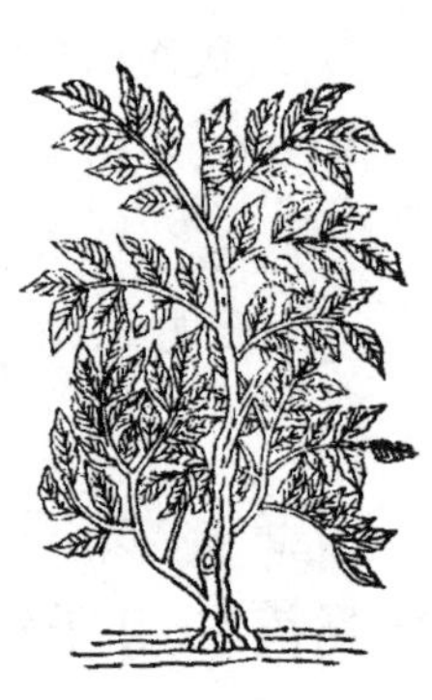

秦州榆皮

陶隱居云：此即今榆樹，剥取皮，刮除上赤皮，亦可臨時用之，性至滑利。初生莢人以作糜羹，令人多睡，嵇公所謂"榆令人瞑"也。斷穀乃屑其皮并檀皮服之，即令人不飢。**唐本注**云：榆，三月實熟，尋即落矣。今稱八月採實，恐本經誤也。**今按，**陳

① 墨蓋子原無，據體例補。

藏器本草云：榆莢，主婦人帶下，和牛肉作羹食之。四月收實作醬，似蕪荑殺蟲，以陳者良。嫩葉作羹食之，壓丹石，消水腫。江東有刺榆，無大榆。皮入用，不滑。刺榆秋實，故陶錯誤也。**臣禹錫等謹按，爾雅疏**云：榆之類有十種，葉皆相似，皮及木理異爾。而刺榆有針刺如柘，其葉如榆，瀹爲蔬，美滑於白榆，《詩》云"山有樞"是也。**藥性論**云：榆白皮，滑。能主利五淋，治不眠，療齁：取白皮陰乾後，焙杵爲末，每日朝夜用水五合，末二錢，煎如膠服，差。**孟詵**云：生皮主暴患赤腫，以皮三兩擣，和三年醋滓，封之，日六七易；亦治女人妒乳腫。服丹石人採葉生服一兩頓佳。子作醬食，能助肺，殺諸蟲，下氣，令人能食。消心腹間惡氣，卒心痛，食之良。**日華子**云：榆白皮，通經脉，涎傅癬。

圖經曰：榆皮生潁川山谷，今處處有之。三月生莢人，古人採以爲糜羹，今無復食者，惟用陳老實作醬耳。然榆之類有十數種，葉皆相似，但皮及木理有異耳。白榆先生葉，却著莢，皮白色，剥之，刮去上麄皵，中極滑白，即《爾雅》所謂"榆，白枌[①]"也。此皮入藥，今孕婦滑胎方多用之。小兒白秃，髮不生，擣末，苦酒調塗之。刺榆有針刺如柘，則古人所茹者，云美於白榆，《爾雅》所謂"樞，荎"，《詩·唐風》云"山有樞"是也。二月採皮，取白暴乾，四月採實，並勿令中濕。榆皮，荒歲農人食之以當糧，不損人。

【**食療**：生榆皮，利小便，主石淋。又，取葉煑食之，時復食一頓，尤良。高昌人多擣白皮爲末，和菜葅食之，甚美，令人能食。仙家長服，服丹石人亦食之，取利關節故也。又，榆人可作

① 枌：底本作"粉"，據《爾雅》及上下文意改。

醬食之，亦甚香美。有少辛味，能助肺氣，殺諸蟲，下氣，令人能食。又，心腹間惡氣，内消之。塵者尤良。又，塗諸瘡癬，妙。又，卒患冷氣心痛，食之，差。并主小兒癇，小便不利。

外臺秘要：治渴，小便利非淋方：榆皮二片去黑皮，以水一㪷，煮取五升，一服三合，日三服。

千金方：五色丹，俗名油腫，若犯多致死，不可輕之：以榆白皮末和雞子白傅之。

千金髓：火灼爛瘡：榆白皮熟嚼封之，差。

備急方：療身體暴腫滿：榆皮擣屑，隨多少，雜米作粥食，小便利。

子母秘録：療妊娠胎死腹中，或母病欲下胎：榆白皮煑汁，服二升。　**又方**：小兒白秃瘡：擣榆白皮末，醋和塗之，蟲當出。

楊氏産乳：療身體及頭悉生瘡：取榆白皮，炒令黄，搗爲散，以好苦酒和，塗上，又以綿裹覆上，蟲出即差。

嵇叔夜《養生論》云：榆令人瞑。

别説云：謹按，榆白皮焙乾爲末，婦人妊娠臨月，日三服方寸匕，令産極易，産下兒身尚皆塗之，信其驗也。又濕擣治如糊，用粘瓦石極有力，京東西北人以石爲碓觜，每用此以膠之。

衍義曰：榆皮，今初春先生莢者是。去上皺澁乾枯者，將中間嫩處剉、乾、磑爲粉，當歉歲，農將以代食。葉青嫩時收貯，亦用以爲羹茹。嘉祐年，過豐沛，人闕食，鄉民多食此。

〔**箋釋**〕

榆是榆科榆屬 *Ulmus* 多種植物的泛稱，一般將 *Ulmus*

pumila 訂名爲榆樹，此即《爾雅·釋木》"榆，白枌"，郭璞注："枌榆先生葉，卻著莢，皮色白。"陶弘景說"初生莢人以作糜羹，令人多睡，嵇公所謂'榆令人瞑'也"，《博物志》言"啖榆則眠不欲覺"，嵇康《養生論》因此說："豆令人重，榆令人瞑，合歡蠲忿，萱草忘憂，愚智所共知也。"

榆樹的嫩葉、榆錢、榦皮、根皮，自古便是窮苦人救渡荒年常食之品。魏象樞《寒松堂全集》有一首《剥榆歌》云："黄沙日暮榆關路，煙火盡絶泥塞户。路傍老翁攜稚兒，手持短鐵剥榆樹。我問剥榆何所爲，老翁倚馬哽咽悲。去歲死蝗前死寇，數十邨落無孑遺。蒼蒼不恤儂衰老，獨留餘生伴荒草。三日兩日乏再饘，不剥榆皮那能飽。榆皮療我饑，那惜榆無衣。我腹縱不果，寧教我兒肥。嗟乎，此榆贍我父若子，日食其皮皮有幾。今朝有榆且剥榆，榆盡同來樹下死。老翁説罷我心摧，回視君門真萬里。"也是荒年景象的真實寫照。《救荒本草》榆錢樹條救饑項説："采肥嫩榆葉煠熟，水浸淘净，油鹽調食。其榆錢煮糜羹食，佳，但令人多睡。或焯過，曬乾備用，或爲醬，皆可食。榆皮刮去其上乾燥皴濇者，取中間軟嫩皮剉碎，曬乾，炒焙極乾，搗磨爲麪，拌糠麧草末蒸食，取其滑澤易食。又云，榆皮與檀皮爲末，服之令人不饑。根皮亦可搗磨爲麪食。"又，本書卷十三《本草經》藥物蕪荑，爲本種及同屬植物大果榆 *Ulmus macrocarpa* 的果實，可參該條箋釋。

酸棗 **味酸，平，**無毒。**主心腹寒熱，邪結氣聚，四**

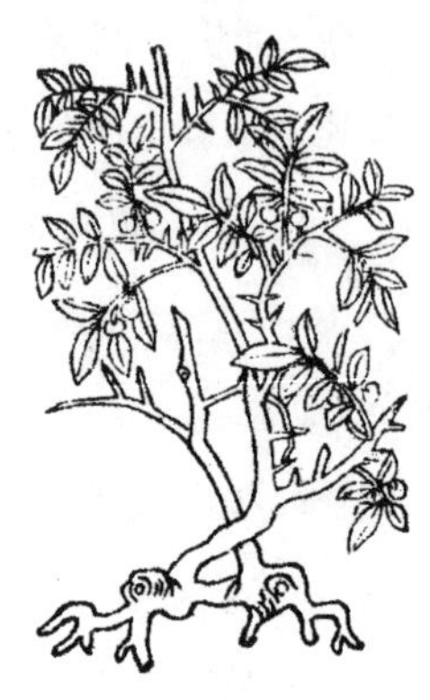

酸棗

肢酸疼,濕痺,煩心不得眠,臍上下痛,血轉久洩,虚汗煩渴,補中,益肝氣,堅筋骨,助陰氣,令人肥健。久服安五藏,輕身延年。生河東川澤。八月採實,陰乾,四十日成。惡防己。

陶隱居云:今出東山間,云即是山棗樹。子似武昌棗而味極酸,東人噉之以醒睡,與此療不得眠正反矣。唐本注云:此即樲音貳。棗實也。樹大如大棗,實無常形,但大棗中味酸者是。本經惟用實,療不得眠,不言用人。今方用其人,補中益氣。自"補中益肝"已下,此爲酸棗人之功能。又於下品白棘條中,復云用其實。今醫以棘實爲酸棗,大誤。今注:陶云醒睡,而經云療不得眠。蓋其子肉味酸,食之使不思睡,核中人,服之療不得眠,正如麻黄發汗,根節止汗也。此乃棘實,更非他物。若謂是大棗味酸者,全非也。酸棗小而圓,其核中人微扁;大棗人大而長,不類也。臣禹錫等謹按,蜀本圖經云:今河東及滑州,以其木爲車軸及匙筯等,木甚細理而硬,所在有之。八月採實,日乾。藥性論云:酸棗人,主筋骨風,炒末作湯服之。陳藏器云:按酸棗,既是棗中之酸,更無佗異,此即真棗,何復名酸?既云其酸,又云其小,今棗中酸者,未必即小,小者未必即酸,雖欲爲棗生文,展轉未離於棗。若道棗中酸者,棗條無令睡之功;道棘子不酸,今人有衆呼之目。棗、棘一也,酸、甜兩焉。縱令以棗當之,終其非也。嵩陽子曰:余家于滑臺,今酸棗縣即滑之屬邑也,其地名酸棗焉。其樹高數丈,徑圍一二尺,木理極細,堅而且重,其樹皮亦細文似蛇鱗。其棗圓小而味酸,其核微圓,其人稍長,色赤如丹。此醫之所重,居人不易得。今市之賣者,皆棘子爲之。**又云**:山棗樹如棘,子如生棗,裹有核如骨,其肉酸滑好食,山人以當果。**五代史**:後唐《刊石藥驗》云:酸棗人,睡多生使,不得睡炒熟。**日華子**云:酸棗人治臍下滿痛。

圖經曰:酸棗生河東川澤,今近京及西北州郡皆有之,野生多在坡坂及城壘間。似棗木而皮細,其木心赤色,莖、葉俱青,花似棗花。八月結實,紫紅色,似棗而圓小味酸。當月採實,取核中人,陰乾,四十日成。《爾雅》辨棗之種類曰:"實小而酸,曰樲棗。"《孟子》曰"養其樲棗",趙岐[①]注"所謂酸棗"是也。一説惟酸棗縣出者爲真,其木高數丈,徑圍一二尺,木理極細,堅而且重,邑人用爲車軸及匕筯。其皮亦細,文似蛇鱗。其核人稍長而色赤如丹,亦不易得。今市之貨者,皆棘實耳,用之尤宜詳辨也。本經主煩心不得眠,今醫家兩用之,睡多生使,不得睡炒熟,生熟便爾頓異。而胡洽治振悸不得眠,有酸棗人湯:酸棗人二升,茯苓、白术、人參、甘草各二兩,生薑六兩,六物切,以水八升,煑取三升,分四服。深師主虚不得眠,煩不可寧,有酸棗人湯:酸棗人二升,蝭母、乾薑、茯苓、芎藭各二兩,甘草一兩,炙,並切,以水一斗,先煮棗,減三升後,内五物,煑取三升,分服。一方更加桂一兩。二湯酸棗並生用,療不得眠,豈便以煑湯爲熟乎?

【**雷公云**:酸棗人,凡使,採得後晒乾,取葉重拌酸棗人,蒸半日了,去尖皮了,任研用。

① 岐:底本作"歧",據文意改。

食療：酸棗，平。主寒熱結氣，安五藏，療不得眠。

聖惠方：治膽虚睡卧不安，心多驚悸：用酸棗人一兩，炒令香熟，擣細爲散，每服二錢，竹葉湯調下，不計時候服。　**又方**：治夜不眠睡：用酸棗人半兩，炒黄研末，以酒三合浸汁，先以粳米三合煮作粥，臨熟下棗人汁，更煮三五沸，空心食之。　**又方**：治骨蒸勞，心煩不得眠卧：用酸棗人二兩，水二大盞，半研絞取汁，下米二合煮粥，候熟，下地黄汁一合，更漸煮過，不計時候食之。

外臺秘要：療齒䘌腐爛：棘鍼二百枚，即是棗樹棘朽落地者，以水二升，煎取一升，含之，日四五度，即差。　**又方**：療刺在人肉中不出：酸棗人核燒末，水服之，立便得出。

簡要濟衆：治膽風毒氣，虚實不調，昏沉睡多：酸棗人一兩生用，金挺臈茶二兩，以生薑汁塗，炙令微燋，擣羅爲散，每服二錢，水七分，煎六分，無時温服。

衍義曰：酸棗微熱，經不言用人，仍療不得眠。天下皆有之，但以土産宜與不宜。嵩陽子曰："酸棗縣，即滑之屬邑。其木高數丈，味酸，醫之所重，今市人賣者皆棘子。"此説未盡，殊不知小則爲棘，大則爲酸棗，平地則易長，居崖塹則難生。故棘多生崖塹上，久不樵則成幹，人方呼爲酸棗，更不言棘。徒以世人之意如此，在物則曷若是也，其實一本。以其不甚爲世所須，及礙塞行路，故成大木者少，多爲人樵去。然此物纔及三尺，便開花結子，但窠小者氣味薄，木大者氣味厚，又有此别。今陝西臨潼山野所出者亦好，亦土地所宜也，並可取仁。後有白棘條，乃是酸棗未長大時枝上刺也。及至長成,其刺亦少,實亦大,故棗取大木,刺取小窠也,亦不必强分别爾。

〔箋釋〕

《爾雅·釋木》"樲,酸棗",郭璞注:"樹小實酢,《孟子》曰養其樲棗。"《本草經》有酸棗,又有白棘,一名棘針,後世注釋者對棗與酸棗、酸棗與白棘的關係頗爲糾結。按,酸棗實爲鼠李科棗的變種 *Ziziphus jujuba* var. *spinosa*,較棗樹矮小,多爲灌木狀,小枝成之字形,其托葉刺有直伸和彎曲兩種,核果較小,近球形或短距圓形。酸棗與白棘的關係,當以《本草衍義》所説較爲準確,即"小則爲棘,大則爲酸棗"。

本條《嘉祐本草》引"五代史後唐《刊石藥驗》"云云,檢新舊《五代史》皆無此。承鄭金生老師的意見,《新五代史》至歐陽修(1007–1072)殁後始有刊本,故《嘉祐本草》(1060)所引應該是《舊五代史》。《舊五代史》原稱《梁唐晉漢周書》,金代以後漸次湮没,此段引文確不見於今本,應屬佚文。同意鄭老師的意見。但本書點校本皆作"五代史後唐刊《石藥驗》",似不妥當。此以"刊"爲動詞,但"刊"字用作"刻書"意較爲晚出,故疑書名爲《刊石藥驗》,取意所記藥物效驗之可靠,足以刊鏤金石而不磨滅。《刊石藥驗》不知是何書,除本條外,唯見清代曹廷棟《養生隨筆》卷五淡菜粥條云:"《刊石藥驗》曰:與蘿蔔或紫蘇冬瓜,入米同煮,最益老人,酌宜用之。"

此條《本草衍義》"經不言用人"與"並可取仁",亦是

"人"與"仁"兩用,與本書卷九使君子條、本卷柏實條的情况近似,晦明軒刻本併入《本草衍義》時,將底本"仁"改回"人"字,此句"並可取仁"爲漏改。

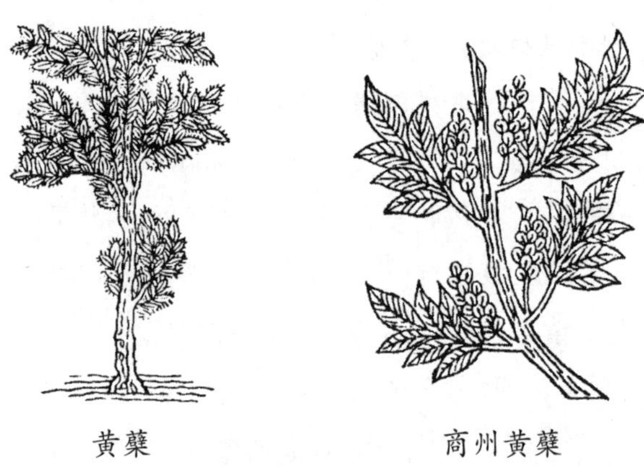

黄蘗　　商州黄蘗

蘗木黄蘗也。　味苦,寒,無毒。主五藏腸胃中結熱,黄疸,腸痔,止洩痢,女子漏下赤白,陰傷蝕瘡,**療驚氣在皮間,肌膚熱赤起,目熱赤痛,口瘡。久服通神。**

根　一名檀桓。**主心腹百病,安魂魄,不飢渴。久服輕身延年,通神。生漢中山谷及永昌。**惡乾漆。

陶隱居云:今出邵陵者,輕薄色深爲勝;出東山者,厚而色淺。其根於道家入木芝品,今人不知取服之。又有一種小樹,狀如石榴,其皮黄而苦,俗呼爲子蘗,亦主口瘡。又一種小樹,多刺,皮亦黄,亦主口瘡。唐本注云:子蘗,一名山石榴,子似女貞,皮白不黄,亦名小蘗,所在有。今云皮黄,恐謬矣。按,今俗用子蘗,皆多刺小樹,名刺蘗,非小蘗也。今按,陳藏器本草云:蘗皮,主熱瘡皰起,蟲瘡,痢下血,殺蛀蟲,煎服主消渴。**臣禹錫等謹按,蜀本**圖經云:黄蘗,樹高數丈,葉似吴茱萸,亦如紫椿,皮黄,其根如松下茯苓,今所在有。本出房、商、合等州山谷,皮緊厚二三分,鮮黄者上。二月、五月採皮,日乾。**藥性論**云:黄蘗,使,平。主男子陰痿,治下血如雞鴨肝片,及男子莖上瘡。屑末傅之。**日華子**云:安心除勞,治骨蒸,洗肝明目,多淚,口乾心熱,殺疳蟲,治蚘心痛,疥癬。蜜炙治鼻洪,腸風瀉血,後分急熱腫痛。身皮力微次於根。

圖經曰:蘗木,黄蘗也。生漢中山谷及永昌,今處處有之,以蜀中者爲佳。木高數丈,葉類茱萸及椿、楸葉,經冬不凋。皮外白,裏深黄色,根如松下茯苓作結塊。五月、六月採皮,去皺麁,暴乾用。其根名檀桓。《淮南萬畢術》曰:蘗令面悦。取蘗三寸,土瓜三枚,大棗七枚,和膏湯洗面,乃塗藥,四五日光澤矣。唐韋宙《獨行方》主卒消渴,小便多。黄蘗一斤,水一升,煮三五沸,渴即飲之,恣意飲,數日便止。别有一種多刺而小,細葉者,名刺蘗,不入藥用。又下品有小蘗條,木如石榴,皮黄,子赤如枸杞,兩頭尖,人剉以染黄,今醫家亦稀用。

【**雷公曰**:凡使,用刀削上麁皮了,用生蜜水浸半日,漉出㬠乾,用蜜塗,文武火炙令蜜盡爲度。凡修事五兩,用蜜三兩。

外臺秘要:口中及舌生瘡爛:剉黄蘗含之。

千金方:治小兒重舌:以黄蘗、苦竹瀝浸瀝點舌上。

肘後方:咽喉卒腫,食飲不通:黄蘗擣傅腫上,冷復易之,用苦酒和末佳。　**又方**:傷寒時氣温病,毒攻手足腫,疼痛欲斷,亦治毒攻陰腫:細剉黄蘗五斤,以水三升煑漬之。《傷寒類要》同。

葛氏方：男子陰瘡損爛：水煮黄蘗洗，白蜜塗之。　**又方**：卒喉痺：取黄蘗片切含之。又黄蘗一斤，㕮咀，酒一斗，煑三沸，去滓，恣飲便愈。　**又方**：食自死六畜肉中毒：黄蘗末服方寸匕，未解，再服之。

經驗方：治嘔血：黄蘗好者以蜜塗之。乾杵爲末，用麥門冬熟水調下二錢匕，立差。

梅師方：治癰疽發背或發乳房，初起微赤，不急治之，即煞人：擣黄蘗末，和雞子白塗之。

簡要濟衆：治吐血熱極方：黄蘗二兩塗蜜，於慢火上炙燋擣末，每服二錢，温糯米飲調下。

十全博救：治小兒熱瀉：用黄蘗削皮後，焙杵爲末，用薄米飲爲丸如粟大，每服十丸，米飲下。

深師方：療傷寒熱病口瘡：黄蘗皮削去上麁皮，取裏好處薄削，以崖蜜漬之一宿，唯欲令濃，含其汁良久吐，更含。若胸中熱，有瘡時，飲三五合尤佳。《聖惠方》同。

子母秘要録：小兒臍瘡不合：黄蘗末塗之。

衍義曰：蘗木今用皮，以蜜勻炙，與青黛各一分，同爲末，入生龍腦一字，研勻，治心脾熱。舌頰生瘡，當摻瘡上，有涎即吐。又張仲景蘗皮湯，無不驗。《傷寒論》中已著。

〔箋釋〕

蘗木，今稱黄柏。孫星衍輯《本草經》作"檗木"，森立之本作"蘗木"，别本又有作"蘗木""檗木"者。據《説文》，當以“檗”爲正字。《説文》“檗，黄木也”，徐鍇《繫傳》云：“黄木，即今藥家用黄檗也。”按，儘管《説文》未收蘗字，但東漢確用來指代檗木藥材，《考工記》鄭玄注：“薜，讀爲藥黄蘗之蘗。”段玉裁的解釋頗有道理：“黄木者，《本草經》之檗木也，一名檀桓，俗加草作蘗。”至於“櫱”與“蘖”，正音 niè，本義指樹木再生之芽，《類篇》“蘖”亦音 bò，釋爲黄木，其實皆是“蘗”的訛寫。

寫爲“檗”或“蘗”，看似僅爲文字正俗之分，其實在漢代可能直接涉及本品的名實。檗木古來皆用爲染料，司馬相如《子虛賦》“檗離朱楊”，張揖注：“檗，皮可染者。”曾慥《類説》卷四十七雌黄條云：“古人寫書皆用黄紙，以檗染之，所以辟蠹，故曰黄卷。”鮑照詩“剉蘗染黄絲，黄絲歷亂不可治”。芸香科黄皮樹等皆含可以染黄的小檗碱，將此類植物視爲漢代檗木的來源應無問題。但從另一個角度分析，黄皮樹爲高大喬木，可達 15 米–20 米，很難想像作爲喬木的“檗木”字，在既有形符“木”的基礎上，還會被加上“草”頭，寫成“蘗木”，這種可能性的確很小。而小檗科小檗屬植物一般爲 1 米–3 米的小灌木，亦含黄色的小檗碱，故不能排除漢代也以小檗科的各種小檗 *Berberis* sp. 爲檗木的可能。

這種混淆在陶弘景時代仍然存在，《本草經集注》云：“其根於道家入木芝品，今人不知取服之。又有一種小樹，狀如石榴，其皮黄而苦，俗呼爲子蘗，亦主口瘡。又一種小樹，多刺，皮亦黄，亦主口瘡。”陶弘景提到“道家入木芝品"的那種檗木,亦見《抱朴子内篇·仙藥》:"千歲黄蘗木下根,有如三斛器,去本株一二丈,以細根相連,狀如縷,得末而服之,盡一枚,則成地仙不死也。"這種檗木應該是芸香科黄檗屬 *Phellodendron* 植物,而陶説植株低矮,如石榴樹,有刺的檗木則是小檗科小檗屬 *Berberis* 植物。

本條《本草經》文"一名檀桓",據《新修本草》日本寫本作"一名檀桓,根名檀桓",尚志鈞輯《新修本草》,判斷"一名檀桓"爲《本草經》文,"根名檀桓"爲《名醫别録》文,所見甚是。宋代本草乃作如此修改,變成《本草經》認爲蘗木的根"一名檀桓"了。又,關於"檀桓",據尚本校勘記説,劉甲本和柯刻本皆作"柏",今覆核原書,皆作"桓",只是避諱缺末筆,被尚志鈞誤認爲"柏"。

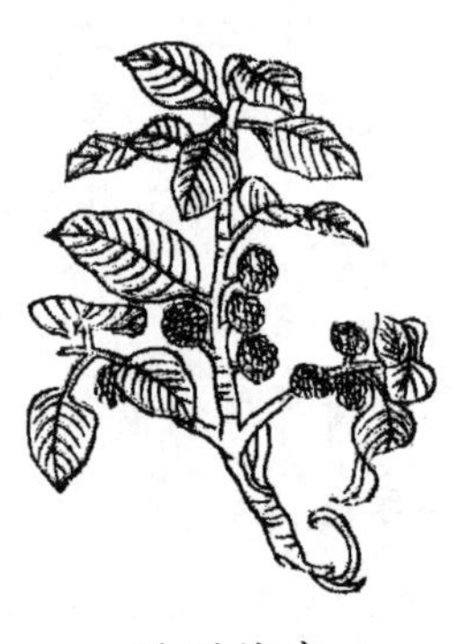
滁州楮實

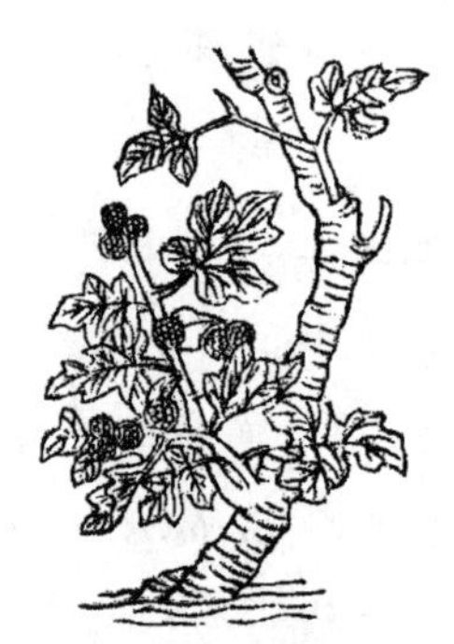
明州楮實

楮實 **味甘,寒,無毒。主陰痿,水腫,益氣充肌膚,明目。久服不飢不老,輕身。生少室山。一名穀實。所**

在有之。八月、九月採實,日乾,四十日成。

葉　味甘,無毒。主小兒身熱,食不生肌,可作浴湯。又主惡瘡,生肉。

樹皮　主逐水,利小便。

莖　主癮瘮癢。單煑洗浴。

皮間白汁　療癬。

陶隱居云:此即今穀音構。樹也。仙方採擣取汁和丹用,亦乾服,使人通神見鬼。南人呼穀紙,亦爲楮紙,武陵人作穀皮衣,又甚堅好爾。**臣禹錫等謹按,蜀本**圖經云:樹有二種,取有子、葉似葡萄者佳。八月採實,所在皆識也。**藥性論:**穀木皮亦可單用。味甘,平,無毒。能治水腫氣滿。葉乾炒末,搜麪作餠飥食之,主水痢。**段成式酉陽雜俎**云:構,穀田久廢必生構。葉有瓣曰楮,無曰構。**日華子**云:楮實,壯筋骨,助陽氣,補虚勞,助腰膝,益顔色,皮斑者是楮,皮白者是穀。**又云:**楮葉,凉,無毒。治刺風身癢。此是斑穀樹。**又云:**穀樹汁,傅蛇蟲蜂犬咬,能合朱砂爲團,名曰五金膠漆。

圖經曰:楮實生少室山,今所在有之。此有二種:一種皮有斑花文,謂之斑穀,今人用爲冠者;一種皮無花,枝葉大相類,但取其葉似葡萄葉作瓣而有子者爲佳。其實初夏生,如彈丸,青緑色,至六七月漸深紅色,乃成熟。八月、九月採,水浸去皮穰,取中子,日乾。仙方單服其實。正赤時收取中子,陰乾,篩末,水服二錢匕,益久乃佳。俗謂之穀。一説:穀田久廢必生構。葉有瓣曰楮,無曰構。《詩·小雅》云"爰有樹檀,其下惟穀",陸機疏云:"幽州謂之穀桑,或曰楮桑;荆、楊、交、廣謂之穀。江南人績其皮以爲布。又擣以爲紙，長數丈，光澤甚好。又食其嫩芽，以當菜茹。”主四肢風痺，赤白下痢。其葉主鼻洪。《小品》云：鼻衄數升不斷者，取楮葉擣取汁，飲三升，不止，再三飲，神良。久衄亦差。紙亦入藥，見劉禹錫《傳信方》。治女子月經不絶，來無時者，取案帋三十張，燒灰，以清酒半升和調服之，頓定。如冬月即煖酒服。蓐中血暈，服之立驗。已斃者，去板齒灌之，經一日亦活。今楮紙用之最博，或用其灰，止金創出血，甚効。楮布不見有之，醫方但貴楮實，餘亦稀用。俚俗或取其木枝中白汁，塗癬甚效。楊炎《南行方》治瘴痢，無問老少，日夜百餘度者：取乾楮葉三兩，熬擣爲末，煎烏梅湯，服方寸匕，日再服，取羊肉裹末，内穀道，痢出即止。

【**雷公云**：凡使，採得後用水浸三日，將物攪旋投水，浮者去之，然後曬乾，却用酒浸一伏時了，便蒸，從巳至亥，出，焙令乾用。

聖惠方：治癬濕癢：用楮葉半斤，細切擣爛，傅癬上。

外臺秘要：《近効》天行後兩脅脹滿，臍下如水腫：以穀枝汁隨意服，愈。　**又方**：有人虛肥，積年氣上如水病，面腫脚不腫：穀楮葉八兩，以水一斗，煑取六升，去滓，内米煮粥喫。　**又方**：點眼瞖：取楮白皮暴乾，合作一繩子如釵股大，燒作灰，待冷，細研如麫。每點於瞖上，日三五度，漸消。　**又方**：頭風白屑如麩糠方：豎截楮木作枕，六十日一易新者。

肘後方：治卒風不得語：剉穀枝葉，酒煮熟，皮中沫出，隨多少飲之。　**又方**：治少小鼻衄，小勞輒出：楮樹葉取汁，飲三升，不止，四五飲，良。此方久衄亦差。

經驗後方：煉穀子煎法：取穀子五升，六月六日採，以水一石，煮取五升，去滓，微火煎如餳，即堪用。

廣利方：治蠍螫人痛不止方：穀樹白汁，塗之立差。

子母秘録：小兒赤白痢，渴及得水喫又嘔逆方：炙構葉令香黄，以飲漿半升浸構葉，使水緑色，然後去葉，以木瓜一箇切，内葉汁中，煮三二沸，去木瓜，使煖，細細服，渴停。

抱朴子：楮實赤者服之，老者成少，令人夜應徹視見鬼神。道士梁頓，年七十乃服之，更少壯，到百四十歲，能夜出行及走馬。

楊堯輔説：患人躭睡：擣花穀葉服，驗。

修真秘旨：服楮實者，輒爲骨軟疾。

丹房鏡源：構汁，搜藥砂子。

〔箋釋〕

《説文》"楮"與"穀"互訓，故陶弘景説："此即今穀樹也。仙方採擣取汁和丹用，亦乾服，使人通神見鬼。南人呼穀紙，亦爲楮紙，武陵人作穀皮衣，又甚堅好爾。"亦稱"構"，《酉陽雜俎》云："構，穀田久廢必生構。葉有瓣曰楮，無曰構。"（按，《太平廣記》卷四百零六引《酉陽雜俎》作"葉有瓣，大曰楮，小曰構"，説法有所不同。）《日華子本草》則認爲："皮斑者是楮，皮白者是穀。"《本草圖經》繪滁州楮實與明州楮實兩圖，若根據《酉陽雜俎》的意見，滁州楮實葉全緣爲"構"，明州楮實葉3-5裂爲"楮"。

直到《本草綱目》才弄清樹皮花斑有無、葉分叉與否，其實是同一種物種雌雄異株而已，集解項李時珍説："按許慎《説文》言楮、穀乃一種也，不必分别，惟辨雌雄耳。雄者皮斑而葉無丫叉，三月開花成長穗，如柳花狀，不結實，歉年人採花食之。雌者皮白而葉有丫叉，亦開碎花，結實如楊梅，半熟時水澡去子，蜜煎作果食。二種樹並易生，葉多澀毛。南人剥皮擣煮造紙，亦緝練爲布，不堅易朽。"此爲桑科植物構樹 *Broussonetia papyrifera*，雌雄異株，雄花序爲柔荑花序，雌花序球形頭狀。需指出的是，構樹的葉分裂與否，與雌雄無關，一般以小樹的葉分裂較爲明顯。

按，"穀"與"穀"字形相近，後者是百穀的總稱，兩字經常混淆。底本米穀部的"穀"與穀樹的"穀"，都刻成"穀"，未加區别，本書按照具體意思將"米穀""百穀"寫成"穀"，"穀樹"則保持不變。本條《本草圖經》文"穀田久廢必生構"，此句出自《酉陽雜俎》，推測發明此句的人將"穀"與"穀"誤會成一字，遂説"穀田"荒廢，乃生"穀(穀)"樹。

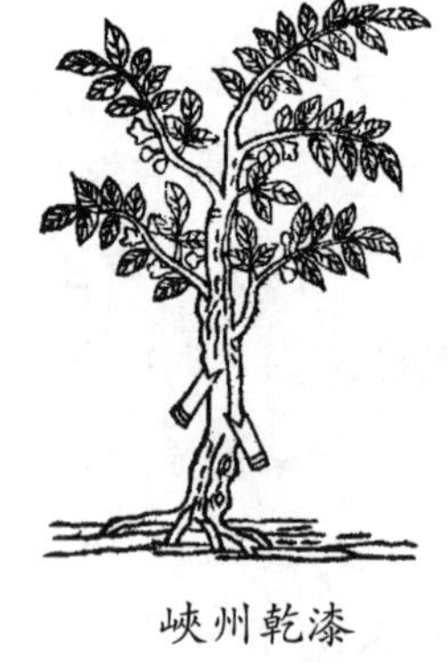

峽州乾漆

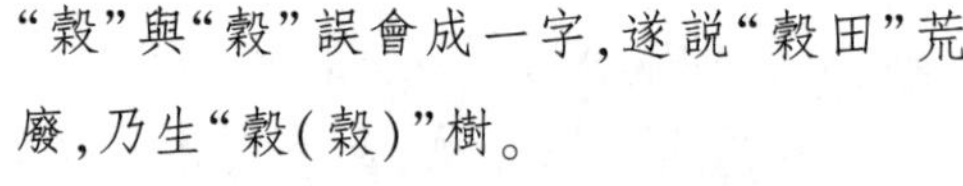

乾漆　味辛，温，無毒、有毒。主絶傷，補中，續筋骨，填髓腦，安五藏，五緩六急，風寒濕痺，療欬嗽，消瘀血，痞結，腰痛，女子疝瘕，利小腸，去蚘蟲。

生漆 **去長蟲。久服輕身耐老。生漢中川谷。夏至後採，乾之。**半夏爲之使，畏雞子，今又忌油脂。

陶隱居云：今梁州漆最勝，益州亦有，廣州漆性急易燥。其諸處漆桶上蓋裹，自然有乾者，狀如蜂房，孔孔隔者爲佳。生漆毒烈，人以雞子和服之，去蟲，猶有齧腸胃者，畏漆人乃致死；外氣亦能使身肉瘡腫，自別有療法。仙方用蟹消之爲水，鍊服，長生。臣禹錫等謹按，蜀本注云：按漆性並急，凡取時須荏油解破。淳者難得，可重重別刷[①]試之。上等清漆，色黑如瑿，若鐵石者好，黄嫩若蜂窠者不佳。《圖經》云：樹高二丈餘，皮白，葉似椿樗，皮似槐，花、子若牛李，木心黄。六月、七月刻取滋汁。出金州者最善也。藥性論云：乾漆，臣，味辛、鹹。能殺三蟲，主女人經脉不通。日華子云：治傳屍勞，除風。入藥須擣碎炒熟，不爾損人腸胃。若是濕漆，煎乾更好。或毒發，飲鐵漿并黄櫨汁及甘豆湯，喫蟹並可制。

圖經曰：乾漆、生漆出漢中川谷，今蜀、漢、金、峽、襄、歙州皆有之。木高三二丈，皮白，葉似椿，花似槐，子若牛李，木心黄。六月、七月以竹筒釘入木中取之。崔豹《古今注》曰"以剛斧斫其皮開，以竹管承之，汁滴則成漆"是也。乾漆，舊云用漆桶中自然乾者，狀如蜂房，孔孔隔者。今多用筒子内乾者，以黑如瑿，堅若鐵石爲佳。漆葉中藥，見《華佗傳》。彭城樊阿，少師事佗，求服食法。佗授以漆葉青黏散方，云服之去三蟲，利五藏，輕身益氣，使人頭不白。阿從其言，年五百餘歲。漆葉所在有之。青

① 刷：底本作"制"，據劉甲本改。

黏生豐沛、彭城及朝歌，一名地節，一名黄芝，主理五藏，益精氣。本出於迷人入山者，見仙人服之，以告佗，佗以爲佳，語阿，阿秘之。近者人見阿之壽而氣力强盛，怪之，以問所服食，阿因醉亂誤説，人服多驗。其後無復有人識青黏。或云即黄精之正葉者。神仙方乃有單服淳漆法，傳於世云。

【**外臺秘要**：療蛔蟲心痛，惡心吐水：乾漆熬擣，蜜和丸，服十五丸，日再服。

經驗方：治婦人不曾生長血氣，藏腑疼痛不可忍，及治丈夫元氣、小腸氣撮痛者，並宜服二聖丸：乾漆一兩爲末，濕漆一兩，先將濕漆入銚子内，熬如一食飯間已來，住火，與乾漆末一處拌，和丸如半皂子大，每服一丸，温酒吞下，無時。如元氣、小腸、膀胱氣痛，牙關緊急，但斡開牙關，温酒化一丸灌下必安。怕漆人不可服。

簡要濟衆：治九種心痛及腹脅積聚滯氣：筒子乾漆二兩，擣碎，炒煙出，細研，醋煮麪糊和丸如梧桐子大，每服五丸至七丸，熱酒下，醋湯亦得，無時服。

杜壬：治小兒胃寒蟲上諸證，危惡與癇相似：乾漆擣，炒煙盡，白蕪荑等分，爲細末，米飲調下一字至一錢。

席延賞：治女人經血不行及諸癥瘕等病，室女萬瘕丸：乾漆一兩爲麁末，炒令煙盡，牛膝末一兩，以生地黄汁一升入銀器中熬，俟可丸，丸如梧子大，每服一丸，加至三五丸，酒飲下，以通利爲度。

抱朴子内篇：淳漆不枯者，服之通神長生法：或以大蟹投其中，或以雲母水，或以玉水合服之①，九蟲悉下，惡血從鼻出，一年六甲行厨至也。

淮南子：漆見蟹而不乾。

衍義曰：乾漆，若濕漆，藥中未見用，凡用者皆乾漆耳。其濕者，在燥熱及霜冷時則難乾，得陰濕，雖寒月亦易乾，亦物之性也。若霑漬人，以油治之。凡驗漆，惟稀者以物蘸起，細而不斷，斷而急收起，又塗於乾竹上，蔭之速乾者，並佳。餘如經。

〔箋釋〕

漆樹科漆樹 *Toxicodendron vernicifluum* 是經濟作物，《史記·貨殖列傳》説"陳夏千畝漆，齊魯千畝桑麻"等，"其人皆與千户侯等"。宋詩"與其千户侯，何如千畝漆"即用此意。《説文》云："桼，木汁，可以髹物。"生漆是常見的接觸性過敏源，可以引起過敏反應，此即陶説："畏漆人乃致死，外氣亦能使身肉瘡腫。"墨蓋子下引《經驗方》也專門叮囑："怕漆人不可服。"

神仙道教以漆爲服食之品，墨蓋子引《抱朴子》見《抱朴子内篇·仙藥》，録原文備參："淳漆不沾者，服之令人通神長生。餌之法，或以大無腸公子，或云大蟹，十枚投其中，或以雲母水，或以玉水合服之，九蟲悉下，惡血從鼻去，一年六甲行厨至也。"又餌丹砂法云："丹砂一斤，擣篩，下醇苦酒三升，淳漆二升，凡三物合，令相得，微火上煎之，令

① 服之：底本作"之服"，據《抱朴子内篇·仙藥》乙正。

可丸,服如麻子三丸,日再。四十日,腹中百病愈,三尸去;服之百日,肌骨堅强;服之千日,司命削死籍,與天地相保,日月相望,改形易容,變化無常,日中無影,乃别有光矣。”推考原理,大約還是祛殺三尸九蟲的緣故。

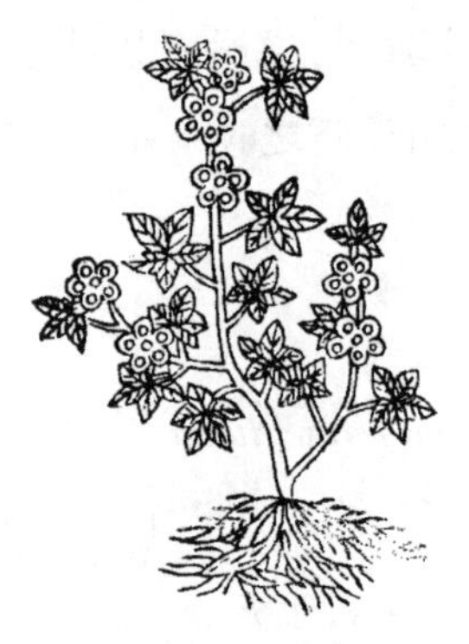

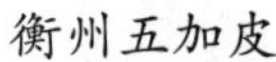

衡州五加皮

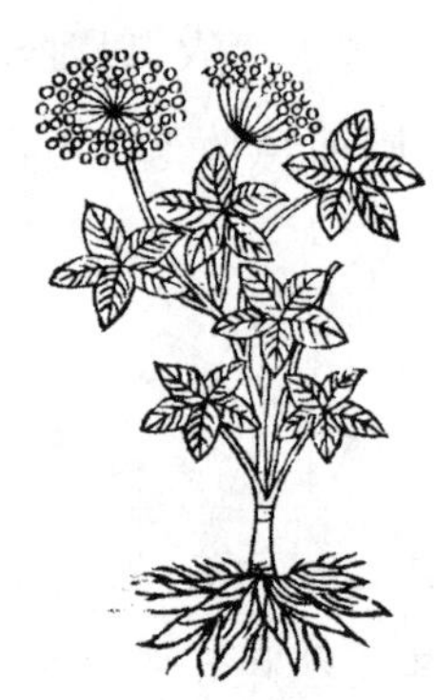

無爲軍五加皮

五加皮　**味辛、苦,温、微寒,無毒。主心腹疝氣,腹痛,益氣,療躄,小兒不能行,疽瘡陰蝕,男子陰痿,囊下濕,小便餘瀝,女人陰癢及腰脊痛,兩脚疼痺風弱,五緩虚羸,補中益精,堅筋骨,强志意。久服輕身耐老。一名犲漆,一名犲節。五葉者良。生漢中及冤**
1364 **句。五月、七月採莖,十月採根,陰乾。**遠志爲之使,畏蛇皮、玄參。

陶隱居云:今近道處處有,東間彌多。四葉者亦好。煮根莖釀酒,主益人。道家用此作灰,亦以煮石,與地榆並有秘法。臣禹錫等謹按,蜀本圖經云:樹生小叢,赤蔓,莖間有刺,五葉生枝端，根若荆根，皮黄黑，肉白骨硬。今所在有之。**藥性論**云：五加皮有小毒。能破逐惡風血，四肢不遂，賊風傷人，軟脚𦡶公對切。腰，主多年瘀血在皮肌，治痹濕，内不足，主虚羸。小兒三歲不能行，用此便行走。**日華子**云：明目，下氣，治中風，骨節攣急，補五勞七傷。葉治皮膚風，可作蔬菜食。

圖經曰：五加皮生漢中及冤句，今江淮、湖南州郡皆有之。春生苗，莖、葉俱青，作叢。赤莖又似藤蔓，高三五尺，上有黑刺。葉生五叉作簇者良；四葉、三葉者最多，爲次。每一葉下生一刺。三四月開白花，結細青子，至六月漸黑色。根若荆根，皮黄黑，肉白，骨堅硬。五月、七月採莖，十月採根，陰乾用。蘄州人呼爲木骨。一説今所用乃有數種，京師、北地者，大片類秦皮、黄蘗輩，平直如板而色白，絶無氣味，療風痛頗效，餘不入用。吴中乃剥野椿根爲五加皮，柔韌而無味，殊爲乖失。今江淮間所生乃爲真者，類地骨，輕脆芬香是也。其苗莖有刺類薔薇，長者至丈餘。葉五出，如桃花，香氣如橄欖。春時結實，如豆粒而扁，春青，得霜乃紫黑。吴中亦多，俗名爲追風使，亦曰刺通，剥取，酒漬以療風，乃不知其爲五加皮也。江淮、吴中往往以爲藩籬，正似薔薇、金櫻輩，一如上所説，但北間多不知用此種耳。亦可以釀酒，飲之治風痹、四肢攣急。

【**陳藏器序**：五加皮花者，治眼𥈤，人擣末，酒調服，自正。

雷公曰：今五加皮其樹本是白楸樹，其上有葉如蒲葉者，其葉三花是雄，五葉花是雌。剥皮陰乾。陽人使陰，陰人使陽。

外臺秘要：治服諸藥石後，或熱噤多向冷地卧，又不得食諸熱麪、酒等方：五加皮二兩，以水四升，煮取二升半，候石發之時便服,未定,更服。

楊氏産乳:療竈丹,從兩脚赤,如火燒:五加葉、根燒作灰五兩,取煆鐵家槽中水,和塗之。

東華真人煮石經:舜常登蒼梧山,曰"厥金玉之香草,朕用偃息",正道此乃五加也。又異名曰金鹽,昔西域真人王屋山人王常言:何以得長久?何不食石蓄金鹽母?何以得長壽?何不食石用玉豉?玉豉者,即地榆也。五加、地榆皆是煮石而餌,得長生之藥也。昔尹公度聞孟綽子、董士固共相與言曰:寧得一把五加,不用金玉滿車;寧得一斤地榆,安用明月寶珠。

魯定公母單服五加酒,以致不死。臨隱去,佯託死,時人自莫之悟耳。張子聲、楊建始、王叔才、于世彦等,皆服此酒而房室不絶,得壽三百年,有子二十人。世世有得服五加酒散而獲延年不死者,不可勝計。或只爲散以代湯茶而餌之,驗亦然也。大王君謂五加云,蓋天有五車之星精也。金應五湖,人應五德,位應五方,物應五車。故青精入莖,則有東方之液;白氣入節,則有西方之津;赤氣入華,則有南方之光;玄精入根,則有北方之飴;黄煙入皮,則有戊己之靈。五神鎮生,相轉育成。用之者真仙,服之者反嬰也。

〔箋釋〕

五加的形態,諸家描述略有參差,大致爲叢生灌木,有刺,掌狀複葉,五小葉,一般根據後世藥用情況,將其推定爲五加科細柱五加 *Acanthopanax gracilistylus*。

如陶弘景所言,五加與地榆都是道家煮石的妙藥,墨蓋子下引"東華真人煮石經",又引"魯定公",其實皆出自京里先生撰《神仙服餌丹石行藥法》"神仙服食餌石"條，不知何故被誤分稱兩條，文字亦多錯訛。今據《道藏》本節引相關段落："白石先生所受東華真人煮石之法，以致神仙，變形萬化。食石者，使人百病除愈，痕瘢皆滅，腸厚藏香，六腑調適，骨堅氣正，面體玉澤，魂魄柔鍊，三尸消滅。"又云："北方得石仙者少，何故耶？煮石者用地榆、五茄二物，北方所不生也。不生則難得，難得則石不可食，是故北方少石仙也。故尹公度聞孟綽子、董士周共相與言曰：寧得一把五茄，不用金玉一車；寧得一斤地榆，不用明月寶珠。按，此二人是服石得仙也。常患二物不可得，故言不用金玉與明珠矣。公度聞其語，意中密悟，乃請問用此物之故。首問不已，久許時乃告之煮石方也。一名丁歎子。子欲得不死，當食丁歎子；子欲無憂懷，當帶地榆灰。公度乃慨然與同學者及弟子家中數十人，專索市此藥，並煮石而食之，皆得仙道。晚共相將入南陽太和山中，多好石子故也。是以公度作讖曰：金鹽玉劄子丹呑，千秋萬歲爲天仙，何爲急坐成泥塵。子丹呑者，丁歎子也，究言及語回隱之耳。五茄一名金鹽母，地榆一名玉劄父。北羌人呼豉爲劄，當言玉豉也。唯有金鹽、玉豉可用煮丁歎子耳。故帝舜登蒼梧山曰：厥金玉之香草，朕用偃息。正道此五茄、地榆耳。是以西城真人王屋山王常言：何以支長久？何不食石畜金鹽母？何以得長壽？何不食石用玉豉父？此亦道煮石之術耳。蓋五茄者，天五車之星精也。金應五湖，人應五德，位應五方，物應五事。故青精入莖，則有東方之液；白氣入節，則有西方之津；赤氣入華，則有南方之光；玄精入根，則有北方之飴；黄煙入皮，則有戊己之靈。五神鎮生，相輔育成，用之者真仙，服之者反嬰焉。魯定公母單服五茄酒，以致不死。臨隱去，陽故托死，時人自莫之悟耳。張子聲、仲陽建始、王叔才、于世彦等，服酒而房室，得壽三百年，有子二十人。世世有得服五茄酒散而獲延年不死者，不可勝數矣，而况兼之以食石乎。”

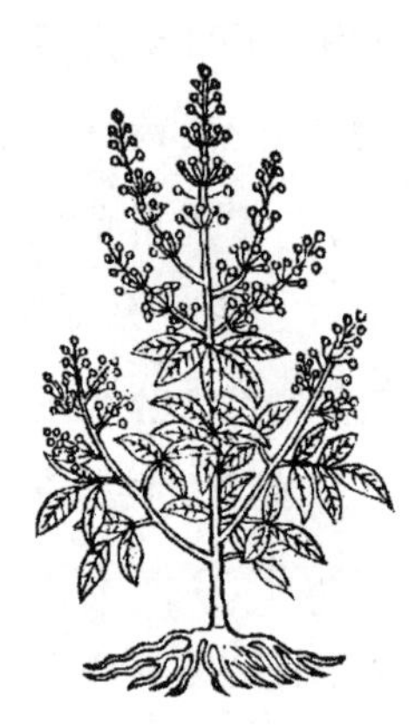

蜀州牡荆

牡荆實　味苦，温，無毒。主除骨間寒熱，通利胃氣，止欬逆，下氣。生河間、南陽、冤句山谷或平壽都鄉高岸上及田野中。八月、九月採實，陰乾。得术、柏實、青葙，共療頭風，防風爲之使，惡石膏。

陶隱居云：河間、冤句、平壽並在北，南陽在西。論蔓荆即應是今作杖棰之荆，而復非見。其子殊細，正如小麻子，色青黄，荆子實小大如此也。牡荆子及出北方，如烏豆大，正圓黑。仙術多用牡荆，今人都無識之者。李當之《藥録》乃注溲疏下云：溲疏一名陽櫨，一名牡荆，一名空疏，皮白中空，時有節。子似枸杞子，赤色，味甘苦，冬月熟。俗仍無識者。當此實是真，非人籬域陽櫨也。按如此説，溲疏主療與牡荆都不同，其形類乖異，恐乖實理。而仙方用牡荆，云能通神見鬼，非惟其實，乃枝葉並好。又云：有荆樹必枝枝相對，此是牡荆；有不對者，即非牡荆。既爲牡,則不應有子,如此並莫詳虚實,須更博訪乃詳之爾。唐本注云:此即作棰杖荆是也。實細,黄色,莖勁作樹,不爲蔓生,故稱之爲牡,非無實之謂也。按《漢書·郊祀志》以牡荆莖爲幡竿,此則明蔓不堪爲竿。今所在皆有。此荆既非《本經》所載,按今生處,乃是蔓荆,將以附此條後,陶爲誤矣。《别録》云:荆葉,味苦,平,無毒。主久痢,霍亂轉筋,血淋,下部瘡濕䘌薄脚,主脚氣腫滿。其根,味甘、苦,平,無毒。水煑服,主心風,頭風,肢體諸風,解肌發汗。有青、赤二種,以青者爲佳。出《類聚方》。今人相承,多以牡荆爲蔓荆,此極誤也。今按,陳藏器本草云:荆木取莖截,於火上燒,以物承取瀝,飲之,去心悶煩熱,頭風旋目眩,心頭瀁瀁欲吐,卒失音,小兒心熱驚癇,止消渴,除痰唾,令人不睡。

圖經曰:牡荆生河間、南陽、冤句山谷或平壽都鄉高岸上及田野中,今眉州、蜀州及近京亦有之。此即作箠杖者,俗名黄荆是也。枝莖堅勁,作科不爲蔓生,故稱牡。葉如篦麻,更踈瘦,花紅作穗,實細而黄,如麻子大。或云即小荆也。八月、九月採實,陰乾。此有青、赤二種,以青者爲佳。謹按,陶隱居《登真隱訣》云:荆木之華葉,通神見鬼精。注云:尋荆有三種。直云荆木,即是今可作箠杖者,葉香,亦有花子,子不入藥。方術則用牡荆。牡荆子入藥,北方人略無識其木者。《六甲陰符》説一名羊櫨,一名空疏,理白而中虚,斷植即生。今羊櫨斫植亦生,而花、實微細,非①藥家所用者。天監三年,上將合神仙飯,奉勑論牡荆曰:荆,花白多子,子麄大,歷歷踈生,不過三兩莖,多不能圓,或褊或異,或多似

① 非:底本無,劉甲本有。從全句的意思看,應該是説這種"羊櫨",花、實較細小,不是入藥的牡荆。故據劉甲本補"非"字。

竹節，葉與餘荊不殊。蜂多採牡荊，牡荊汁冷而甜。餘荊被燒，則煙火氣苦；牡荊體慢汁實，煙火不入其中，主治心風第一。于時即遠近尋覓，遂不值。猶用荊葉，今之所有者云。崔元亮《集驗方》治腰脚蒸法：取荊葉不限多少，蒸令熟熱，置於瓮中，其下著火温之。以病人置於葉中，剩著葉蓋，須臾當汗出，藥中旋旋喫飦，稍倦即止。便以綿衣蓋，避風，仍進葱豉酒及豆酒並得，以差爲度。又取此荊莖條截，於火上燒之，兩頭以器承取瀝汁，飲之，主心悶煩熱，頭風旋目眩，心中瀁瀁欲吐，卒失音，小兒心熱驚癎，止消渴，除痰，令人不睡。

【**聖惠方**：治瀑瘍瘡方：用荊枝燒瀝塗之，効。

外臺秘要：頭風頭痛：取荊瀝不限多少服。《集驗方》同。

千金方：療九竅出血方：荊葉擣取汁，酒和服二合。　**又方**：治心虚驚悸不定，羸瘦方：荊瀝二升，以火煎至一升六合，分服四合，日三夜一。《集驗方》同。

千金翼：治喉腫瘡方：取荊瀝，稍稍嚥之。

肘後方：療目卒痛：燒荊木，出黄汁傅之。　**又方**：姚氏，下赤白痢五六年者：燒大荊如臂取瀝，服五六合，即得差。　**又方**：蛇毒：荊葉袋盛，薄瘡腫上。

深師方：療瘡方：荊木燒取汁傅之，差。

姚和衆：小兒通耳方：取蟲食荊子中白粉，和油滴耳中，日再之。

〔箋釋〕

《廣雅·釋木》云："牡荊，曼荊也。"《本草經》蔓荊實條提到有小荆實，功效與蔓荆實等同，陶弘景説："小荆即應是牡荆。"《名醫别録》遂另立牡荆實條。按，《漢書·郊祀志》云："以牡荆畫幡。"如淳注："牡荆，荆之無子者。"言下之意，牡荆之"牡"爲"牝牡"之意，雄性遂不會有子。陶弘景亦覺得費解，牡荆條注釋説："仙方用牡荆，云能通神見鬼，非惟其實，乃枝葉並好。""既爲牡，則不應有子，如此並莫詳虚實，須更博訪乃詳之爾。"

牡荆，道教法術用處甚多，《抱朴子内篇·雜應》辟五兵之道，"或取牡荆以作六陰神將符，符指敵人"。《三洞珠囊》卷三引《六甲陰符》云："一名羊櫨，一名空疏，一名牡荆。"此與《本草圖經》轉述《登真隱訣》相符。《黄帝九鼎神丹經訣》又有牡荆酒，可以消金。此即本書金屑條陶弘景注説："仙經以醯、蜜及豬肪、牡荆酒輩，煉餌柔軟，服之神仙。"

根據《新修本草》的意見，枝榦粗大的牡荆爲馬鞭草科植物黄荆 *Vitex negundo*，灌木或小喬木，小枝方形，葉對生，掌狀五出複葉，小葉邊緣有鋸齒，圓錐花序頂生及側生。

蔓荆實　**味苦**、辛，**微寒**、平、温，無毒。**主筋骨間寒熱，濕痹拘攣，明目堅齒，利九竅，去白蟲**、長蟲，主風頭痛，腦鳴，目淚出，益氣。**久服輕身耐老，**令人光澤脂緻。音雉。**小荆實亦等。**惡烏頭、石膏。

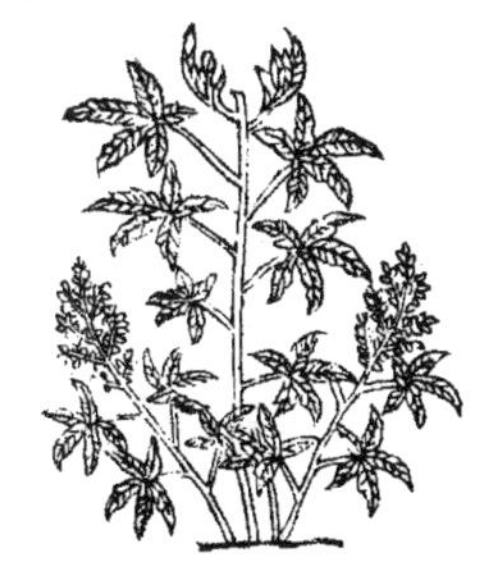

眉州蔓荆

陶隱居云：小荆即應是牡荆。牡荆子大於蔓荆子，而反呼爲小荆，恐或以樹形爲言，復不知蔓荆樹若高大爾。唐本注云：小荆實，今人呼爲牡荆子者是也。其蔓荆子大，故呼牡荆子爲"小荆實"。"亦等"者，言其功用與蔓荆同也。蔓荆苗蔓生，故名蔓荆。生水濱，葉似杏葉而細，莖長丈餘，花紅白色。今人誤以小荆爲蔓荆，遂將蔓荆子爲牡荆子也。臣禹錫等謹按，蜀本注云：今據陶，匪惟不别蔓荆，亦不知牡荆爾。以理推之，即蔓生者爲蔓荆，作樹生者爲牡荆。蔓生者大如梧子，樹生者細如麻子，則牡荆爲小荆明矣。《圖經》云：蔓荆，蔓生水濱，苗莖蔓延。春因舊枝而生小葉，五月葉成如杏葉，六月有花，淺紅色，蘂黄，九月有實，黑班，大如梧子而虚輕，冬則葉凋。藥性論云：蔓荆子，臣。治賊風，能長髭髮。日華子云：利關節，治赤眼，癇疾。注云：海鹽亦有，大如豌豆，蔕有小輕軟蓋子。六七八月採。

圖經曰：蔓荆實，舊不載所出州土，今近京及秦、隴、明、越州多有之。苗莖高四尺，對節生枝。初春因舊枝而生葉，類小楝，至夏盛茂。有花作穗淺紅色，蘂黄白色，花下有青蕚。至秋結實，斑黑，如梧子許大而輕虚。八月、九月採。一説作蔓生，故名蔓荆，而今所有，並非蔓也。

【唐本注：長鬚髮。

雷公云：凡使，去蔕子下白膜一重，用酒浸一伏時後蒸，從巳至未，出，曬乾用。

衍義曰：蔓荆實，諸家所解，蔓荆、牡荆紛紏不一。經既言蔓荆，明知是蔓生，即非高木也；既言牡荆，則自是木上生者。況《漢書·郊祀志》所言，以牡荆莖爲幡竿。故知蔓荆即子大者是,又何疑焉?後條有欒荆,此即便是牡荆也。子青色,如茱萸,不合更立欒荆條。故文中云,"本草不載,亦無别名,但有欒花,功用又别",斷無疑焉。注中妄稱石荆當之,其説轉見穿鑿。

〔箋釋〕

按照《新修本草》的意見,牡荆爲馬鞭草科植物黄荆 *Vitex negundo*,植株高大;而蔓荆因蔓生得名,爲同屬植物蔓荆 *Vitex trifolia* 及其變種單葉蔓荆 *Vitex trifolia* var. *simplicifolia* 之類。但觀察《本草圖經》所繪眉州蔓荆,掌狀五出複葉,葉緣有鋸齒,反而近似較爲粗壯的黄荆 *Vitex negundo* 之類;再看《本草圖經》所繪的蜀州牡荆,恐是黄荆的一些變種,如牡荆 *Vitex negundo* var. *cannabifolia* 或荆條 *Vitex negundo* var. *heterophylla* 一類。如此正與《本草圖經》説"一説作蔓生,故名蔓荆,而今所有,並非蔓也"相吻合。

《山海經·中山經》宜蘇之山,"其上多金玉,其下多蔓居之木"。郝懿行箋疏:"《廣雅》云'牡荆,曼荆也'。曼,本草作蔓。此經蔓居,疑蔓荆聲之轉;蔓荆列本草木部,故此亦云蔓居之木也。"此説甚奇異,録此備參考。

辛夷 味辛,温,無毒。主五藏身體寒熱,風頭腦痛,面皯,温中解肌,利九竅,通鼻塞涕出,治面腫引齒痛,眩冒身兀兀如在車船之上者,生

辛夷

鬚髮,去白蟲。久服下氣,輕身明目,增年耐老。可作膏藥用之。去心及外毛,毛射入肺,令人欬。一名辛矧,一名侯桃,一名房木。生漢中川谷。九月採實,暴乾。芎藭爲之使,惡五石脂,畏昌蒲、蒲黄、黄連、石膏、黄環。

陶隱居云:今出丹陽近道。形如桃子,小時氣辛香,即《離騷》所呼辛夷者。唐本注云:此是樹,花未開時收之,正月、二月好採,今見用者是。其九月採實者,恐誤。其樹大連合抱,高數仞,葉大於柿葉,所在皆有,實臭不任藥也。方云去毛用其心,然難得而滋人面,此用花開者易得,而且香也。今按,陳藏器本草云:辛夷,今時所用者,是未發花時如小桃子,有毛,未拆時取之。所云用花開者,及在二月,此殊誤爾。此花江南地暖正月開,北地寒二月開。初發如筆,北人呼爲木筆。其花最早,南人呼爲迎春。臣禹錫等謹按,蜀本圖經云:樹高數仞。葉似柿葉而狹長。正月、二月花似著毛小桃,色白而帶紫。花落而無子。夏杪復著花,如小筆。又有一種,三月花開,四月花落,子赤似相思子。花、葉與無子者同。取花欲開者勝。所在山谷皆有。此二種,今苑中有,樹高三四丈,花葉一如《圖經》所説,但樹身徑二尺許,去根三尺已來便有枝柯,繁茂可愛。正月、二月花開,紫白色。花落復生葉,至夏初還生花如小筆。經秋歷冬,葉[①]花漸大,如有毛小桃,至來年正月、二月始開。初是興元府進來,其樹纔可三四尺,有花無子,謂之木筆花。樹種經二十餘載方結實。以此推之,即是年歲淺者無子,非有二種也。其花開早晚,應各隨其

① "葉"下疑當有"落"字。

土風爾。**藥性論**云：辛夷，臣。能治面生鼾皰，面脂用，主光華。**日華子**云：通關脉，明目，治頭痛憎寒，體噤瘙癢。入藥微炙，已開者劣，謝者不佳。

圖經曰：辛夷生漢中川谷，今處處有之，人家園庭亦多種植。木高數丈，葉似柹而長。正月、二月生花，似著毛小桃子，色白帶紫，花落無子，至夏復開花，初出如筆，故北人呼爲木筆花。又有一種，枝葉並相類，但歲一開花，四月花落時，有子如相思子。或云都是一種，經一二十年老者，方結實耳。其花開早晚，亦隨南北節氣寒温。九月採實，暴乾用。或云用花蘂，縮者良，已開者劣，謝者不佳。

【**雷公云**：凡用之，去麁皮，拭上赤肉毛了，即以芭蕉水浸一宿，漉出，用漿水煮，從巳至未，出，焙乾用。若治眼目中患，即一時去皮，用向裏實者。

屈平九歌：乘赤豹兮從文貍，辛夷車兮結桂旗。注：辛夷，香草也。言山鬼出入，乘赤豹，從神貍，結桂與辛夷以爲車旗，言有香潔也。

衍義曰：辛荑先花後葉，即木筆花也。最先春以具花，未開時，其花苞有毛，光長如筆，故取像曰木筆。有紅、紫二本，一本如桃花色者，一本紫者。今入藥當用紫色者，仍須未開時收取。入藥當去毛苞。

〔箋釋〕

辛夷與木蘭皆見於《離騷》，木蘭的情況比較複雜，可詳該條按語，辛夷爲木蘭科木蘭屬多種植物的花苞，則應該没有疑問。唐宋詩歌中的辛夷多數指明爲紅色或紅紫色，王維《辛夷塢》説“木末芙蓉花，山中發紅萼”，白居易《題靈隱寺紅辛夷花戲酬光上人》説“紫粉筆含尖火焰，紅胭脂染小蓮花”，皮日休《揚州看辛夷花》説“應爲當時天女服，至今猶未放全紅”，陸游《東園小飲》説“高枝濯濯辛夷紫，密葉深深躑躅紅”；但也包括白花者，白居易《代春贈》説“山吐晴嵐水放光，辛夷花白柳梢黄”，王安石《書堂》説“辛夷花發白如雪，萬國春風慶曆時”。但按照《本草圖經》尤其是《本草衍義》的意見，入藥以紫色爲正品，其所指代的物種應主要是紫玉蘭 *Magnolia liliiflora*、望春玉蘭 *Magnolia biondii*、武當木蘭 *Magnolia sprengeri* 之類。

明代的情況較爲寬泛，如《本草品彙精要》所繪的辛夷，則完全是白花。《本草綱目》集解項李時珍也説：“辛夷花初出枝頭，苞長半寸而尖鋭，儼如筆頭，重重有青黄茸毛順鋪，長半分許。及開，則似蓮花而小如盞，紫苞紅焰，作蓮及蘭花香。亦有白色者，人呼爲玉蘭。又有千葉者。諸家言苞似小桃者，比類欠當。”言下之意，白花、紫花皆可以作辛夷藥用。其白花者，當是同屬植物玉蘭 *Magnolia denudata*。

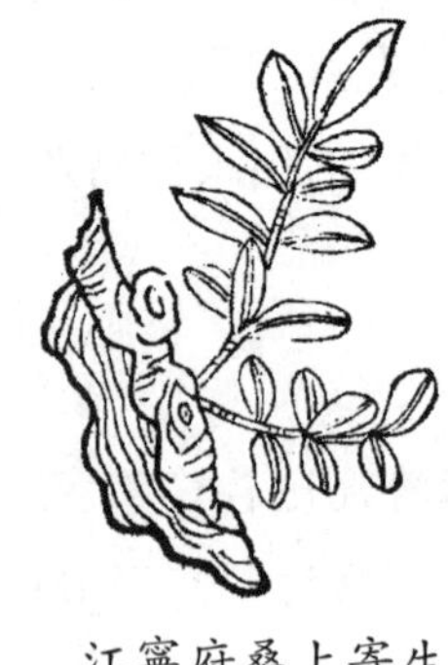
江寧府桑上寄生

桑上寄生　味苦、甘，平，無毒。主腰痛，小兒背强，巨兩切。**癰腫，安胎，充肌膚，堅髮齒，長鬚眉，主金瘡，去痺，女子崩中，內傷不足，産後餘疾，下乳汁。其實明目，輕身通神。一名寄屑，一名寓木，一名宛童，一名**

蔦。音鳥，又音弔。**生弘農川谷桑樹上。三月三日採莖、葉，陰乾。**

陶隱居云：桑上者，名桑上寄生爾，詩人云"施音異。於松上"。方家亦有用楊上、楓上者，則各隨其樹名之，形類猶是一般，但根津所因處爲異法。生樹枝間，寄根在皮節之内。葉圓青赤，厚澤易折，傍自生枝節。冬夏生，四月花白，五月實赤，大如小豆。今處處皆有，以出彭城爲勝。俗呼爲續斷用之。按《本經》續斷别在上品藥，主療不同，豈只是一物？市人混雜無識者。服食方是桑檽，與此又不同。唐本注云：此多生槲、櫸、柳、水楊、楓等樹上。子黄，大如小棗子。惟虢州有桑上者，子汁甚黏，核大似小豆，葉無陰陽，如細柳葉而厚，晚莖麁短。江南人相承用爲續斷，殊不相關。且寄生實九月始熟而黄，今稱五月實赤，大如小豆，蓋陶未見也。臣禹錫等謹按，蜀本注云：按諸樹多有寄生，莖葉並相似，云是烏鳥食一物，子、糞落樹上，感氣而生。葉如橘而厚軟，莖如槐而肥脆。今處處有，方家惟須桑上者。然非自採，即難以别。可斷莖而視之，以色深黄者爲驗。《圖經》：葉似龍膽而厚闊，莖短似雞脚，作樹形。三月、四月花，黄赤色。六月、七月結子，黄緑色，如小豆。以汁稠粘者良也。藥性論云：桑寄生，臣。能令胎牢固，主懷妊漏血不止。日華子云：助筋骨，益血脉。採人多在櫸樹上收，呼爲桑寄生。在桑上者極少，縱有，形與櫸樹上者亦不同。次即楓樹上，力同櫸樹上者，黄色。七月、八月採。

圖經曰：桑寄生出弘農山谷桑上，今處處有之。云是烏鳥食物，子落枝節間，感氣而生。葉似橘而厚軟，莖似槐枝而肥脆。

三四月生花,黄白色。六月、七月結實,黄色,如小豆大。三月三日採莖、葉,陰乾。凡槲、櫸、柳、水楊、楓等上,皆有寄生,惟桑上者堪用。然殊難辨别,醫家非自採不敢用。或云斷其莖而視之,其色深黄并實中有汁稠粘者爲真。謹按,《爾雅》"寓木,宛童",郭璞云:"寄生一名蔦。"《詩·頍弁》云"蔦與女蘿",陸機疏云:"葉似當盧,子如覆盆,赤黑,甜美。"而中品有松蘿條,即女蘿也。《詩》所謂"蔦與女蘿,施于松上"是也。舊云生熊耳川谷松上,五月採,陰乾。古方入吐膈藥,今醫家鮮用,亦不復採之,但附於此。

【雷公曰:凡使,在樹上自然生獨枝樹是也。採得後,用銅刀和根、枝、莖細剉,陰乾了,任用。勿令見火。

衍義曰:桑寄生,新舊書云"今處處有之",從官南北,實處處難得。豈歲歲窠斫摘踐之,苦而不能生邪?抑方宜不同也?若以爲鳥食物,子落枝節間,感氣而生,則麥當生麥,穀當生穀,不當但生此一物也。又有於柔滑細枝上生者,如何得子落枝節間?由是言之,自是感造化之氣,别是一物。古人當日惟取桑上者,寔假其氣耳。又云"今醫家鮮用",此極誤矣。今醫家非不用也,第以難得真桑上者。嘗得真桑寄生,下嚥必驗如神。向承乏吴山,有求藥於諸邑者,乃遍令人搜摘,卒不可得,遂以實告,甚不樂,蓋不敢以僞藥罔人。鄰邑有人,僞以佗木寄生送之,服之,逾月而死,哀哉。

〔箋釋〕

張衡《思玄賦》説:"桑末寄夫根生兮,卉既凋而已毓。"這是對寄生植物生態的準確刻畫。《詩經·小雅》

云："蔦與女蘿，施于松柏。"《説文》云："蔦，寄生也。"陸璣《詩疏》云："蔦一名寄生，葉似當盧，子如覆盆子，赤黑甜美。"《爾雅·釋木》"寓木，宛童"，郭璞注："寄生樹，一名蔦。"寓木、宛童、蔦皆見於《本草經》，爲桑上寄生的别名。

陶弘景注説"桑上者，名桑上寄生爾，詩人云'施於松上'"。通常將"詩人云施於松上"讀屬下句，似不妥。此處引《詩經·頍弁》既在强調寄生植物宿主"桑"的重要性，也在於揭示"桑上"一詞的淵源古雅，似乎還隱約透露對簡稱爲"桑寄生"的不滿。

杜仲 **味辛、甘，平、温，無毒。主腰脊痛，補中益精氣，堅筋骨，强志，除陰下癢濕，小便餘瀝，脚中酸疼不欲踐地。久服輕身耐老。一名思仙，一名思仲，一名木綿。生上虞山谷及上黨、漢中。二月、五月、六月、九月採皮。**惡蛇蜕皮、玄參。

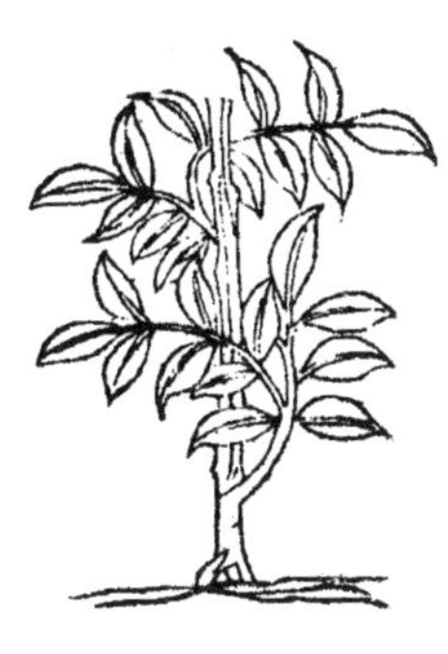

成州杜仲

陶隱居云：上虞在豫州，虞、虢之虞，非會稽上虞縣也。今用出建平、宜都者。狀如厚朴，折之多白絲爲佳。用之，薄削去上皮，横理切，令絲斷也。臣禹錫等謹按，蜀本圖經云：生深山大谷。樹高數丈，葉似辛夷。折其皮，多白綿者好。今所在大山皆有。藥性論云：杜仲，味苦。能治腎冷𦡿公對切。腰痛也。腰病人虚而身强直，風也。腰不利，加而用之。日華子云：暖。治腎勞腰脊攣。入藥炙用。

圖經曰：杜仲生上虞山谷及上黨、漢中，今出商州、成州、峽州，近處大山中亦有之。木高數丈，葉如辛夷，亦類柘，其皮類厚朴，折之，内有白絲相連。二月、五月、六月、九月採皮用。江南人謂之檰。初生葉嫩時採食。主風毒脚氣及久積風冷，腸痔下血亦宜。乾末作湯，謂之檰芽。花、實苦澁，亦堪入藥。木作屐，亦主益脚。《篋中方》主腰痛補腎湯：杜仲一大斤，五味子半大升，二物切，分十四劑，每夜取一劑，以水一大升，浸至五更，煎三分減一，濾取汁，以羊腎三四枚切下之，再煮三五沸，如作羹法。空腹頓服，用鹽、酢和之亦得。此亦見崔元亮《海上方》，但崔方不用五味子耳。

【**雷公云**：凡使，先須削去麁皮，用酥蜜和作一兩炙之，盡爲度，炙乾了，細剉用。凡修事一斤，酥二兩，蜜三兩，二味相和，令一處用也。

聖惠方：治卒患腰脚疼痛，補腎：杜仲一兩去麁皮，炙微黄，剉，以水二大盞，煎至一盞，去滓，用羊腎二對，細切，去脂膜，入藥中煑，次入薤白七莖，鹽、花椒、薑、醋等如作羹喫，空腹食之。

肘後方：腰背痛：杜仲一斤，切，酒二升，漬十日，服三合。

勝金方：治婦人胎藏不安，并産後諸疾，宜服杜仲丸：瓦上乾，於木臼中擣爲末，煑棗爲丸，如彈子大，每服一丸，爛嚼，以糯米飲下。

〔**箋釋**〕

杜仲之名不可考，《本草綱目》釋名項説"昔有杜仲服此得道，因以名之”，恐怕是因爲思仙、思仲的别名附會而來，未見文獻出處，不敢輕信。《廣雅·釋草》“杜仲，曼榆也”，曼榆亦不可考。《名醫别録》記其别名木棉，《玉篇》合寫作“檰”，則是因爲枝葉内含有橡膠，折斷拉開可見大量細絲的緣故，此如《古今注》説：“杜仲，皮中有絲，折之則見。”由此確定其原植物爲杜仲科杜仲 *Eucommia ulmoides*。

據《本草經》，杜仲“主腰脊痛”，《藥性論》説：“能治腎冷臀腰痛也。”按，“臀”專指腰痛，《廣韻》：“臀，腰忽痛也。”《諸病源候論》云：“臀腰者，謂卒然傷損於腰而致痛也。”

楓香脂　**味辛、苦，平，無毒。主癮𤺋風癢，浮腫齒痛。一名白膠香。其樹皮，味辛，平，有小毒。主水腫，下水氣，煑汁用之。所在大山皆有。**

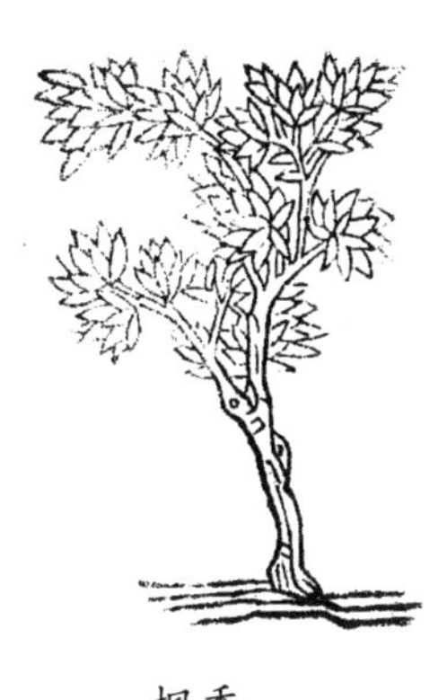
楓香

唐本注云：樹高大，葉三角。商、洛之間多有。五月斫樹爲坎，十一月採脂。唐本先附。臣禹錫等謹按，蜀本：楓香、脂、皮共三條，主治稍異。注云：按王瓘《廣軒轅本紀》云：黄帝殺蚩尤於黎山之丘，擲其械於大荒之中，宋山之上，其械化爲楓木之林。《爾雅》“楓，欇欇”，似白楊而有歧，其脂入地千年爲琥珀。《圖經》云：樹高大，木肌理硬，葉三角而香。爾雅疏云：《説文》云：

"楓木厚葉弱枝,善摇。一名欇欇。"郭云:"葉圓而歧有香,今之楓香是也。"**南方草木狀**曰:楓香樹,子大如鴨卵。二月花發乃連著實,八九月熟,暴乾可燒。惟九真郡有之。**陳藏器**云:楓皮本功外,性澁,止水痢。蘇云"下水腫",水腫非澁藥所療,蘇爲誤爾。又云有毒,轉明其謬。水煎,止下痢爲最。**日華子**云:楓皮,止霍亂,刺風,冷風。煎湯浴之。

圖經曰:楓香脂,舊不載所出州郡,云所在大山皆有,今南方及關、陝多有之。似白楊,甚高大。葉圓而作歧,有三角而香。二月有花,白色,乃連著實,大如鴨卵,八月、九月熟,暴乾可燒。《南方草木狀》曰"楓實惟九真有之",用之有神,乃難得之物。其脂爲白膠香,五月斫爲坎,十一月採之。其皮性澁,止水痢,水煎飲之。《爾雅》謂楓爲欇欇,言天風則鳴欇欇也。《説文解字》云:"楓木,厚葉弱枝,善摇。"漢宫殿中多植之。至霜後,葉丹可愛,故騷人多稱之。任昉《述異記》曰:"南中有楓子鬼。楓木之老者爲人形,亦呼爲靈楓,蓋瘤癭也。至今越巫有得之者,以雕刻鬼神,可致靈異。"下沉香條有楓香,云療風癮瘮癢毒,與此相類,即一物也。

【**簡要濟衆**:治吐血不止:白膠香不以多少,細研爲散,每服二錢,新汲水調下。

陶隱居云:楓樹上菌,食之令人笑不止,以地漿解之。

通典南蠻記:楓脂爲之琥珀,在地上,傍不生草木,深忽八九尺,大如斛,削去皮成焉。初如桃膠,成乃堅。

宋齊丘化書云:老楓化爲羽人。

衍義曰:楓香與松脂皆可亂乳香,尤宜區别。楓香微黄白色，燒之尤見真僞。兼能治風癮瘮癢毒，水煎，熱煠洗。

〔箋釋〕

"楓"因風而搖擺得名，《説文》"楓，厚葉弱枝，善摇"。《爾雅·釋木》"楓，欇欇"，郭璞注："楓樹似白楊，葉圓而歧，有脂而香，今之楓香是。"故李時珍解釋説："楓樹枝弱善摇，故字從風。"有意思的是，古代有關名物訓釋的文獻，很少提到"楓"的樹葉會在秋天變紅這一特徵；而根據郭璞的注釋，這種楓樹分泌香脂，顯然就是金縷梅科植物楓香樹 *Liquidambar formosana*。

如《本草圖經》所説"至霜後，葉丹可愛，故騷人多稱之"，詩人詠贊不絶，最著名的自然是杜牧的"停車坐愛楓林晚，霜葉紅於二月花"。可是楓香樹主要分佈在秦嶺、淮河以南各省，北方的紅葉樹種主要是槭樹科槭樹屬 *Acer* 的植物，後人因此聚訟，其實没有必要。

《本草圖經》引任昉《述異記》説："南中有楓子鬼。楓木之老者爲人形，亦呼爲靈楓，蓋瘤癭也。至今越巫有得之者，以雕刻鬼神，可致靈異。"按，引號内並不全是《述異記》原文，蘇頌似轉録自《太平御覽》卷九百五十七，任昉《述異記》曰："南中有楓子鬼。楓木之老者爲人形，亦呼爲靈楓。"《嶺表録異》曰："楓人嶺，多楓樹，樹老則有瘤癭。忽一夜遇暴雷驟雨，其樹贅則暗長三數尺。南中謂之楓人。越巫云：取之雕刻神鬼，易致靈驗。"將兩條化裁在一起。又，《南方草木狀》楓人條與《嶺表録異》相同，别有糾結，此不贅叙。這種用癭雕刻"楓人"的楓樹，恐怕還是

指金縷梅科楓香樹 *Liquidambar formosana*。

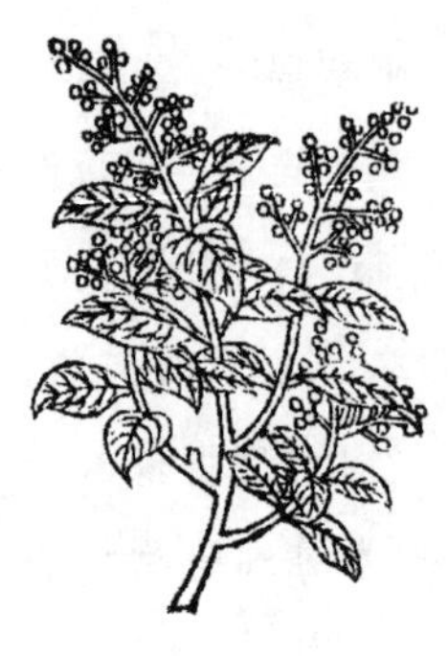
女貞實

女貞實　味苦、甘，平，無毒。主補中，安五藏，養精神，除百疾。久服肥健，輕身不老。生武陵川谷。立冬採。

陶隱居云：葉茂盛，淩冬不凋，皮青肉白，與秦皮爲表裏。其樹以冬生而可愛，諸處時有。仙經亦服食之，俗方不復用，市人亦無識者。唐本注云：女貞，葉似枸骨及冬青樹等。其實九月熟，黑似牛李子。陶云"與秦皮爲表裏"，誤矣。然秦皮葉細冬枯，女貞葉大冬茂，殊非類也。臣禹錫等謹按，蜀本圖經云：樹高數丈，花細青白色，採實，日乾。今山南、江南皆有之。陳藏器云：女貞似枸骨。按枸骨樹如杜仲，皮堪浸酒，補腰脚令健。枝葉燒灰，淋取汁，塗白癜風，亦可作稠煎傅之。木肌白似骨，故云枸骨。《詩義疏》云："木杞，其樹似栗，一名枸骨，理白滑，其子爲木宝，子可合藥。"木宝在葉中卷葉如子，羽化爲宝，非木子。又云：冬青，其葉堪染緋，子浸酒，去風血補益，木肌白，有文作象齒笏。冬月青翠，故名冬青，江東人呼爲涷生。李邕又云：出五臺山。葉似椿，子赤如郁李，微酸，性熱。與此亦小有異同，當是兩種冬青。日華子云：冬青皮，涼，無毒。去血，補益肌膚。

圖經曰：女貞實生武陵川谷，今處處有之。《山海經》云"泰山多真木"，是此木也。其葉似枸骨及冬青，木極茂盛，陵冬不凋,花細青白色。九月而實成,似牛李子。立冬採實,暴乾。其皮可以浸酒。或云:即今冬青木也。而冬青木肌理白,文如象齒,道家取以爲簡,其實亦浸酒,去風補血。其葉燒灰,面膏塗之,治瘴瘃殊效,兼滅瘢疵。又李邕云"五臺山冬青,葉似椿,子如郁李,微酸,性熱",與此小有同異,當是别有一種耳。又嶺南有一種女貞,花極繁茂而深紅色,與此殊異,不聞中藥品也。枸骨木多生江浙間,木體白似骨,故以名。南人取以旋作合器甚佳。《詩·小雅》云"南山有枸",陸機云"山木,其狀如櫨。一名枸骨,理白可爲函板"者是此也。皮亦堪浸酒,補腰膝。燒其枝葉爲灰,淋汁,塗白癜風。亦可作煎傅之。

〔箋釋〕

《山海經·東山經》"又東二百里曰太山,上多金玉楨木",郭璞注:"女楨也,葉冬不凋。"《漢書》引司馬相如《子虚賦》"豫章女貞",顔師古注:"女貞樹冬夏常青,未嘗凋落,若有節操,故以名焉。"因爲女貞"冬夏常青",遂引申爲"冬青",再由冬青枝蔓到枸骨。但從《本草圖經》所繪女貞實來看,所指代的應該就是木犀科植物女貞 *Ligustrum lucidum* 或同屬近緣植物。

《本草綱目》集解項李時珍辨析女貞、冬青、枸骨説:"女貞、冬青、枸骨,三樹也。女貞即今俗呼蠟樹者,冬青即今俗呼凍青樹者,枸骨即今俗呼猫兒刺者。東人因女貞茂盛,亦呼爲冬青,與冬青同名異物,蓋一類二種爾。二種皆因數自生,最易長。其葉厚而柔長,緑色,面青背淡。女貞葉長者四五寸,子黑色;凍青葉微團,子紅色爲異。其花皆繁，子並纍纍滿樹，冬月鸜鵒喜食之，木肌皆白膩。今人不知女貞，但呼爲蠟樹。立夏前後取蠟蟲之種子裹置枝上，半月其蟲化出，延緣枝上，造成白蠟，民間大獲其利。”其中提到的俗呼凍青樹的冬青，從《本草綱目》冬青條的圖文來看，更接近於木犀科小葉女貞 *Ligustrum quihoui*，而非冬青科的冬青 *Ilex chinensis*。需注意的是，《本草綱目》説以女貞放養蠟蟲，生産蟲白蠟，故名蠟樹，釋名項云：“今方書所用冬青，皆此女貞也。近時以放蠟蟲，故俗呼爲蠟樹。”這與後世主要以木犀科白蠟樹 *Fraxinus chinensis* 産蟲白蠟不太一樣。按，白臘樹爲落葉喬木，不符合“淩冬青翠”的特徵，故《本草綱目》所説女貞，應該還是以女貞屬的女貞 *Ligustrum lucidum* 爲主。

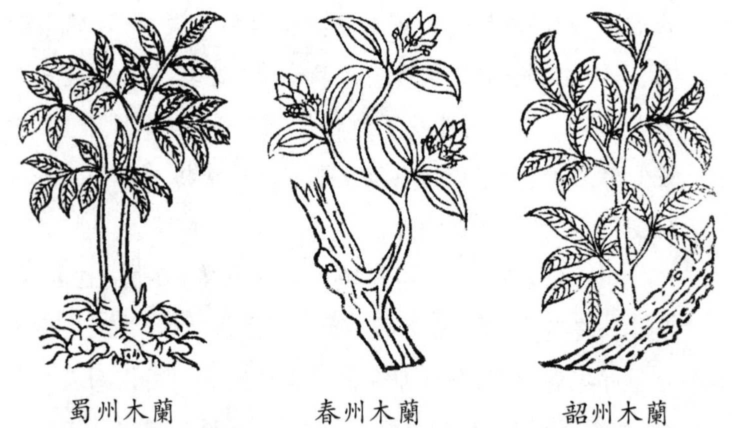

蜀州木蘭　　春州木蘭　　韶州木蘭

木蘭　**味苦，寒，**無毒。**主身大熱在皮膚中，去面熱赤皰酒皶，惡風癲疾，陰下癢濕，明耳目，**療中風傷寒，及癰疽水腫，去臭氣。**一名林蘭**，一名杜蘭。皮似桂而香。生零陵山谷及太山。十二月採皮，陰乾。

陶隱居云：零陵諸處皆有。狀如楠樹，皮甚薄而味辛香。今益州有，皮厚，狀如厚朴，而氣味爲勝。今東人皆以山桂皮當之，亦相類。道家用合香亦好。**唐本注**云：木蘭似菌桂葉，其葉氣味辛香不及桂也。**臣禹錫等謹按，蜀本**圖經云：樹高數仞，葉似菌桂葉，有三道縱文，皮如板桂，有縱横文。今所在有。三月、四月採皮，陰乾。

圖經曰：木蘭生零陵山谷及泰山，今湖、嶺、蜀川諸州皆有之。木高數丈，葉似菌桂葉，亦有三道縱文，皮如板桂，有縱横文，香味劣於桂。此與桂枝全别，而韶州所生，乃云與桂同是一種，取外皮爲木蘭，中肉爲桂心，蓋是桂中之一種耳。十一月、十二月採，陰乾用。任昉《述異記》云：木蘭川在潯陽江中，多木蘭。又七里洲中有魯班刻木蘭舟，至今在洲中。今詩家云木蘭舟出於此。

【**外臺秘要**：療面上皶皰皯䵟方：木蘭皮一斤，細切，以三年酢漿漬之百日，出，於日中曬，擣末，漿水服方寸匕，日三。

子母秘録：療小兒重舌：木蘭皮一尺，廣四寸，削去麁皮，用醋一升漬，取汁，注重舌上。

〔箋釋〕

《離騷》中多次用木蘭起興，著名的句子如“朝飲木蘭之墜露兮，夕餐秋菊之落英”；“朝搴阰之木蘭兮，夕攬洲之宿莽”。王逸注：“木蘭去皮不死，宿莽遇冬不枯。”木蘭也是重要的建材,《三輔黄圖》謂阿房宫前殿以木蘭爲梁,磁石爲門。司馬相如《長門賦》云:"刻木蘭以爲榱兮,飾文杏以爲梁。"李善注曰:"木蘭,似桂木。"《述異記》云:"木蘭川在潯陽江中,多木蘭樹。昔吴王闔閭植木蘭於此,用構宫殿也。七里洲中有魯班刻木蘭爲舟,舟至今在洲中,詩家云木蘭舟出於此。"本草家描述中,大多提到木蘭與桂相似,尤其《本草圖經》説"葉似菌桂葉,有三道縱文",結合所繪春州木蘭,推斷其原植物爲樟科天竺桂 *Cinnamomum pedunculatum* 之類。

《本草綱目》對木蘭的看法與前代不同,新增别名"木蓮""黄心",李時珍解釋説:"其香如蘭,其花如蓮,故名。其木心黄,故曰黄心。"集解項又説:"木蘭枝葉俱疏。其花内白外紫,亦有四季開者。深山生者尤大,可以爲舟。按《白樂天集》云:木蓮生巴峽山谷間,民呼爲黄心樹。大者高五六丈,涉冬不凋。身如青物,有白紋。葉如桂而厚大,無脊。花如蓮花,香色豔膩皆同,獨房蕊有異。四月初始開,二十日即謝,不結實。此説乃真木蘭也。其花有紅、黄、白數色。其木肌細而心黄,梓人所重。蘇頌所言韶州者,是牡桂,非木蘭也。云木蘭樹雖去皮,亦不死。羅願言其冬花、實如小柿甘美者,恐不然也。"按,白居易有詠木蓮三絶句,其前小序云:"木蓮樹生巴峽山谷間,巴民亦呼爲黄心樹,大者高五丈,涉冬不凋。身如青楊,有白文;葉如桂,厚大無脊;花如蓮,香色豔膩皆同,獨房蕊有異。四月初始開,自開迨謝,僅二十日。忠州西北十里有鳴玉溪,生者濃茂尤異。”詩云：“如折芙蓉栽旱地，似抛芍藥掛高枝。雲埋水隔無人識，唯有南賓太守知。”又：“紅似燕支膩如粉，傷心好物不須臾。山中風起無時節，明日重來得在無。”又：“已愁花落荒巖底，復恨根生亂石間。幾度欲移移不得，天教抛擲在深山。”白居易説的木蓮，當即木蘭科木蓮屬植物木蓮 *Manglietia fordiana* 之類，《本草綱目》以此對應古代文獻之木蘭。至於李時珍補充説“其花有紅、黄、白數色”，則可能還包括了木蘭科含笑屬植物如黄心夜合 *Michelia martinii*、木蘭屬武當木蘭 *Magnolia sprengeri* 等。李時珍的意見，直接影響近代植物學家對古代木蘭原植物的確定。

蕤核　味甘，温、微寒，無毒。主心腹邪結氣，明目，目赤，痛傷淚出，目腫眥爛，齆鼻，破心下結痰痞氣。久服輕身益氣，不飢。生函谷川谷及巴西。

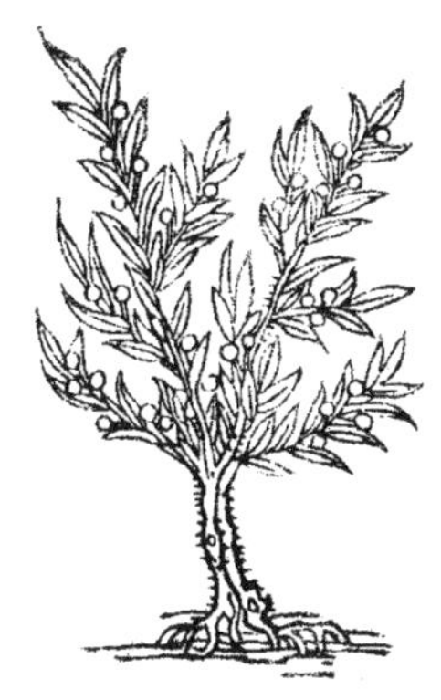

并州蕤核

陶隱居云：今從北方來，云出彭城間。形如烏豆大，圓而扁，有文理，狀似胡桃桃核。今人皆合殼用爲分兩，此乃應破取人秤之。醫方惟以療眼，仙經以合守中丸也。臣禹錫等謹按，蜀本圖經云：樹生，葉細似枸杞而狹長，花白，子附莖生，紫赤色，大如五味子，莖多細刺。六月熟。今出雍州。五月、六月採，日乾。藥性論云：蕤人，使。一名曰椹，能治鼻衄。

圖經曰：蕤核生函谷川谷及巴西，今河東亦有之。其木高五七尺，莖間有刺。葉細似枸杞而尖長，花白，子紅紫色，附枝莖而生，類五味子。六月成熟，五月、六月採實，去核殼陰乾。古今方惟用治眼。劉禹錫《傳信方》所著法最奇，云：眼風淚癢，或生瞖，或赤眥，一切皆主之。宣州黄連擣篩末，蕤核人去皮碾爲膏，緣此性稍濕，末不得故耳。與黄連等分和合，取無蚛病乾棗三枚，割頭少許留之，去却核，以二物滿填於中，却取所割下棗頭，依前合定，以少綿裹之，惟薄綿爲佳。以大茶椀量水半椀於銀器中，文武火煎取一雞子以來，以綿濾，待冷點眼，萬萬不失。前後試驗數十人皆應，今醫家亦多用得效，故附也。

【**雷公云**：凡使，先湯浸去皮尖，擘作兩片。用芒消、木通草二味，和蕤人，同水煮一伏時後瀝出，去諸般藥，取蕤人，研成膏，任加減入藥中使。每修事四兩，用芒消一兩，木通草七兩。

陳藏器：蕤子，生熟足睡不眠。

〔箋釋〕

《爾雅·釋木》云："棫，白桵。"郭璞注："桵，小木，叢生有刺，實如耳璫，紫赤可啖。"《西京賦》薛綜注："棫，白蕤也。"《本草綱目》釋名項李時珍說："《爾雅》'棫，白桵'，即此也。其花實蕤蕤下垂，故謂之桵，後人作蕤。"《救荒本草》蕤核樹條云："其木高四五尺，枝條有刺，葉細，似枸杞葉而尖長，又似桃葉而狹小，亦薄，花開白色，結子紅紫色，附枝莖而生，狀類五味子。"結合《本草圖經》所繪并州蕤核圖例，可確定其原植物爲薔薇科單花扁桃木 *Prinsepia uniflora*。

丁香　味辛，温，無毒。主温脾胃，止霍亂擁脹，風毒諸腫，齒疳䘌。能發諸香。其根療風熱毒腫。生交、廣、南蕃。二月、八月採。

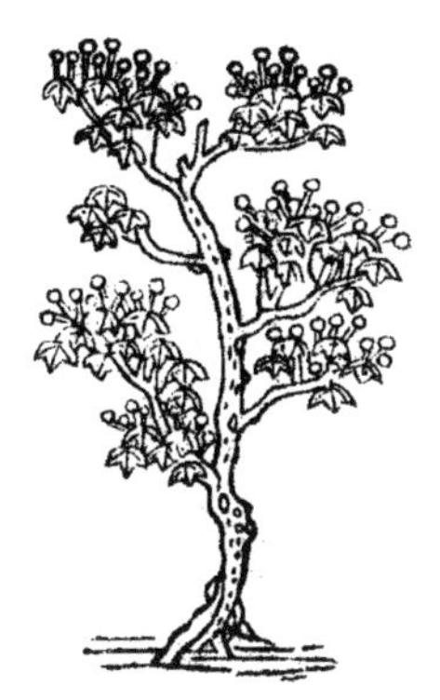
廣州丁香

今注：按，廣州送丁香圖，樹高丈餘，葉似櫟葉，花圓細，黄色，淩冬不凋。醫家所用，惟用根子，如釘，長三四分，紫色；中有麄大如山茱萸者，俗呼爲母丁香，可入心腹之藥爾。以舊本丁香根注中有“不入心腹之用”六字，恐其根必是有毒，故云不入心腹也。**又按**，陳藏器本草云：丁香於其母丁香，主變白，以生薑汁研，拔去白鬚塗孔中，即異常黑也。今附。**臣禹錫等謹按**，**蜀本**注云：母丁香，擊之，則順理而折兩向，療嘔逆甚驗。**藥性論**云：丁香，臣。能主冷氣腹痛。**日華子**云：治口氣，反胃，鬼疰蠱毒，及療腎氣，賁狏氣，陰痛，壯陽暖腰膝，治冷氣，殺酒毒，消痃癖，除冷勞。

圖經曰：丁香出交、廣、南蕃，今惟廣州有之。木類桂，高丈餘，葉似櫟，陵冬不凋。花圓細，黄色。其子出枝蘂上，如釘，子長三四分，紫色。其中有麄大如山茱萸者，謂之母丁香。二八月採子及根。又云：盛冬生花、子，至次年春採之。

【**海藥**：按，《山海經》云：生東海及崑崙國。二月、三月花開，紫白色。至七月方始成實，大者如巴豆，爲之母丁香；小者實，爲之丁香。主風疳䘌，骨槽勞臭，治氣，烏髭髮，殺蟲，療五痔，辟惡去邪，治妳頭花，止五色毒痢，正氣，止心腹痛。樹皮亦能治齒痛。

雷公云：凡使，有雄雌。雄顆小，雌顆大，似櫻棗核。方中多使雌，力大。膏煎中用雄。若欲使雄，須去丁蓋乳子，發人背癰也。

聖惠方：治桑蠍螫人：用丁香末，蜜調塗之。

千金方：治乾霍亂，不吐不下方：丁香十四枚末，以沸湯一升和之，頓服，不差，更作服。

梅師方：治乳頭裂破：擣丁香末傅之。　**又方**：治妬乳，乳癰：取丁香擣末，水調方寸匕服。　**又方**：治崩中晝夜不止：取丁香二兩，以酒二升，取半分服。《外臺秘要》方同。

簡要濟衆：治傷寒咳噫不止及噦逆不定：丁香一兩，乾柹蔕一兩，焙乾，擣羅爲散，每服一錢，煎人參湯下，無時服。

衍義曰：丁香，日華子云"治口氣"，此正是御史所含之香。治胃寒及脾胃冷氣不和。有大者名母丁香，氣味尤佳。爲末，縫紗囊如小指，實末，内陰中，主陰冷病，中病便已。

〔箋釋〕

古代香藥主要依靠進口，故早期文獻對物種特徵了解甚少，頗多以訛傳訛者。《名醫别録》載雞舌香，據《南方草木狀》云："蜜香、沉香、雞骨香、黄熟香、棧香、青桂香、馬蹄香、雞舌香，案此八物，同出一樹也。"《金樓子》云："一木五香，根爲檀，節爲沉，花爲雞舌，膠爲熏陸，葉爲藿香。"這種"雞舌香"究竟是何物，《本草圖經》頗感迷惑，沉香條云："又雞舌香，出崑崙及交、愛以南。枝、葉及皮並似栗，花如梅花，子似棗核，此雌者也。雄者著花不實，採花釀之以成香。按諸書傳，或云是沈香木花，或云草花，蔓生，實熟貫之,其説無定。今醫家又一説云:按《三省故事》,尚書郎口含雞舌香,以其奏事答對,欲使氣芬芳也。而方家用雞舌香療口臭者,亦緣此義耳。今人皆於乳香中,時時得木實似棗核者,以爲雞舌香,堅頑枯燥,絶無氣味,燒亦無香,不知緣何得香名,無復有芬芳也。”又説:“京下老醫或有謂雞舌香與丁香同種,花實叢生,其中心最大者爲雞舌香,擊破,有解理如雞舌。此乃是母丁香,療口臭最良,治氣亦效。”有鑑於此,《開寶本草》避開雞舌香而另立丁香條,有云:“廣州送丁香圖,樹高丈餘,葉似櫟葉,花圓細,黄色,淩冬不凋。醫家所用,惟用根子,如釘,長三四分,紫色。中有麁大如山茱萸者,俗呼爲母丁香。”此爲桃金娘科植物丁香 *Syzygium aromaticum*,藥用丁香爲其花蕾,又稱“公丁香”,别有“母丁香”,乃丁香的果實。

《本草圖經》所繪廣州丁香,大約就是《開寶本草》所説“廣州送丁香圖”。從圖例看,並不似丁香 *Syzygium aromaticum*,此僅代表從廣州口岸舶來,而非真實植株寫生。

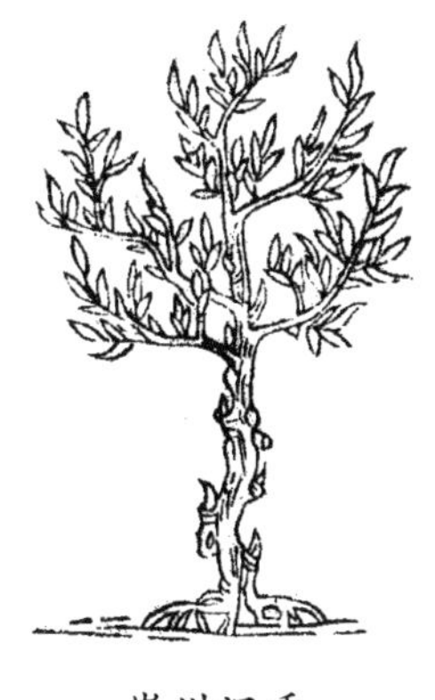

崖州沉香

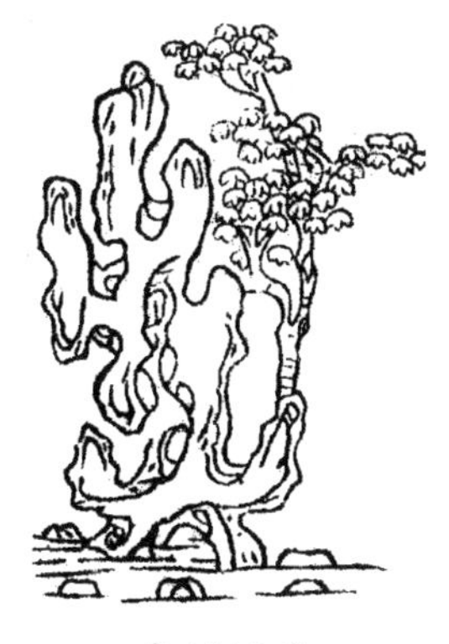

廣州沉香

沉香　微温。療風水毒腫，去惡氣。

陶隱居云：此香合香家要用，不正入藥，惟療惡核毒腫，道方頗有用處。唐本注云：沉香、青桂、雞骨、馬蹄、煎香等，同是一樹，葉似橘葉，花白。子似檳榔，大如桑椹，紫色而味辛。樹皮青色，木似櫸柳。臣禹錫等謹按，陳藏器云：沉香，枝葉並似椿，蘇云如橘，恐未是也。其枝節不朽，最緊實者爲沈香，浮者爲煎香。以次形如雞骨者爲雞骨香，如馬蹄者爲馬蹄香，細枝未爛緊實者爲青桂香。其馬蹄、雞骨只是煎香，蘇乃重云，深覺煩長。並堪薰衣去臭，餘無別功。又杜蘅葉一名馬蹄香，即非此者，與前香別也。南越志云：交州有蜜香樹，欲取先斷其根，經年後，外皮朽爛，木心與節堅黑沉水者爲沈香，浮水面平者爲雞骨，最麁者爲棧香。日華子云：沉香，味辛，熱，無毒。調中，補五藏，益精壯陽，暖腰膝，去邪氣，止轉筋，吐瀉，冷氣，破癥癖，冷風麻痺，骨節不任，濕風皮膚癢，心腹痛，氣痢。

圖經曰：沉香、青桂香、雞骨香、馬蹄香、棧香同是一本。舊不著所出州土，今惟海南諸國及交、廣、崖州有之。其木類椿、櫸，多節，葉似橘，花白，子似檳榔，大如桑椹，紫色而味辛。交州人謂之蜜香。欲取之，先斷其積年老木根，經年其外皮幹俱朽爛，其木心與枝節不壞者即香也。細枝緊實未爛者，爲青桂；堅黑而沉水，爲沉香；半浮半沉與水面平者，爲雞骨；最麁者，爲棧香。又云：棧香中形如雞骨者，爲雞骨香；形如馬蹄者，爲馬蹄香。然今人有得沉香奇好者，往往亦作雞骨形，不必獨是棧香也。其又麁不堪藥用者爲生結黄熟香。其實一種，有精、麁之異耳。並採無時。《嶺表録異》云：廣、管、羅州多棧香，如柜柳，其花白而繁，皮堪作紙，名爲香皮紙，灰白色，有文如魚子牋，其理慢而弱，沾水即爛，不及楮紙，亦無香氣。又云：與沈香、雞骨、黄熟雖同是一木，而根、幹、枝、節各有分别者是也。然此香之奇異，最多品，故相丁謂在海南作《天香傳》，言之盡矣。云“四香凡四十二狀，皆出於一本。木體如白楊，葉如冬青而小”。又叙所出之地，云“竇、化、高、雷，中國出香之地也，比海南者優劣不侔甚矣。既所禀不同，復售者多而取者速，是以黄熟不待其稍成棧，沈不待似是①，蓋趨利戕賊之深也。非同瓊管黎人，非時不妄翦伐，故木無夭札之患，得必異香”，皆其事也。又薰陸香，形似白膠，出天竺、單于二國。《南方草木狀》如薰陸出大秦國，其木生於海邊沙上，盛夏木膠出沙上，夷人取得，賣與賈客，乳香亦其類也。《廣志》云：南波斯國松木脂，有紫赤如櫻桃者名乳香，蓋薰陸之類也。今人無復别薰陸者，通謂乳香爲薰陸耳。治腎氣，補腰膝，霍亂吐下，衝惡中邪氣，五疰，治血，止痛等藥及膏煎多用之。然至粘難研，用時以繒袋掛於牕隙間，良久取研之，乃不粘。又雞舌香出崑崙及交、愛以南。枝、葉及皮並似栗，花如梅花，子似棗核，此雌者也。雄者著花不實，採花釀之以成香。按諸書傳，或云是沈香木花，或云草花，蔓生，實熟貫之，其説無定。今醫家又一説云：按《三省故事》，尚書郎口含雞舌香，以其奏事答對，欲使氣芬芳也。而方家用雞舌香療口臭者，亦緣此義耳。今人皆於乳香中，時時得木實似棗核者，以爲雞舌香，堅頑枯燥，絶無氣味，燒亦無香，不知緣何得香名，無復有芬芳也。又葛稚川《百一方》有治暴氣刺心切痛者，研雞舌香，酒服，當差。今治氣藥借雞舌香名方者

① 沈不待似是：據《天香記》原文，當作“棧不待其成沉”。

至多，亦以雞舌香善療氣也。或取以療氣及口臭，則甚乖疎，又何謂也。其言有採花釀成香者，今不復見，果有此香，海商亦當見之，不應都絶。京下老醫或有謂雞舌香與丁香同種，花實叢生，其中心最大者爲雞舌香，擊破，有解理如雞舌。此乃是母丁香，療口臭最良，治氣亦效。蓋出陳氏《拾遺》，亦未知的否。《千金》療瘡癰連翹五香湯方用丁香，一方用雞舌香，以此似近之。《抱朴子》云：以雞舌、黄連乳汁煎，注之，諸有百疹之在目愈，而更加精明倍常。又有詹糖香，出交、廣以南，木似橘。煎枝葉以爲香，往往以其皮及蠹屑和之，難得淳好者，唐方多用，今亦稀見。又下蘇合香條云"生中臺川谷"，蘇恭云："此香從西域及崑崙來，紫色，與真紫檀相似而堅實，極芬香。其香如石，燒之灰白者好。"今不復見此等。廣南雖有此，而類蘇木，無香氣，藥中但用如膏油者，極芬烈耳。陶隱居以爲是師子矢，亦是指此膏油者言之耳。然師子矢，今内帑亦有之，其臭極甚，燒之可以辟邪惡，固知非此也。《梁書》云："天竺出蘇合香，是諸香汁煎之，非自然一物也。"又云："大秦國採得蘇合香，先煎其汁，以爲香膏，乃賣其滓與諸人，是以展轉來達中國者，不大香也。"然則廣南貨者，其經煎鍊之餘乎？今用膏油，乃其合治成者耳。或云師子矢亦是西國草木皮汁所爲，胡人欲貴重之，故飾其名耳。又有檀香，木如檀，生南海。消風熱腫毒，主心腹痛，霍亂，中惡鬼氣，殺蟲。有數種，黄、白、紫之異。今人盛用之。真紫檀，舊在下品，亦主風毒。蘇恭云："出崑崙盤盤國，雖不生中華，人間徧有之。"檀木生江淮及河朔山中。其木作斧柯者，亦檀香類，但不香耳。至夏有不生者，忽然葉開，當有大水，農人候之，以測水旱，號爲水檀。又有一種，葉亦相類，高五六尺，生高原地，四月開花正紫，亦名檀。根如葛，極主瘡疥，殺蟲，有小毒也。

【**海藥**：沈香，按正經生南海山谷。味苦，温，無毒。主心腹痛，霍亂，中惡邪鬼疰，清人神，並宜酒煑服之。諸瘡腫宜入膏用。當以水試，乃知子細。没者爲沈香，浮者爲檀，似雞骨爲雞骨香，似馬蹄者爲馬蹄香，似牛頭者爲牛頭香，枝條細實者爲青桂，麄重者爲𣑛香。已上七件並同一樹。梵云波律，亦此香也。

雷公云：沈香，凡使須要不枯者，如觜角硬重沉於水下爲上也，半沈者次也。夫入丸散中用，須候衆藥出即入拌和用之。

通典：海南林邑國秦象郡林邑縣出沈香、沈木，土人斷之，積以歲年朽爛，而心節獨在，置水中則沈，故名曰沈香。次不沈者曰棧香。海南北嵩國出好棧香、藿香及硫黄。其藿香樹，生千歲，根本甚大，伐之四五年，木皆朽散，唯中節堅貞芬香獨存，取以爲香。

楊文公談苑：嶺南雷州及海外瓊崖山中多香樹，山中夷民斫採賣與人。其一樹出香三等，曰沈香、棧香、黄熟香。沈、棧皆二品，曰熟結、生結。熟結者，樹自枯爛而得之；生結者，伐仆之，久爛脱而剔取。黄熟，其破者爲黄散香，夷民以香樹爲槽，以飼雞狗。

別説云：謹按，沈香種類極多，除掌氏補注及《圖經》所載多件外，又有如龍鱗、麻葉、竹葉之類，不啻一二十品。要之，可入藥者唯沈，而其中無空心者可用。若雖沈水而有空心，則是雞骨也。謂中空而有朽路，若雞骨中血眼而軟嫩也。

衍義曰：沈香木，嶺南諸郡悉有之，旁海諸州尤多。交幹連枝,崗嶺相接,千里不絕。葉如冬青,大者合數人抱。木性虚柔,山民或以構茅廬,或爲橋梁,或爲飯甑尤佳。有香者百無一二。蓋木得水方結,多在折枝枯幹中,或爲沈,或爲煎,或爲黄熟。自枯死者,謂之水盤香。今南恩、高、竇等州,惟産生結香。蓋山民入山,見香木之曲幹斜枝,必以刀斫成坎,經年得雨水所漬,遂結香。復以鋸取之,刮去白木,其香結爲斑點,遂名鷓鴣斑,燔之極清烈。沈之良者,惟在瓊、崖等州,俗謂之角沈。黄沈乃枯木中得者,宜入藥用。依木皮而結者,謂之青桂,氣尤清。在土中歲久,不待刓剔而成者,謂之龍鱗。亦有削之自卷,咀之柔韌者,謂之黄蠟沈,尤難得也。然經中止言療風水毒腫,去惡氣,餘更無治療。今醫家用以保和衛氣,爲上品藥,須極細爲佳。今人故多與烏藥磨服,走散滯氣。獨行則勢弱。與他藥相佐,當緩取效,有益無損,餘藥不可方也。薰陸香木,葉類棠梨,南印度界阿吒釐國出,今謂之西香,南番者更佳,此即今人謂之乳香,爲其垂滴如乳。鎔塌在地者,謂之塌香,皆一也。

〔箋釋〕

各種進口香料中,沉香最爲大宗,諸家異説已見丁香條箋釋,直到唐代,漸漸了解各種香藥間的區别,前代所説"諸香同出一樹",乃是因沉香的不同規格品類而致傳訛。此即《新修本草》所説:"沉香、青桂、雞骨、馬蹄、煎香等,同是一樹。"此後各家的言論皆見於本書正文。

古代沉香主要是國産與進口兩類,國産沉香來源於瑞香科白木香 *Aquilaria sinensis*,産地即《本草衍義》所説"嶺南諸郡悉有之,旁海諸州尤多",進口者爲同屬植物沉香

Aquilaria agallocha,出自東南亞國家,所用皆爲含樹脂的木材。《本草圖經》繪有崖州沉香,從植株形狀來看,應該就是白木香 *Aquilaria sinensis*;另有廣州沉香,葉作掌狀三裂,此並不是沉香 *Aquilaria agallocha* 的真實寫照,而是從廣州口岸進口,繪圖示意。"廣州沉香"圖例有可注意者,畫面左方仿佛若假山石,與沉香樹相連,恐非假山,而是表示枯壞的沉香樹幹,即"熟結"之香。按,《楊文公談苑》云:"熟結者,樹自枯爛而得之;生結者,伐仆之,久爛脱而剔取。"

薰陸香　微温。療風水毒腫,去惡氣伏尸。

陶隱居云:此合香家要用,不正入藥。唐本注云:形似白膠。出天竺、單于國。臣禹錫等謹按,南方草木狀云:出大秦。在海邊,自有大樹生於沙中,盛夏樹膠流出沙上,夷人採取之,賣與賈人。注:《南方異物志》同。其異者,惟云狀如桃膠。

圖經:文具沉香條下。

【**唐本**:薰陸香,微温。去惡氣,惡瘡。出天竺國及邯鄲。似松脂,黄白色,天竺者多白,邯鄲者夾緑色,香不甚。

梅師方:治齒蟲痛不可忍:嚼薰陸香,咽其汁,立差。

〔**箋釋**〕

薰陸香與乳香皆是《開寶本草》從《名醫别録》沉香條下分出者。《南方草木狀》云:"薰陸香出大秦,在海邊有大樹,枝葉正如古松,生於沙中,盛夏樹膠流出沙上,方採之。"今天了解,乳香、薰陸香可能來源於橄欖科乳香屬不同植物的樹脂，因爲非中國所産，古人不能分别，含混其説。薰陸香是佛教諸香供養中重要一品，如《佛説陀羅尼集經》卷一云："香池法者，用八種香，謂鬱金、沉水、蘇合、薰陸、海此岸栴檀、牛頭栴檀、麝香、龍腦香，是八種香，共擣爲末，以浄水和，寶器中盛。"賀鑄詩"高僧共禮旃檀像，遊女來焚薰陸香"，紀實也。

據目録，從薰陸香至乳香共六條，是《開寶本草》從沉香條分出，因爲《新修本草》卷十二木部上品尚存和寫本，故能了解條目分化的情況。

雞舌香　微温。療風水毒腫，去惡氣，療霍亂，心痛。

陶隱居云：此皆合香家要用，不正入藥。**唐本注**云：雞舌樹，葉及皮並似栗，花如梅花，子似棗核。此雌樹也，不入香用；其雄樹雖花不實，採花釀之以成香。出崑崙及交、愛以南。**臣禹錫等謹按，藥性論**云：雞舌香，使，味辛，無毒。入吹鼻散子中用，殺腦疳。入諸香中，令人身香。**齊民要術**云：俗人以其似丁子，故爲丁子香。

圖經：文具沉香條下。

【**外臺秘要**：療齲齒方：煮雞舌香汁，含之，差。　**又方**：療脣舌忽生瘡：雞舌香末，以綿裹，含之，差。

抱朴子：雞舌香、黄連、乳汁煎，治目中之病。應邵，漢官侍中，年老口臭，帝賜雞舌香含之。

沈存中筆談：予集《靈苑方》論雞舌香，以爲丁香母，蓋出陳氏《拾遺》,今細考之,尚未然。按《齊民要術》云:“雞舌香,世以其似丁子,故一名丁子香,即今丁香是也。”日華子云:“雞舌香治口氣。”所以《三省故事》郎官日含雞舌香,欲其奏事對答,其氣芬芳,此正謂丁香治口氣,至今方書爲然。又古方五香連翹湯用雞舌香,《千金》五香連翹湯無雞舌香,却有丁香,此最爲明驗。新補本草又出丁香一條,蓋不曾深考也。今世所用雞舌香,乃乳香中得之,大如山茱萸,剉開,中如柿核,略無氣味,用以治疾,殊乖謬。

〔箋釋〕

雞舌香的情況可參丁香條箋釋。本條墨蓋子下引《抱朴子》後段文字:“應邵,漢官侍中,年老口臭,帝賜雞舌香含之。”檢《太平御覽》卷九百八十一引應劭《漢官儀》曰:“桓帝侍中乃存,年老口臭,上出雞舌香,與含之。”此當出自應劭《漢官儀》,唐慎微誤注。

丁香揮發油有抑菌作用,口腔科至今使用。墨蓋子下引《外臺秘要》雞舌香療齲齒,含此香以掩蓋口臭,皆是利用此殺菌和芳香作用。白居易詩“對秉鵝毛筆,俱含雞舌香”,所言即此。

藿香　微温。療風水毒腫,去惡氣,療霍亂心痛。

臣禹錫等謹按,南州異物志云:藿香出海邊國,形如都梁,可著衣服中。南方草木狀云:味辛。榛生,吏民自種之,五六

蒙州藿香

月採，暴之，乃芬爾。出交趾、九真諸國。**日華子**云：味辛。

圖經曰：藿香舊附五香條，不著所出州土，今嶺南郡多有之，人家亦多種植。二月生苗，莖梗甚密，作叢，葉似桑而小薄。六月、七月採之，暴乾，乃芬香，須黄色，然後可收。又《金樓子》及俞益期牋皆云：扶南國人言衆香共是一木，根便是栴檀，節是沉水，花是雞舌，葉是藿香，膠是薰陸。詳本經所以與沉香等共條，蓋義出於此。然今南中所有，乃是草類。《南方草木狀》云藿香，"榛生，吏民自種之"，正相符合也。范曄《和香方》云"零藿虚燥"，古人乃以合熏香。本經主霍亂心痛，故近世醫方治脾胃吐逆爲最要之藥。

【**别説云**：謹按，藿香，《圖經》云"二月生苗"，舊雖附五香條中，今詳枝梗殊非木類，恐當移入草部爾。又雞舌香，《補注》引《藥性論》及《齊民要術》，《圖經》引《三省故事》及《千金》，皆謂是母丁香，又引《抱朴子》用入眼方，則其説自相矛盾。若《藥性論》謂入香中令人身香，及爲丁子香，則可以爲母丁香；若《抱朴子》爲可入眼，則丁香恐非宜入眼；若含香者，則丁香含之，口中熱臭不可近，蓋嘗試之。若以乳香中所揀者含之，雖無香味，却得口中無臭，以其無味，故有諸淡利九竅之理。諸方多用治小兒驚癇，亦欲達九竅也。又下條丁香注所説用丁香，自當用母者，然未知其果否也。又薰陸、乳香，《圖經》有云"今人無復别者"。今按，西出天竺、單于，南出波斯等國，西來者色黄白，南來者色赤紫。《圖經》稱木生海邊沙上，盛夏木膠出，則是日久相重疊者，不成乳頭，雜以土石，其成乳者，是新出，未雜沙石也。薰陸，總名也。乳者，是薰陸之乳頭也。今松脂、楓脂中，亦皆如是者多矣。

〔箋釋〕

古代植物性香料的大量進口,大約與佛教以諸香作供養的習慣有關。在諸香中,藿香亦是常用之品,如《大佛頂廣聚陀羅尼經》卷五燒香方用十二種香,第一即爲藿香,梵名鉢多羅香。又四月初八浴佛,其水乃以三種草香,即都梁香、藿香、艾納香漬成,載見《法苑珠林》卷三十三。此外,諸經中"兜婁婆香""多摩羅跋香""迦算香"皆被認爲是藿香。因藿香主要出於外國,故早期文獻對其植物特徵的記載錯謬甚多,典型的説法如東晉俞益期與韓康伯箋云:"外國胡老説,衆香共是一大木,木花是雞舌,木膠是熏陸,木節是青木,木根是旃檀,木葉是藿香,木心是沉香。"

這種錯訛隨着交流的增加,逐漸得到糾正,據《法苑珠林》卷三十六《華香篇》所引各書,《廣志》曰:"藿香出自南諸國。"《吴時外國傳》曰:"都昆在扶南,出藿香。"《南州異物志》:"藿香出典遜,海邊國也,屬扶南。香形如都梁,可以著衣服中。"又《太平御覽》卷九百八十二引《南方草木狀》云:"藿香,榛生,民自種之,五六月採,曝之,乃芬芳耳。出交趾、武平、興古、九州。"引《交州記》云:"藿香似蘇合。"(按《藝文類聚》卷八十一引作"藿香似蘇"。李時珍云:"劉欣期《交州記》言藿香似蘇合香者,謂其氣相似,非謂形狀也。")此外杜佑《通典》亦説:"頓遜國出藿香,插枝便生。"從以上記載來看,交州地近越南,典遜亦即頓遜,都昆一名都軍,均在今之馬來半島,由此可知古代所用藿香最早是從越南、菲律賓、馬來西亞等國進口。

早期藿香主要作香料熏衣或作香粉外用,《肘後方》卷六有隱居效方治狐臭云:"青木香、藿香、雞舌香、胡粉各二兩,右四味爲散,内腋下,綿裹之,常作,差。"同卷六味薰衣香方云:"沉香一片,麝香一兩,蘇合香蜜塗,微火炙,少令變色。白膠香一兩。擣沉香,令破如大豆粒。丁香一兩,亦别擣,令作三兩段。擣餘香訖,蜜和爲炷,燒之,若薰衣,著半兩許。又方加藿香一兩,佳。"此即《南州異物志》所説"著衣服中"。《名醫别録》大約是惑於俞益期五香共一樹之説,將藿香附録在木部上品沉香條中,功效僅言"療霍亂心痛",《新修本草》因之,宋《嘉祐本草》始别出,並增補功效云:"療風水腫毒,去惡氣。"但仍留在木部中。至明代,《本草品彙精要》移入草部下品之中。

國内藿香的規模化種植應該開始於宋代,《本草圖經》云:"藿香舊附五香條,不著所出州土,今嶺南郡多有之,人家亦多種植。二月生苗,莖梗甚密,作叢,葉似桑而小薄。六月、七月採之,暴乾,乃芬香,須黄色,然後可收。"據《本草圖經》所繪蒙州藿香圖例,其品種當即今用唇形科廣藿香 *Pogostemon cablin*。

詹糖香　微温。療風水毒腫,去惡氣伏尸。

陶隱居云:此香皆合香家要用,不正入藥,惟療惡核毒腫。詹糖出晉安、岑州。上真淳者難得,多以其皮及蠹蟲屎雜之,惟軟者爲佳。餘香無真僞,而有精麁爾。**唐本注**云:詹糖樹似橘,煎枝爲香，似沙糖而黑。出交、廣以南。云詹糖香治惡瘡，去惡氣。生晉安。

圖經：文具沉香條下。

〔**箋釋**〕

詹糖香本從外國進口，《梁書·諸夷傳》記盤盤國"(中大通)六年八月，復使送菩提國真舍利及畫塔，并獻菩提樹葉、詹糖等香"。《新修本草》提示，詹糖香乃是以詹糖樹枝葉煎取製得。《植物名實圖考》卷三十三説："今寧都州香樹形狀正同，俗亦採枝葉爲香料，開花如桂，結紅實如天竹子而長圓，圖以備考。"根據圖例，確認這種詹糖樹原植物爲樟科紅果釣樟 *Lindera erythrocarpa*，亦即《名醫别録》之釣樟根皮。

檀香 **陶隱居**云：白檀消熱腫。**臣禹錫等謹按，陳藏器**云：主心腹霍亂，中惡，鬼氣，殺蟲。白檀樹如檀，出海南。**日華子**云：檀香，熱，無毒。治痛[①]霍亂，腎氣腹痛。濃煎服，水磨傅外腎并腰腎痛處。

圖經：文具沉香條下。

〔**箋釋**〕

《名醫别録》有紫真檀，《開寶本草》又從沉香條下分出檀香，《本草綱目》乃以"檀香"爲標題，併入"紫真檀"的内容。

① 據文意，"痛"上疑脱"心"字。

沉香條《本草圖經》云:"又有檀香,木如檀,生南海。……有數種,黄、白、紫之異。今人盛用之。真紫檀,舊在下品,亦主風毒。蘇恭云:'出崑崙盤盤國,雖不生中華,人間徧有之。'檀木生江淮及河朔山中。其木作斧柯者,亦檀香類,但不香耳。至夏有不生者,忽然葉開,當有大水,農人候之,以測水旱,號爲水檀。又有一種,葉亦相類,高五六尺,生高原地,四月開花正紫,亦名檀。根如葛,極主瘡疥,殺蟲,有小毒也。"這裏包括了多種産於域外,或本土生長,稱爲"檀"的木本植物。據《本草綱目》集解項李時珍説:"按《大明一統志》云:檀香出廣東、雲南及占城、真臘、爪哇、渤泥、暹羅、三佛齊、回回等國,今嶺南諸地亦皆有之。樹、葉皆似荔枝,皮青色而滑澤。葉廷珪《香譜》云:皮實而色黄者爲黄檀,皮潔而色白者爲白檀,皮腐而色紫者爲紫檀。其木並堅重清香,而白檀尤良。宜以紙封收,則不洩氣。王佐《格古論》云:紫檀,諸溪峒出之。性堅。新者色紅,舊者色紫,有蟹爪文。新者以水浸之,可染物。真者揩壁上色紫,故有紫檀色,黄檀最香,俱可作帶銙、扇骨等物。"一般認爲,《本草綱目》提到的紫檀是豆科植物紫檀 *Pterocarpus indicus*,白檀,或稱白旃檀,則是檀香科植物檀香 *Santalum album*。

乳香　微温。療風水毒腫,去惡氣,療風癮瘮癢毒。

日華子云:味辛,熱,微毒。下氣,益精,補腰膝,治腎氣,止霍亂,衝惡中邪氣,心腹痛,疰氣。煎膏止痛長肉,入丸散微炒殺毒，得不粘。**陳藏器**云：蓋薰陸之類也。其性温。療耳聾，中風口噤，婦人血氣，能發酒，理風冷，止大腸洩澼，療諸瘡，令内消。

圖經：文具沉香條下。

【**海藥云**：乳頭香，謹按，《廣志》云：生南海。是波斯松樹脂也，紫赤如櫻桃者爲上。仙方多用辟穀，兼療耳聾，中風，口噤不語，善治婦人血氣，能發粉酒，紅透明者爲上。

簡要濟衆：催生方：乳香一分黄明者，細研爲末，取母猪血和令勾，丸梧桐子大，每服五丸，酒下。

博濟方：治子死腹中：黄明乳香，以端午日午時或歲除夜收猪心血相和，研爲丸如雞頭大，以紅絹袋盛，掛於門上。如患者，令酒磨下一丸。　**又方**：治急慢驚風：乳香半兩、甘遂半兩同研細，每服半錢，用乳香湯調下，或小便調，妙。

靈苑方：治甲疽，胬肉裹甲膿血，疼痛不差，凡此疾，須剔去肉中甲，不治亦愈，或已成瘡不差，用此法：乳香末，膽礬燒研，等分傅之，肉消愈。

沈存中：乳香即薰陸香也。如乳頭者爲乳香，榻地者爲榻香。

丹房鏡源：乳香啞銅。

〔箋釋〕

乳香也是樹脂類，從海外舶來，中土對其原植物及加工過程毫不知情。現在所言乳香則是橄欖科卡氏乳香樹 *Boswellia carterii* 及同屬近緣植物皮部滲出的樹脂，主産於非洲索馬里、伊索比亞等地。

【降真香　出黔南。伴和諸雜香，燒煙直上天，召鶴得盤旋於上。

海藥云：徐表《南州記》云生南海山。**又云：**生大秦國。味温，平，無毒。主天行時氣，宅舍怪異，並燒悉驗。**又按，**仙傳云：燒之或引鶴降，醮星辰，燒此香甚爲第一，度籙燒之，功力極驗。小兒帶之，能辟邪惡之氣也。

〔箋釋〕

降真香爲道教召請焚用，即《海藥本草》所説"燒之或引鶴降"。明代道經《天皇至道太清玉册》説："降真香，乃祀天帝之靈香也。除此之外，沉速次之；信靈香可以達天帝之靈。所忌者，安息香、乳香、檀香，外夷所合成之香，天律有禁，切宜慎之。"但實際上，降真香仍出自域外。《南方草木狀》云："紫藤，葉細長，莖如竹根，極堅實，重重有皮，花白子黑。置酒中，歷二三十年亦不腐敗。其莖截置煙炱中，經時成紫香，可以降神。"《本草綱目》稱之爲"紫藤香"，認爲即是降真香的别名。集解項李時珍説："今廣東、廣西、雲南、漢中、施州、永順、保靖及占城、安南、暹羅、渤泥、琉球諸地皆有之。"又引《溪蠻叢笑》云："降真本出南海，今溪洞山僻處亦有，似是而非，勁瘦不甚香，名雞骨香。"這種降真香，一般認爲即豆科降香黄檀 *Dalbergia odorifera*，域外來者爲印度黄檀 *Dalbergia sisso*。

蘇合香　味甘，温，無毒。主辟惡，殺鬼精物，温瘧蠱毒，癇痓，去三蟲，除邪，令人無夢魘。久服通神明，輕

身長年。生中臺川谷。

陶隱居云:俗傳云是師子屎,外國説不爾。今皆從西域來,真者雖别,亦不復入藥,惟供合好香爾。唐本注云:此香從西域及崑崙來。紫赤色,與紫真檀相似,堅實,極芬香,惟重如石,燒之灰白者好。云是師子屎,此是胡人誑言,陶不悟之,猶以爲疑也。臣禹錫等謹按,梁書云:中天竺國出蘇合,蘇合是諸香汁煎之,非自然一物也。又云:大秦人採蘇合,先煎其汁以爲香膏,乃賣其滓與諸人。是以展轉來達中國,不大香也。陳藏器云:按師子屎,赤黑色,燒之去鬼氣,服之破宿血,殺蟲。蘇合香,色黄白,二物相似而不同。人云師子屎是西國草木皮汁所爲,胡人將來,欲人貴之,飾其名爾。

圖經:文具沉香條下。

【**唐本餘**:除鬼魅。

〔**箋釋**〕

蘇合香也是外來香料,其來歷衆説不一。《法苑珠林》卷三十六蘇合香條雜引諸書,《續漢書》曰:"大秦國合諸香煎其汁,謂之蘇合。"《廣志》曰:"蘇合香出大秦國,或云蘇合國。國人採之,笮其汁以爲香膏,乃賣其滓與賈客。或云:合諸香草,煎爲蘇合,非自然一種物也。"《傅子》曰:"西國胡言,蘇合香者,獸所作也,中國皆以爲怪。"所謂"獸所作",大約就是"獅子屎"的委婉説法。按,蘇合香爲金縷梅科植物蘇合香樹 *Liquidambar orientalis* 分泌的樹脂,《集韻》云:"棜,木名,膠可和香爲蘇合。"其説則近之。

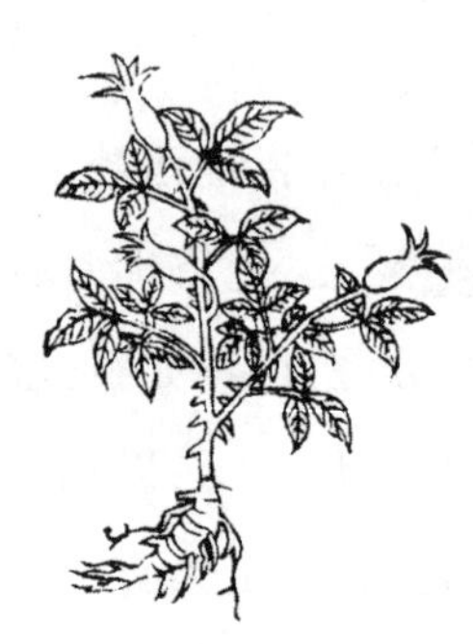
舒州金櫻子

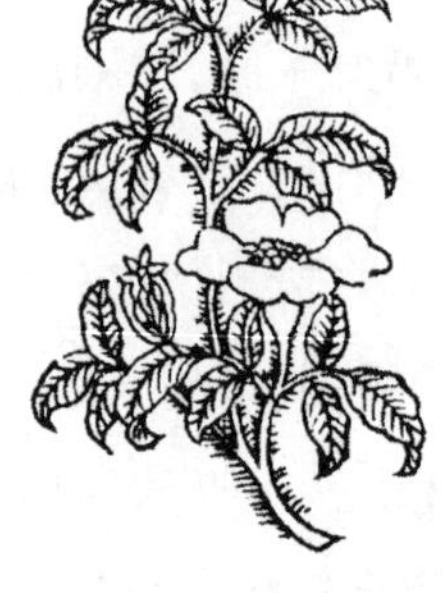
泉州金櫻子

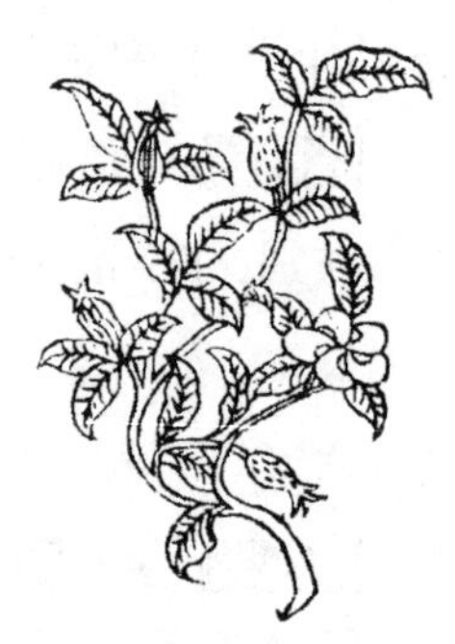
宜州金櫻子

金櫻子　味酸、澁，平、温，無毒。療脾泄下痢，止小便利，澁精氣。久服令人耐寒，輕身。方術多用，云是今之刺梨子，形似榅桲而小，色黄有刺，花白。在處有之。

臣禹錫等謹按，蜀本云：術多用，言是今之刺榆子，形如榅桲而小。今醫家用之甚驗。雷公炮炙論云：林檎向裏子名金櫻子，與此同名而已。醫方中亦用林檎子者。日華子云：金櫻花，平。止冷熱痢，殺寸白、蚘蟲等。和鐵粉研，拔白髮，傅之，再出黑者；亦可染髮。又云：金櫻東行根，平，無毒。治寸白蟲，剉二兩，入糯米三十粒，水二升，煎五合，空心服，須臾瀉下，神驗。又云：皮，平，無毒。炒，止瀉血及崩中帶下。

圖經曰：金櫻子，舊不載所出州土，云在處有之，今南中州郡多有，而以江西、劍南、嶺外者爲勝。叢生郊野中，大類薔薇，有刺。四月開白花，夏秋結實，亦有刺，黄赤色，形似小石榴，十一月、十二月採。江南、蜀中人熬作煎，酒服，云補治有殊效。宜州所供，云本草謂之營實，其注稱白花者善，即此也。今校諸郡所述，與營實殊別也。洪州、昌州皆能煑其子作煎，寄至都下。

服食家用和雞頭實作水陸丹，益氣補真甚佳。

【孫真人食忌：金櫻子煎，經霜後，以竹夾子摘取，於大木臼中，轉杵却刺，勿損之，擘爲兩片，去其子。以水淘洗過，爛擣，入大鍋，以水煎，不得絶火。煎約水耗半，取出澄濾過，仍重煎似稀餳。每服取一匙，用暖酒一盞調服。其功不可具載。

沈存中：金櫻子止遺泄，取其温且澁。世之用者，待紅熟取汁熬膏，大誤也。紅熟則却失本性，今取半黄時採用妙。

衍義曰：金櫻子經九月、十月熟時採，不爾，復令人利。

〔箋釋〕

金櫻子是薔薇科植物金櫻子 *Rosa laevigata* 的果實，《本草綱目》釋名項云："金櫻當作金罌，謂其子形如黄罌也。"其説有理。以金櫻子作煎，宋人尤其推崇，歐陽修書簡中多次提到金櫻煎，黄庭堅有《和孫公善李仲同金櫻餌唱酬》，姚西岩《金櫻子》詩云："三月花如簷蔔香，霜中採實似金黄。煎成風味亦不淺，潤色猶煩顧長康。"

八種海藥餘

藤黄　謹按，《廣志》云：出鄂、岳等州諸山崖。其樹名海藤。花有蘂散落石上，彼人收之，謂沙黄。就樹採者輕妙，謂之臈草。酸澁，有毒。主蚛牙蛀齒，點之便落。據今所呼銅黄，謬矣，蓋以銅、藤語訛也。按此與石淚採無異也。畫家及丹竈家並時用之。

〔箋釋〕

藤黄爲藤黄科植物藤黄 *Garcinia morella* 的樹脂,亦是國畫顔料,故言"畫家及丹竈家並時用之"。《本草綱目》集解項李時珍説:"今畫家所用藤黄,皆經煎煉成者,舐之麻人。按,周達觀《真臘記》云:國有畫黄,乃樹脂,番人以刀斫樹枝,滴下,次年收之。"

返魂香 謹按,《漢書》云:漢武帝時,西國進返魂香。《武王内傳》云:聚窟洞中,上有返魂樹,採其根,於釜中以水煮,候成汁,方去滓,重火煉之如漆,候凝則香成也。西國使云:其香名有六。帝曰:六名何?一名返魂,一名驚精,一名迴生,一名震壇,一名人馬精,一名節死香。燒之一豆許,凡有疫死者,聞香再活,故曰返魂香也。

海紅豆 謹按,徐表《南州記》云:生南海。人家園圃中大樹,而生葉圓,有莢,微寒,有小毒。主人黑皮䵟䵳,花癬,頭面遊風。宜入面藥及藻豆。近右蜀中種亦成也。

落鴈木 謹按,徐表《南州記》云:生南海山野中。藤蔓而生,四面如刀削,代州鴈門亦有。藤蘿高丈餘,鴈過皆綴其中,故曰落鴈木。又云:鴈銜至代州鴈門,皆放

落而生，以此爲名。蜀中雅州亦出。味平、温，無毒。主風痛傷折，脚氣腫，腹滿虚脹。以粉木同煑汁蘸洗，並立效。又主婦人陰瘡浮疱，以椿木同煑之妙也。

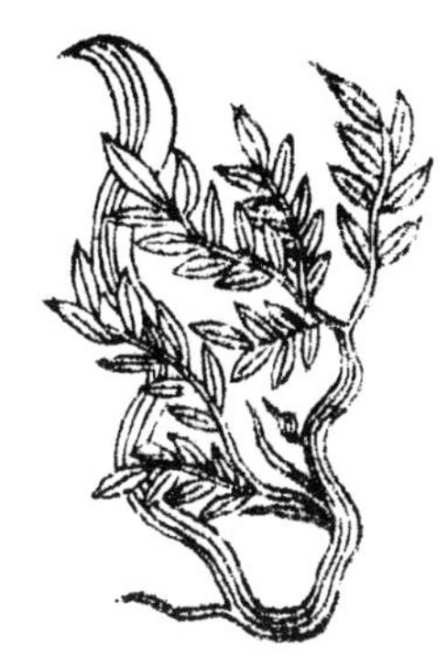

雅州落鴈木

圖經曰：落鴈木生雅州。味甘，性平，無毒。治産後血氣痛，并折傷内損等疾。其苗作蔓纏遶大木，苗葉形色大都似茶，無花實。彼土人四月採苗，入藥用。

莎木　謹按，《蜀記》云：生南中八郡。樹高數十餘丈，闊四五圍，葉似飛鳥翼，皮中亦有麵，彼人作餅食之。《廣志》云：作飯餌之，輕滑美好，白勝桄榔麵。味平、温，無毒。主補虚冷，消食。彼人呼爲莎麵也。

栅木皮　謹按，《廣志》云：生廣南山野郊漢。《爾雅》注云：栅木如桑樹。味苦，温，無毒。主霍亂吐瀉，小兒吐乳，暖胃正氣。並宜煎服。

〔箋釋〕

《爾雅》並無"栅木如桑樹"之注，李時珍認爲是"柟"字之誤，《本草綱目》云："《海藥本草》栅木皮，即柟字之誤，今正之。"將此條合併入楠條，所見甚是。按，《海藥本草》所引之注亦非出自《爾雅》，據《山海經・南山經》"虖勺之山，其上多梓枏"，郭璞注："枏，大木，葉似桑。今作楠，音南。《爾雅》以爲枏。"

無名木皮　謹按，徐表《南州記》云：生廣南山谷。大温，無毒。主陰腎痿弱，囊下濕癢。並宜煎取其汁小浴，極妙也。其實號無名子，波斯家呼爲阿月渾，狀若榛子。味辛，無毒。主腰冷，陰腎虚弱，房中術使用者衆，得木香、山茱萸良也。

奴會子　謹按，《拾遺》云：生西國諸戎，大小如苦藥子。味辛，平，無毒。主治小兒無辜疳冷虚渴，脱肛，骨立瘦損，脾胃不磨。劉五娘方用爲煎，治孩子瘦損也。

二十六種陳藏器餘

乾陀木皮　味平，無毒。主破宿血，婦人血閉，腹内血塊，酒煎服之。生安南。皮厚堪染者。葉如櫻桃。

【海藥云：按，《西域記》云：生西國。彼人用染僧褐，故名乾陀，褐色也。樹大皮厚。味平，温。主癥瘕氣塊，温腹暖胃，止嘔逆，並良也。

含水藤中水　味甘，平，無毒。主止渴，潤五藏，山行無水處，斷之得水可飲，清美，去濕痺，煩熱。生嶺南。葉似狗蹄。煑汁服之。主天行時氣，擣葉傅中水爛瘡，

皮韈。劉欣期《交州記》亦載之也。

【**海藥云**：謹按，《交州記》云：生嶺南及諸海山谷。狀若葛，葉似枸杞。多在路行人乏水處，便喫此藤，故以爲名。主煩渴心躁，天行疫氣瘴癘，丹石發動，亦宜服之。

皋蘆葉　味苦，平。作飲止渴，除痰，不睡，利水，明目。出南海諸山。葉似茗而大，南人取作當茗，極重之。《廣州記》曰：新平縣出皋蘆。皋蘆，茗之别名也，葉大而澁。又《南越志》曰：龍川縣出皋蘆。葉似茗，味苦澁，土人爲飲。南海謂之過羅，或曰物羅，皆夷語也。

【①**海藥云**：謹按，《廣州記》云：出新平縣。狀若茶樹，闊大，無毒。主煩渴熱悶，下痰，通小腸淋，止頭痛。彼人用代茶，故人重之如蜀地茶也。

〔箋釋〕

苦菜條陶弘景注云："南方有瓜蘆木，亦似茗，苦澀。取其葉作屑，煮飲汁，即通夜不睡。"即此皋蘆。本書卷十四木部下品又據《本草拾遺》收有"瓜蘆"，爲重出。《本草綱目》集解項李時珍説："皋蘆葉狀如茗，而大如手掌。挼碎泡飲，最苦而色濁，風味比茶不及遠矣。今廣人用之，名曰苦薆。"這種皋蘆究竟是何種植物，一直有争論，但以陶弘景説飲之可令人"通夜不睡"，《本草綱目》也説"令人不

① 墨蓋子原無，據體例補。

睡”，應該是含咖啡因的山茶科植物，一般認爲是茶的變種大葉茶 *Camellia sinensis* var. *assamica*。

蜜香　**味辛，温，無毒。主臭，除鬼氣。生交州大樹，節如沉香。《異物志》云：蜜香，蟲名。又云：樹生千歲，斫仆之，四五歲乃往看，已腐敗，惟中節堅貞是也。樹如椿。按《法華經》注云：木蜜，香蜜也。樹形似槐而香，伐之五六年，乃取其香。**

圖經：文具沉香條下。

【**海藥云**：謹按，内典云：狀若槐樹。《異物志》云：其葉如椿。《交州記》云：樹似沉香無異。主辟惡，去邪鬼，尸注，心氣。生南海諸山中。種之五六年，便有香也。

阿勒勃　**味苦，大寒，無毒。主心膈間熱風，心黄，骨蒸寒熱，殺三蟲。生佛逝國，似皂莢，圓長，味甜好喫，一名婆羅門皂莢也。**

【**海藥云**：按，《異域記》云：主熱病及下痰，殺蟲，通經絡。子療小兒疳氣。凡用，先炙令黄用。

鼠藤　**味甘，温，無毒。主丈夫五勞七傷，腰脚痛冷，陰痿，小便數白，益陽道，除風氣，補衰老，好顏色。取根及莖，細剉濃煮，服之訖，取微汗，亦浸酒如藥酒法，性極温，服訖，稍令人悶，無苦。生南海海畔山谷。作藤**

遶樹,莖葉滑净似枸杞,花白有節,心虚,苗頭有毛,南人皆識。其藤有鼠咬痕者良。但須嚼嚥其汁,驗也。

【**海藥云:**謹按,《廣州記》云:生南海山谷。藤蔓而生,鼠愛食此,故曰鼠藤,咬處即人用入藥。彼人食之,如喫甘蔗,味甘美。主腰脚風冷,大補水藏,好顔色,長筋骨。並剉,濃煎服之,亦取汁,浸酒更妙。

浮爛囉勒　味酸,平,無毒。主一切風氣,開胃補心,除冷痺,和調藏腑。生康國,似厚朴也。

靈壽木根皮　味苦,平。止水。作杖,令人延年益壽。生劍南山谷,圓長,皮紫。《漢書》孔光年老賜靈杖,顔注曰:木似竹,有節,長不過八九尺,圍可三四寸,自然有合杖之制,不須削理也。

〔箋釋〕

《漢書·孔光傳》云:"賜太師靈壽杖。"顔師古注:"木似竹,有枝節,長不過八九尺,圍三四寸,自然有合杖制,不須削治也。"《山海經·海内經》西南黑水之間,有都廣之野,"靈壽實華,草木所聚",郭璞注:"靈壽,木名也,似竹,有枝節。"亦即是此。靈壽木是蜀川特産,《蜀都賦》説"其中則有巴菽巴戟,靈壽桃枝";《華陽國志》謂朐忍縣"有靈壽木、橘圃、鹽井、靈龜",與《本草拾遺》説"生劍南山谷"相合。或認爲《史記·大宛列傳》張騫在西域所見邛竹杖即是此靈壽杖，其説可參（蕭兵：《張騫大夏所見邛竹杖即靈壽之木考——中西交通史上的一個疑案》，《中國文化》第十二期，第140頁）。靈壽木的原植物可能是忍冬科六道木 *Abelia biflora* 及同屬近緣物種，柳宗元有《植靈壽木》詩云："白華照寒水，怡我適野情。前趨問長老，重復欣嘉名。蹇連易衰朽，方剛謝經營。敢期齒杖賜，聊且移孤莖。叢萼中競秀，分房外舒英。柔條乍反植，勁節常對生。循玩足忘疲，稍覺步武輕。安能事翦伐，持用資徒行。"從描述來看，也基本與六道木 *Abelia biflora* 的形態特徵符合。

榠木　味甘，温，無毒。主風血羸瘦，補腰脚，益陽道，宜浸酒。生林漢山谷。木文側，故曰榠木。

斑珠藤　味甘，温，無毒。主風血羸瘦，婦人諸疾，浸酒服之。生山谷中。不凋。子如珠而斑，冬取之。

阿月渾子　味辛，温，澁，無毒。主諸痢，去冷氣，令人肥健。生西國諸蕃。云與胡榛子同樹。一歲榛子，二歲渾子也。

〔箋釋〕

此即漆樹科黄連木屬植物阿月渾子 *Pistacia vera*，種子即是今天常見的乾果開心果。

不彫木　味苦,温,無毒。主調中補衰,治腰脚,去風氣,却老變白。生太白山巖谷。樹高二三尺,葉似槐,莖赤有毛,如棠梨。

曼遊藤　味甘,温,無毒。久服長生延年。去久嗽。出犍爲牙門山谷。如寄生著大樹,春華色紫,葉如柳。張司空云:蜀人謂之沉藹藤,亦云治癖。

龍手藤　味甘,温,無毒。主偏風口喎,手足癱緩,補虚益陽,去冷氣風痺。斟酌多少,以醇酒浸,近火令温,空心服之,取汗。出安荔浦山石上,向陽者葉如龍手,因以爲名,採之無時也。

放杖木　味甘,温,無毒。主一切風血,理腰脚,輕身變白不老。浸酒服之。生温、括、睦、婺山中,樹如木天蓼。老人服之一月,放杖,故以爲名也。

石松　味苦、辛,温,無毒。主人久患風痺,脚膝疼冷,皮膚不仁,氣力衰弱。久服好顔色,變白不老。浸酒良。生天台山石上。如松,高一二尺也。

牛妳藤　味甘,温,無毒。主荒年食之令人不飢。

取藤中粉食之,如葛根,令人髮落。牛好食之。生深山,大如樹。

震燒木　主火驚失心。煑服之,又取掛門户間,大厭火災,此霹靂木也。

木麻　味甘,無毒。主老血,婦人月閉,風氣羸瘦,癥瘕。久服令人有子。生江南山谷林澤。葉似胡麻相對,山人取以用釀酒也。

帝休　主不愁,帶之愁自銷矣。生少室嵩高山。《山海經》曰:少室山有木名帝休,其枝五衢,黄花黑實,服之不愁。今嵩山應有此木,人未識,固可求之,亦如萱草之忘憂也。

河邊木　令飲酒不醉。五月五日取七寸,投酒中二徧,飲之,必能飲也。

檀桓　味苦,寒,無毒。主長生神仙,去萬病。末爲散,飲服方寸匕,盡一枝有驗。此百歲蘗之根,如天門冬,長三四尺,别在一旁以小根綴之。一名檀桓芝。《靈寶方》亦云。

〔箋釋〕

此即蘗木的根，詳該條。《抱朴子内篇·仙藥》云："黄蘗檀桓芝者，千歲黄蘗木下根，有如三斛器，去本株一二丈，以細根相連狀如縷，得末而服之，盡一枚則成地仙不死也。"《本草拾遺》檀桓芝云云，當本於此。

木蜜　味甘，平，無毒。止渴除煩，潤五藏，利大小便，去膈上熱。功用如蜜。樹生南方，枝葉俱可噉，亦煎食如飴，今人呼白石木蜜。子名枳[①]椇，味甜。本經云木蜜，非此。中汁如蜜也。崔豹《古今注》云：木蜜生南方，合體甜軟可噉，味如蜜，老枝煎取，倍甜，止渴也。

〔箋釋〕

此即本書卷十四《新修本草》藥物枳椇，《蜀本草》云："江南人呼謂之木蜜也。"原植物爲鼠李科枳椇 *Hovenia acerba*、北枳椇 *Hovenia dulcis*。

朗榆皮　味甘，寒，無毒。主下熱淋，利水道，令人睡。生山中。如榆皮，有滑汁。秋生莢，如北榆。陶公只見榆作注，爲南土無榆也。

〔箋釋〕

《左傳·莊公四年》"卒於樠木之下"，孔穎達疏云：

① 枳：底本作"积"，據文意改。

"木有似榆者,俗呼朗榆。"《本草綱目》釋名項李時珍説:"大榆二月生莢,朗榆八月生莢,可分别。"按,《廣志》云:"有姑榆,有郎榆,郎榆無莢,材又任車用,至善。"據《中華本草》解釋:"郎榆即榔榆,所謂'郎榆無莢'者,觀察不周之故。人的稱謂,女者爲'姑',男者爲'郎',引申於動植物之雌雄性别亦可用之。'姑榆'者,即今普通之榆樹 *Ulmus pumila*,以其春日開花結果,認爲它有生子的能力,故曰'姑榆'。榔榆夏秋季開花結實,人不易見,在春時與普通之榆樹相比,不見其花實,認爲它是雄性不能生子,故曰'郎榆'。後來,植物之名稱認爲木本者多加木旁,即作'榔榆'了。"其説可參,郎榆的原植物爲榆科榔榆 *Ulmus parvifolia*。

那耆悉　味苦,寒,無毒。主結熱,熱黄,大小便澁赤,疳毒諸熱,明目。取汁洗目,主赤爛熱障。生西南諸國。一名龍花也。

黄屑　味苦,寒,無毒。主心腹痛,霍亂,破血,酒煎服之。主酒疸目黄及野雞病,熱痢下血,水煑服之。從西南來者,並作屑,染黄用之,樹如檀。

重修政和經史證類備用本草卷第十三

木部中品總九十二種

一十七種神農本經白字。

三種名醫别録墨字。

一十一種唐本先附注云"唐附"。

一十四種今附皆醫家嘗用有効,注云"今附"。

二種新補

四十五種陳藏器餘

凡墨蓋子已下並唐慎微續證類

秦皮

山茱萸胡蘈子(續注)。

紫葳淩霄花也，莖、葉等(附)。根(續注)。

胡桐淚唐附。自草部，今移。

棘刺花實、葉、針(附)。

白棘

没藥今附。

安悉香唐附。

松蘿

菴摩勒唐附。

衛矛鬼箭也。

大腹今附。

合歡

五倍子今附。自草部，今移。

天竺黄今附。

天竺桂今附。

桑花新補。

每始王木唐附。

秦椒

墨今附。

豬苓

烏藥今附。

龍眼

仙人杖新補。草仙人杖(附)。

毗梨勒唐附。

鬱金香今附。

海桐皮今附。

紫藤今附。

虎杖自草部，今移。

伏牛花今附。自草部，今移。

蜜蒙花今附。自草部，今移。

折傷木唐附。

椋子木唐附。

四十五種陳藏器餘

必栗香　椆木　研藥　黄龍眼　箭簳

元慈勒　都咸子　鑿孔中木　櫟木皮　省藤

松楊木　楊廬耳　故甑蔽　梫木　象豆

地主　腐木　石刺木　柟木　息王藤
角落木　鴆鳥漿　紫珠　牛領藤　枕材
鬼膊藤　木戟　奴柘　温藤　鬼齒
鐵槌柄　古櫬板　慈母　飯籮　白馬骨
紫衣　梳箆　倒掛藤　故木砧　古厠木
桃掘　梭頭　救月杖　地龍藤　火槽頭

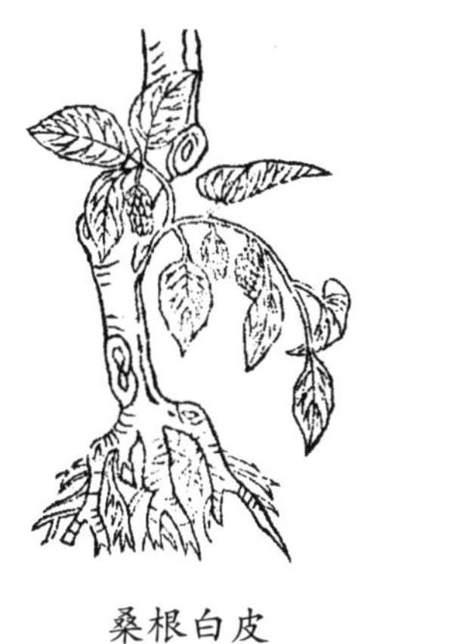
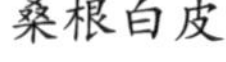
桑根白皮

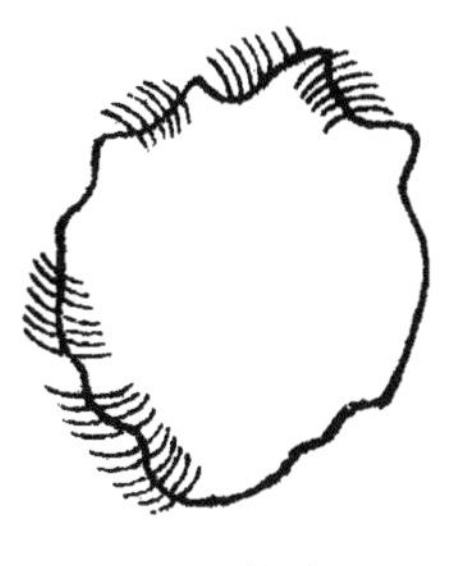
信州桑黄

桑根白皮　味甘，寒，無毒。主傷中，五勞六極，羸瘦，崩中脉絶，補虚益氣，去肺中水氣，唾血熱渴，水腫腹滿臚脹，利水道，去寸白，可以縫金瘡。採無時。出土上者殺人。續斷、桂心、麻子爲之使。

葉　主除寒熱，出汗。汁解蜈蚣毒。

桑耳　味甘，有毒。黑者主女子漏下赤白汁，血病癥瘕積聚，陰痛，陰陽寒熱，無子，療月水不調。其黄熟

陳白者，止久洩，益氣，不飢。其金色者，治癖飲積聚，腹痛，金瘡。一名桑菌，一名木麥。蜀本“麥”作“夋”。詮荀切。

五木耳　名檽。音軟。益氣不飢，輕身强志。**生犍爲山谷。六月多雨時採，即暴乾。**

陶隱居云：東行桑根乃易得，而江邊多出土，不可輕信。桑耳，斷穀方云木檽，又呼爲桑上寄生。此云五木耳，而不顯四者是何木。按老桑樹生燥耳，有黄者、赤白者；又多雨時，亦生軟濕者；人採以作葅，皆無復藥用。唐本注云：楮耳人常食，槐耳用療痔，榆、柳、桑耳，此爲五耳。軟者並堪噉。桑椹，味甘，寒，無毒。單食主消渴。葉，味苦、甘，寒，有少毒。水煎取濃汁，除脚氣水腫，利大小腸。灰，味辛，寒，有小毒。蒸淋取汁爲煎，與冬灰等同滅誌疵黑子，蝕惡肉，煮小豆大下水脹，傅金瘡止血生肌也。今按，陳藏器本草云：桑葉汁，主霍亂腹痛吐下。冬月用乾者濃煮服之，研取白汁合金瘡，又主小兒吻瘡。細剉，大釜中煎，取如赤糖，去老風及宿血。葉椏者名雞桑，最堪入用。椹，利五藏、關節，通血氣。久服不飢。多收暴乾，擣末蜜和爲丸，每日服六十丸，變白不老。取黑椹一升，和科斗子一升，瓶盛封閉，懸屋東頭，一百日盡化爲黑泥，染白鬢如漆。又取二七枚，和胡桃脂，研如泥，拔去白髮，點孔中即生黑者。臣禹錫等謹按，藥性論云：桑白皮，使，平。能治肺氣喘滿，水氣浮腫，主傷絶，利水道，消水氣，虚勞客熱，頭痛，内補不足。桑耳，使。一名桑臣，又名桑黄。味甘、辛，無毒。能治女子崩中帶下，月閉血凝，産後血凝，男子痃癖，兼療伏血，下赤血。又云：木耳，亦可單用，平。孟詵云：寒，無毒。利五藏，宣腸胃氣擁，毒氣。不可多食，惟益服丹石人熱發,和葱、豉作羹。**蕭炳**云:桑葉炙煑飲,止霍亂。**孟詵**云:桑根白皮煮汁飲,利五藏。又入散用,下一切風氣,水氣。**又云:**桑葉炙煎飲之,止渴,一如茶法。**又云:**桑皮煮汁,可染褐色,久不落。柴燒灰淋汁,入鍊五金家用。**日華子**云:桑白皮,温。調中下氣,益五藏,消痰止渴,利大小腸,開胃下食,殺腹藏蟲,止霍亂吐瀉。此即山[①]桑根皮。**又云:**家桑東行根,暖,無毒。研汁治小兒天弔驚癇,客忤,及傅鵝口瘡,大驗。**又云:**家桑葉,暖,無毒。利五藏,通關節,下氣。煎服,除風痛出汗,并撲損瘀血。並蒸後,罯蛇蟲蜈蚣咬,鹽挼傅上。春葉未開枝可作煎,酒服,治一切風。**又云:**桑耳,温,微毒。止腸風瀉血,婦人心腹痛。**藥性論**云:蕈耳亦可單用,平。古槐、桑樹上者良。能治風破血益力;其餘樹上多動風氣,發痼疾,令人肋下急,損經絡,背膊悶。又煮漿粥安槐木上,草覆之,即生蕈,次柘木者良。**孟詵**云:菌子,寒。發五藏風,擁經脉,動痔病,令人昏昏多睡,背膊四肢無力。又,菌子有數般,槐樹上生者良。野田中者,恐有毒,殺人。又多發冷氣,令腹中微微痛。

圖經曰:桑根白皮,本經不著所出州土,今處處有之,採無時。不可用出土上者,用東行根益佳。或云木白皮亦可用。初採得,以銅刀剥去上麁皮,取其裹白切,焙乾。其皮中青涎,勿使刮去,藥力都在其上。惡鐵及鈆,不可近之。桑葉以夏秋再生者爲上,霜後採之。煑湯淋渫手足,去風痺殊勝。桑耳,一名桑黄。有黄熟陳白者,又有金色者,皆可用,碎切,酒煎,主帶下。其實

① 山:底本作"出",據劉甲本改。

椹,有白、黑二種,暴乾。皆主變白髮。皮上白蘚花,亦名桑花,狀似地錢。刀削取炒乾,以止衄、吐血等。其柴燒灰淋汁,醫家亦多用之。桑上蠹蟲,主暴心痛,金瘡肉生不足。皮中白汁,主小兒口瘡,傅之便愈。又以塗金刃所傷燥痛,須臾血止,更剥白皮裹之,令汁得入瘡中,良。冬月用根皮皆驗。白皮作線,以縫金創腸出者,更以熱雞血塗之。唐安金藏剖腹用此法,便愈。桑條作煎,見《近効方》,云:桑煎療水氣,肺氣,脚氣,癰腫兼風氣。桑條二兩,用大秤七兩,一物細切如豆,以水一大升,煎取三大合,如欲得多造,準此增加。先熬令香,然後煎。每服,肚空時喫,或茶湯,或羹粥,每服半大升,亦無禁忌也。本方云:桑枝,平,不冷不熱,可以常服。療偏躰風癢乾燥,脚氣,風氣,四肢拘攣,上氣,眼暈,肺氣嗽,銷食,利小便。久服輕身,聰明耳目,令人光澤,兼療口乾。仙經云"一切仙藥,不得桑煎不服",出《抱朴子》。本方:桑枝一小升,細切,熬令香,以水三大升,煎取二大升,一日服盡,無問食前後,此服只依前方也。桑葉可常服,神仙服食方:以四月桑茂盛時採葉,又十月霜後,三分,二分已落時,一分在者,名神仙葉,即採取。與前葉同陰乾,擣末,丸、散任服,或煎,以代茶飲。又採椹暴乾,和蜜食之,並令人聰明,安魂鎮神。又炙葉,令微乾,和桑衣煎服,治痢,亦主金創及諸損傷,止血。方書稱桑之功最神,在人資用尤多。《爾雅》云"桑辨有葚,與椹同。梔",郭璞云:"辨,半也。一半有葚,半無,名曰梔。"又云"女桑,桋桑",俗閒呼桑木之小而條長者爲女桑。又山桑木堪弓弩,檿桑絲中琴瑟,皆材之美者也,他木鮮及焉。

【**雷公云**:凡使,十年已上向東畔嫩根,採得後,銅刀剥上青黄薄皮一重,只取第二重白嫩青涎者,於槐砧上用銅刀剉了,焙令乾。勿使皮上涎落,涎是藥力。此藥惡鐵并鉛也。

聖惠方:治大風,頭面髭髮脱落:以桑柴灰熱湯淋取汁洗頭面,以大豆水研取漿,解澤灰味,彌佳。次用熟水,入菉豆麪濯之,取净。不過十度良。三日一沐頭,一日一洗面。

外臺秘要:治偏風及一切風:桑枝剉一大升,用今年新嫩枝,以水一大斗,煎取二大升。夏用井中沉,恐酢壞。每日服一盞,空心服盡。又煎服,終身不患偏風。若預防風,能服一大升佳。　**又方**:脉極寒,髮鬢墮落,令髮潤生:桑白皮二升,以水淹浸,煮五六沸,去滓,洗沐鬢髮自不落。　**又方**:五痔:以桑耳作羹,空心下飦飽食之,日三食之。待孔卒痛如鳥啄,取大小豆各一升,合擣作兩囊,蒸之,及熱,更互坐之,即差。

千金方:治口瘡白漫漫:取桑樹汁,先以髮拭口,次以汁傅之。　**又方**:八月、九月中刺,手足犯惡露腫,多殺人:以桑枝三條,内塘灰中炮,令極熱,破斷,以頭柱瘡口上,令熱盡,即易之。盡二條,則瘡自爛,仍取韮白傅瘡上,以布帛急裹之。若有腫者更作,用薤白佳。

肘後方:治人少小鼻衄,小勞輒出:桑耳無多少,熬令焦,擣末。每衄發,輒以杏人大塞鼻,數度即可斷。《深師方》同。

葛氏方:卒小便多,消渴:入地三尺取桑根,剥取白皮,炙令黄黑,剉,以水煮之令濃,隨意飲之,亦可内少米,勿入鹽。**又方**:産後下血不止:炙桑白皮,煮水飲之。　**又方**:血露不絶:鋸截桑根,取屑五指撮,取醇酒服之,日三。　**又方**:因瘡而腫者,皆因中水及中風寒所作,其腫入腹則殺人:多以桑灰淋汁漬,冷復易,取愈。《梅師方》同。　**又方**:飲食中蠱毒,令人腹内堅痛,面黄青,淋露骨立,病變無常:取桑木心,剉得一斛,著釜中,以水淹之,令上有三斗水,煮取二斗,澄取清,微火煎,得五升。宿勿食,旦服五合,則吐蠱毒出。

梅師方:治水腫,坐卧不得,頭面身體悉腫:取東引花桑枝,燒灰淋汁,煮赤小豆,空心食令飽,飢即食盡,不得喫飲。**又方**:治金瘡止痛:取桑柴灰研傅瘡上,佳。

經驗方:治欬嗽甚者,或有吐血殷鮮:桑根白皮一斤,米泔浸三宿,净刮上黄皮,剉細,入糯米四兩,焙乾,一處擣爲末,每服米飲調下一兩錢。　**又方**:治青盲,此一法當依而用之,視物如鷹鶻,有此効:正月八、二月八、三月六、四月六、五月五、六月二、七月七、八月二十五、九月十二、十月十二、十一月二十六、十二月晦,每遇上件神日,用桑柴灰一合,以煎湯沃之,於甆器中澄,令極清,以藥汁稍熱洗之。如覺冷,即重湯煮令得所,不住手洗,遇上件日不得不洗,緣此神日本法也。

經驗後方:治肺毒瘡如大風疾,緑雲散:以桑葉好者,净洗過,熟蒸一宿,候日乾爲末,水調二錢匕服。**又方**:墜馬拗損:以桑根白皮五斤爲末,水一升煎成膏,傅於損處,便止。已後亦無宿血,終不發動。

廣利方:治瀉血不止:桑耳一大兩,熬令黑,以水一大升三合,煎取六大合,去滓,空心分温三服。**又方**:治蛇咬瘡:桑樹白皮汁傅之,差。　**又方**:治金瘡:取新桑白皮燒灰,和馬糞塗瘡上，數易之。

勝金方：治小兒渴：用桑葉不拘多少，用生蜜逐葉上傅過，將線繫葉蒂上綳，陰乾細切，用水煎汁，服之，差。

錢相公篋中方：治蜈蚣及蜘蛛毒：取桑白皮汁傅之，効。

子母秘録：治落胎下血不止：以桑木中蝎蟲燒末，酒服方寸匕，日二服。　**又方**：小兒重舌：桑白皮煮汁，塗乳飲之。**又方**：小兒鵝口：桑白皮汁和胡粉傅之。

楊氏産乳：凡子不得與桑椹子食，令兒心寒。

宮氣方：治小兒舌上生瘡如粥皮：桑白皮汁傅之，三兩度，差。

仙方：桑椹熟時，收之，日乾，爲末，蜜和丸桐子大，空心酒服四十丸，長服之，良。

史記：桑樹根旁行出地者，名爲伏蛇，治心痛一絶。本經云“桑根出土者殺人”，此用治心痛，宜更研訪。

毛詩：《泮水》篇云：食我桑椹，懷我好音。

氓詩：無食桑葚。注：葚，桑實也。食過則醉，傷其性。

丹房鏡源：桑灰結汞。

衍義曰：桑根白皮條中言桑之用稍備，然獨遺烏椹，桑之精英盡在於此。採摘微研，以布濾去滓，石器中熬成稀膏，量多少入蜜，再熬成稠膏，貯甆器中，每抄一二錢，食後、夜卧，以沸湯點服。治服金石發熱渴，生精神，及小腸熱，性微凉。

〔箋釋〕

桑樹爲重要經濟作物，因爲是習見物種，種類亦多。

《爾雅·釋木》云"桑辨有葚,梔",郭璞注:"辨,半也。一半有葚,半無,名曰梔。"按,《本草圖經》引郭璞如此,"一半有葚"云云,《經典釋文》作"舍人云"。邢昺疏引犍爲舍人注云:"桑樹一半有葚,半無葚,爲梔。"桑樹有雌雄異株,亦有雌雄同株者,此或以雌雄異株者爲"梔"。又云"女桑,桋桑",郭注:"今俗呼桑樹小而條長者爲女桑。"一般認爲,這種"女桑"爲桑之柔嫩者。又云"檿桑,山桑",郭注:"似桑,材中作弓及車轅。"《本草圖經》作"山桑木堪弓弩,檿桑絲中琴瑟,皆材之美者也,他木鮮及焉"。這種"檿桑",或釋爲柘,或釋爲桑之别種。《本草拾遺》云:"葉椏者名雞桑,最堪入用。"《本草綱目》集解項李時珍説:"桑有數種:有白桑,葉大如掌而厚;雞桑,葉花而薄;子桑,先椹而後葉;山桑,葉尖而長。"這些桑多數爲桑科桑屬植物,但物種各别,除桑科植物桑 *Morus alba* 以外,還包括同屬雞桑 *Morus australis*、華桑 *Morus cathayana*、蒙桑 *Morus mongolica* 及其變種。

《本草圖經》引仙經云:"一切仙藥,不得桑煎不服。"並注出《抱朴子》。此不見於今本《抱朴子内篇》,當屬佚文。其後"本方"云云,爲"桑煎"的具體做法。李時珍將此句理解爲以桑柴火煎藥,故《本草綱目》卷六火部桑柴火條引用此句,並解釋説:"桑乃箕星之精,能助藥力,除風寒痹諸痛,久服,終身不患風疾故也。"卷三十六桑條桑枝發明項再次引此,李時珍補充説:"煎藥用桑者,取其能利關節,除風寒濕痹諸痛也。"

按，道家鍊丹用桑柴火處甚多，但此處“桑煎”並非指以桑柴火煎藥，而是以桑枝作煎，具體方法即後文説“桑枝一小升，細切，熬令香，以水三大升，煎取二大升”者。檢《普濟本事方》卷九雜病，服桑枝法云：“桑枝一小升，細切，炒香，以水三大升，煎取二升，一日服盡，無時。《圖經》云：桑枝性平，不冷不熱，可以常服。療體中風癢乾燥，脚氣風氣，四肢拘攣，上氣眼暈，肺氣咳嗽，消食，利小便。久服輕身，聰明耳目，令人光澤。兼療口乾。《仙經》云‘一切仙藥，不得桑煎不服’，出《抱朴子》。政和間予嘗病兩臂痛，服諸藥不效，根據此作數劑，臂痛即愈。”此“服桑枝法”即本於《本草圖經》提到的仙經“桑煎”。

墨蓋子下引《史記》云：“桑樹根旁行出地者，名爲伏蛇，治心痛一絶。”《史記》無此文，據《藝文類聚》卷八十八引《本草經》云：“桑根旁行出土上者，名伏蛇，治心痛。”《太平御覽》卷九百五十五引《本草經》同。此當是唐慎微誤注書名。其後“本經云‘桑根出土者殺人’，此用治心痛，宜更研訪”，則是引用者加的按語。

竹葉　䈽音謹。竹葉　味苦，平、大寒，無毒。主欬逆上氣，溢筋，急惡瘍，殺小蟲，除煩熱，風痓，喉痺，嘔吐。

根　作湯，益氣止渴，補虚下氣，消毒。汁主風痓。

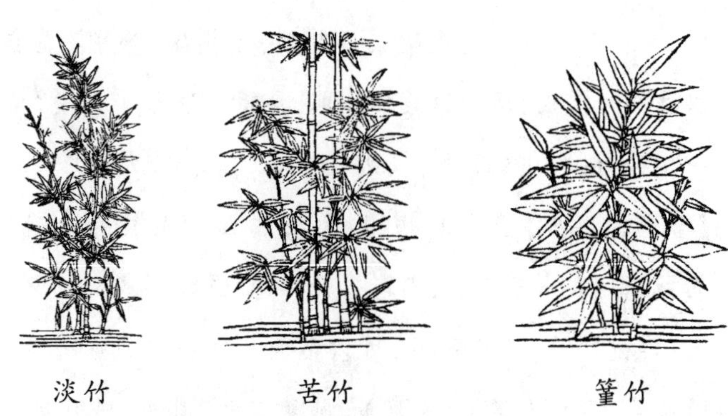

實　通神明，輕身益氣。生益州。

淡竹葉　味辛，平、大寒。主胸中痰熱，欬逆上氣。

瀝　大寒。療暴中風，風痺，胸中大熱，止煩悶。

皮茹　微寒。主嘔啘，温氣，寒熱，吐血，崩中，溢筋。

苦竹葉及瀝　療口瘡，目痛，明目，利九竅。

竹笋蜀本作“諸笋”。　**味甘，無毒。主消渴，利水道，益氣。可久食。**

陶隱居云：竹類甚多，此前一條云是篁竹，次用淡、苦爾。又一種薄殼者名甘竹葉，最勝。又有實中竹、篁竹，並以笋爲佳，於藥無用。凡取竹瀝，惟用淡、苦、篁竹爾。竹實出藍田，江東乃有花而無實；而頃來斑斑有實，狀如小麥，堪可爲飯。今按，陳藏器本草云：苦竹笋，主不睡，去面目并舌上熱黄，消渴，明目，解酒毒，除熱氣，健人。諸笋皆發冷血及氣。淡竹根煮取汁，主丹石發熱渴，除煩熱。臣禹錫等謹按，藥性論云：淡竹葉，味甘，無毒。主吐血，熱毒風，壓丹石毒，止消渴。竹燒瀝治卒中風，失音不語,苦者治眼赤。又云:青竹茹,使,味甘。能止肺痿唾血,鼻衄,治五痔。日華子云:淡竹并根,味甘,冷,無毒。消痰,治熱狂煩悶,中風失音不語,壯熱頭痛,頭風并懷姙人頭旋倒地,止驚悸,温疫迷悶,小兒驚癇天弔。莖葉同用。又云:苦竹,味苦,冷,無毒。治不睡,止消渴,解酒毒,除煩熱,發汗,治中風失音。作瀝功用與淡竹同。孟詵云:笋,寒。主逆氣,除煩熱,動氣發冷癥,不可多食。越有蘆及箭笋,新者稍可食,陳者不可食。其淡竹及中母笋雖美,然發背悶脚氣。又云:慈竹瀝療熱風,和食飲服之,良。蜀本圖經云:竹節間黄白者,味甘,名竹黄。尤制石藥毒發熱。

圖經曰:簺竹、淡竹、苦竹,本經並不載所出州土,今處處有之。竹之類甚多,而入藥者惟此三種,人多不能盡别。謹按,《竹譜》:簺,字音斤。其竹堅而促節,體圓而質勁,皮白如霜,大者宜刺船,細者可爲笛。苦竹有白有紫。甘竹似篁而茂,即淡竹也。然今之刺船者多用桂竹,作笛者有一種,亦不名簺竹。苦竹亦有二種:一種出江西及閩中,本極麁大,笋味殊苦,不可噉;一種出江浙,近地亦時有,肉厚而葉長闊,笋微有苦味,俗呼甜苦笋,食品所最貴者,亦不聞入藥用。淡竹肉薄,節間有粉,南人以燒竹瀝者,醫家只用此一品,與《竹譜》所説大同而小異也。竹實今不復用,亦稀有之。

【陳藏器序:久渴心煩服竹瀝。

食療:淡竹上,甘竹次。主欬逆,消渴,痰飲,喉痺,鬼疰,惡氣,殺小蟲,除煩熱。苦竹葉,主口瘡,目熱,瘖啞。苦竹茹,主下熱壅。苦竹根,細剉一斤,水五升,煮取汁一升,分三服,大下心肺五藏熱毒氣。苦笋不發痰,淡竹瀝大寒,主中風,大熱,煩悶,勞復。淡竹茹主噎膈,鼻衄。竹實通神明,輕身益氣。篁、淡、苦、甘外,餘皆不堪,不宜人。

外臺秘要:療凡脱折折骨諸瘡腫者,慎不可當風及多自扇,若中風,則發痓口噤,殺人。若已中風,覺頸項强,身中急速者,急服此方:竹瀝飲二三升。若已口噤,以物强發内之。忌冷飲食及酒。竹瀝卒煩難得,可合十許束併燒中央承取,投之可活。

千金方:凡飲酒頭痛:以竹茹三兩,水五升,煮取三升,去滓,令冷,内破雞子三枚攪調,更煮三沸,飲之。　**又方**:治齒斷間津液血出不止:苦竹茹四兩,以酢漬一宿,含之。　**又方**:治齒間血出:以竹葉濃煮,與鹽少許,寒温得所含之。　**又方**:齒血不止:刮生竹皮,酢漬之,令其人解衣,乃别令一人,含噀其背上三過,并取茗草濃煑汁,適寒温,含漱之,差。　**又方**:治時氣五六日,心神煩躁不解:用竹瀝半盞,新水半盞,相和令匀,非時服。

肘後方:治霍亂轉筋,心腹脹痛:濃煑竹葉湯五六升,令灼已轉筋處。　**又方**:傷寒五六日已上者:作青竹瀝小煎,分減數數飲之,厚覆取汗。　**又方**:卒失聲,聲噎不出:濃煮苦竹葉服之。　**又方**:小兒身中惡瘡:煮取竹汁,日澡洗。

葛氏方:卒消渴,小便多:作竹瀝恣飲,數日愈。

孫真人食忌:卒得惡瘡不識者:燒苦竹葉,和雞子黄傅。

梅師方:治産後身或强直,口噤面青,手足强反張:飲竹瀝一二升，醒。　**又方**：主姙娠恒若煩悶，此名子煩，竹瀝湯：茯苓三兩，竹瀝一升，水四升，合竹瀝煎取二升，分三服，不差，重作，亦時時服竹瀝。　**又方**：治目赤眥痛如刺，不得開，肝實熱所致，或生障瞖：苦竹瀝五合，黄連二分，綿裹，入竹瀝内浸一宿，以點目中數度，令熱淚出。

食醫心鏡：理心煩悶，益氣力，止渴：苦笋熟煮，任性食之。又苦竹笋主消渴，利水道，下氣，理風熱，脚氣，取蒸煮食之。又箽竹笋主消渴，風熱，益氣力，發氣脹，蒸煮炒任食。

簡要濟衆：頭瘡：大笋竹葉燒爲灰，量瘡大小，用灰調生油傅，入少膩粉佳。

兵部手集：治發背，頭未成瘡及諸熱腫痛：以青竹筒角之，及掘地作坑貯水，卧，以腫處就坑子上，角之如菉豆大，戢戢然出，不止，遍匝腰肋。　**又方**：治瘡：慈竹笋籜灰油和塗之，妙。**又方**：治中風口噤：服淡竹瀝一升。　**又方**：治湯火灼爛：竹中蟲蚛末傅之，良。　**又方**：小兒口噤體熱者：竹瀝二合，煖之，分三四服。兒新生，慎不可逆加鍼灸，忍痛動其五脉，因之成癇，是以田舍小兒任其自然，皆無此疾，可審之。　**又方**：治小兒、大人欬逆短氣，胸中吸吸，欬出涕唾，嗽出臭膿，涕粘：淡竹瀝一合服，日三五服，大人一升。

廣利方：治金瘡，中風口噤欲死：竹瀝半大升，微微煖，服之。

姚氏方：卒齒痛：取苦竹，燒一頭，一頭得汁，多揩齒上，差。

傷寒類要：治交接勞復，卵腫，腹中絞痛，便欲死：刮竹皮一升，以水三升，煮五沸，絞去滓，頓服。《梅師方》同。

子母秘録：治胎動：取甘竹根煮汁服。 **又方**：安胎：取竹瀝服之。 **又方**：治姙娠八月、九月，若墮樹或牛馬驚傷，得心痛：青竹茹五兩切，以酒一升，煎取五合，頓服。不差，再服之。**又方**：小兒癇：刮青竹茹三兩，醋三升，煎一升，去滓，服一合。兼治小兒口噤體熱病。 **又方**：小兒頭瘡，耳上生瘡：竹葉燒末，和猪脂塗上。又以雞子白傅之亦妙。

産書：治姙娠悮有失墜，忽推築著疼痛：新青竹茹二合，以好酒一升，煮茹三五沸，分作三度服。

産寶：治姙娠因夫所動，困絶：以竹瀝，飲一升，立愈。 **又方**：治産後血氣，暴虚汗出：淡竹瀝三合，微煖服之，須臾再服。

楊氏産乳：療瘡疥：燒竹葉爲末，以雞子白和之，塗上，不過三四次，立差。 **又方**：姙娠苦煩，此子煩故也：竹瀝，不限多少，細細服之。 **又方**：療胎動，安胎方：甜竹根煮取濃汁飲之。

姚和衆：小孩夜後狂語：竹瀝，每一歲兒連夜二合，服令盡之。

李畋該聞集云：爆竹辟妖氣。鄰人有仲叟家爲山魈所祟，擲瓦石，開户牖，不自安。叟求禱之，以佛經報謝，而妖祟彌盛。畋謂其叟曰：翁旦夜於庭落中，若除夕爆竹數十竿。叟然其言，爆竹至曉，寂然安帖，遂止。

别説云：謹按，舊稱竹實鸞鳳所食，今近道竹間時見，開花小白如棗花，亦結實如小麥子，無氣味而澁。江浙人號爲竹米，以爲荒年之兆，及其竹即死，信非鸞鳳之所食也。近有江南餘干[①]人來言：彼有竹實，大如雞子，竹葉層層包裹，味甘勝蜜，食之令人心膈清凉。生深竹林茂盛蒙密處。頃因得之，但日久汁枯乾而味尚存爾。因知鸞鳳之食必非常物也。

衍義曰：竹葉，凡諸竹與笋，性皆微寒，故知葉其用一致。本經不言笋及苦竹性，苦[②]取瀝作油，亦不必强擇也。張仲景竹葉湯，用淡竹。笋難化，不益脾。鄰家一小兒，方二歲，偶失照管，壯熱，喘麁，不食，多睡，仰頭，呻吟，微嘔逆，瞑目，多驚，凡三五日，醫作慢驚治之。治不對病，不愈。忽然其母誤將有巴豆食藥作驚藥，化五丸如麻子大，嚾之。良久，大吐。有物噎於喉中，乳媪以指摘出之，約長三寸，麁如小指，乃三日前臨堦曝者乾箭笋。是夜諸證皆定。次日但以和氣藥調治，遂安。其難化也如此。經曰"問而知之者謂之工"，小兒不能問，故爲難治，醫者當審慎也。

〔箋釋〕

《本草經》竹葉，《本草經集注》將篁竹葉、淡竹葉、苦竹葉併入，其中"篁竹葉"接在《本草經》"竹葉"標題之後，表示《本草經》竹葉及其下之根、實，皆是篁竹之葉、根、實。"淡竹葉"另起，包括瀝、皮筎；"苦竹葉"另起，作"苦竹葉及瀝"，包括竹笋。

此條包括禾本科竹亞科的多種植物，《本草圖經》

---

① 干：底本作"千"，據文意改。

② 苦：從文意看，恐是"若"之訛。

云:“篁竹、淡竹、苦竹,本經並不載所出州土,今處處有之。竹之類甚多,而入藥者惟此三種,人多不能盡别。”一般認爲,篁竹約是桂竹 *Phyllostachys bambusoides* 之類,淡竹爲 *Phyllostachys nigra* var. *henonis*,苦竹爲 *Pleioblastus amarus*。需説明者,自宋代開始,竹在圖繪中已有特别之文化象徵,圖畫家處理這類圖像,不經意間添附若干“文人意象”。如按照《本草圖經》的描述,篁竹堅而促節,其“大者宜刺舩”,故確定爲高大挺直、抗彎曲能力較强的剛竹屬 *Phyllostachys* 物種,而所繪的篁竹卻是相對柔弱的叢生小竹,應非真實物種的寫照。

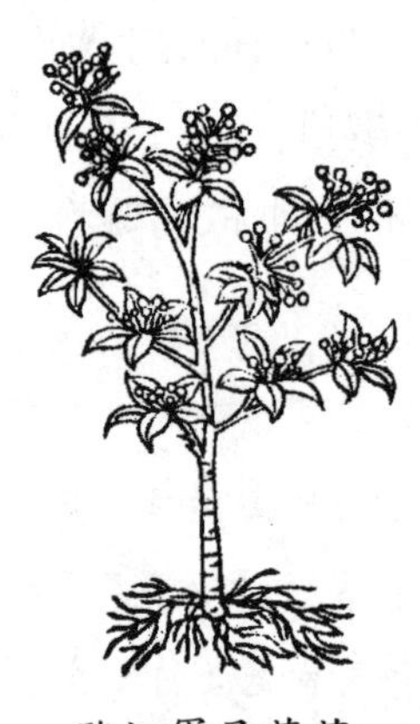

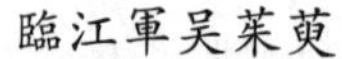
臨江軍吴茱萸

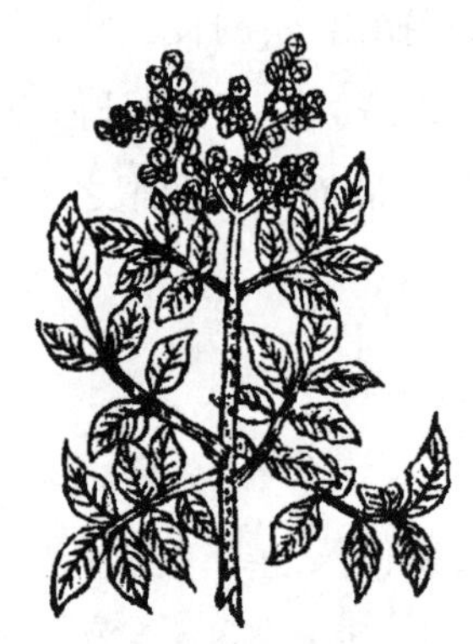
越州吴茱萸

吴茱萸　味辛,温、大熱,有小毒。主温中下氣,止痛,欬逆寒熱,除濕血痺,逐風邪,開腠理,去痰冷,腹内絞痛,諸冷實不消,中惡,心腹痛,逆氣,利五藏。

根　殺三蟲。根白皮殺蟯蟲,治喉痺,欬逆,止洩

注，食不消，女子經産餘血，療白癬。一名藙。生上谷川谷及冤句。九月九日採，陰乾。蓼實爲之使，惡丹參、消石、白堊，畏紫石英。

陶隱居云：《禮記》名藙，而俗中呼爲藙音殺。子，當是不識藙字，似藙字，仍以相傳。其根南行、東行者爲勝。道家去三尸方亦用之。唐本注云：《爾雅·釋木》云："椒、榝，醜梂。"陸氏《草木疏》云："椒，榝屬。"亦有榝名，陶誤也。臣禹錫等謹按，藥性論：吴茱萸，味苦、辛，大熱，有毒。能主心腹疾，積冷，心下結氣，疰心痛，治霍亂轉筋，胃中冷氣，吐瀉腹痛不可勝忍者可愈，療遍身𤸷痺，冷食不消，利大腸擁氣。削皮能療漆瘡。主中惡，腹中刺痛，下痢不禁，治寸白蟲。博雅云：棷、榝、欓、越椒，茱萸也。棷，音考。孟詵云：茱萸，主心痛，下氣，除嘔逆，藏冷。又，皮止齒痛。又，患風瘙癢痛者，取茱萸一升，清酒五升，和煮，取一升半，去滓，以汁煖洗。中賊風口偏不能語者，取茱萸一升，清酒一升，和煮四五沸，冷服之半升，日三服，得少汗，差。謹按，殺鬼疰氣。又，開目者不堪食。又，魚骨在人腹中刺痛，煮一盞汁服之，止。又，骨在肉中不出者，嚼封之，骨當爛出。脚氣衝心，可和生薑汁飲之，甚良。日華子云：健脾，通關節，治霍亂，瀉痢，消痰，破癥癖，逐風，治腹痛，腎氣，脚氣，水腫，下産後餘血。又云：茱萸葉，熱，無毒。治霍亂，下氣，止心腹痛，冷氣。内外腎釣痛，鹽研罯，神驗。乾即又浸復罯。霍亂，脚轉筋，和艾，以醋湯拌罯，妙也。陳藏器云：梂子根濃煮浸痔，有驗。燒末服，亦主痔病。又《爾雅》云"櫟實，梂也"，其子房生爲梂。又赤爪草一名羊梂，一名鼠查梂。此乃名同耳。梂似小柤而赤，人食之。生高原。

圖經曰:吴茱萸生上谷川谷及冤句,今處處有之,江浙、蜀漢尤多。木高丈餘,皮青緑色,葉似椿而闊厚,紫色。三月開花紅紫色。七月、八月結實似椒子,嫩時微黄,至成熟則深紫。九月九日採,陰乾。《風土記》曰:俗尚九月九日謂爲上九,茱萸到此日,氣烈熟色赤,可折其房以插頭,云辟惡氣禦冬。又《續齊諧記》曰:汝南桓景,隨費長房學。長房謂曰:九月九日汝家有災厄,宜令急去家,各作絳囊盛茱萸以繫臂上,登高飲菊花酒,此禍可消。景如言,舉家登高山,夕還,見雞、犬、牛、羊一時暴死。長房聞之曰:此代之矣。故世人每至此日,登高飲酒,戴茱萸囊,由此耳。世傳茱萸氣好上,言其衝膈,不可爲服食之藥也。張仲景治嘔而胸滿者,茱萸湯主之:吴茱萸一升,棗二十枚,生薑一大兩,人參一兩,以水五升,煎取三升,每服七合,日三。乾嘔吐涎沫而頭痛者亦主之。又其南行枝,主大小便卒關格不通。取之斷度如手第二指中節,含之立下。出姚僧垣方。根亦入藥用。《删繁方》療脾勞熱,有白蟲在脾中爲病,令人好嘔者:取東行茱萸根大者一尺,大麻子八升,橘皮二兩,凡三物㕮咀,以酒一斗浸一宿,微火上薄煖之,三下絞,去滓,平旦空腹服一升,取盡,蟲便下出,或死,或半爛,或下黄汁。凡作藥法,禁聲,勿語道作藥,蟲便下,驗。

【雷公云:凡使,先去葉、核并雜物了,用大盆一口,使鹽水洗一百轉,自然無涎。日乾,任入丸散中用。修事十兩,用鹽二兩,研作末,投東流水四斗中,分作一百度洗,别有大効。若用醋煮,即先沸醋三十餘沸,後入茱萸,待醋盡,曒乾,每用十兩,使醋一溢爲度。

食療：微温。主痢，止瀉，厚腸胃。肥健人不宜多食。

聖惠方：治陰毒傷寒，四肢逆冷，宜熨以茱萸一升，酒和匀濕，絹袋二隻盛，蒸令極熱，熨脚心，候氣通暢匀暖即停熨，累用驗。

外臺秘要：《集驗》熨癥法：茱萸三升碎之，以酒和煮熟，布裹熨癥上。冷更炒，更番用之。癥移走，逐熨之，候消乃止也。**又方**：治癰疽發背及發乳房：茱萸一升，擣之，以苦酒和，帖癰上。　**又方**：陰下濕癢：茱萸一升，水三升，煑三沸，去滓，洗癢，差。

千金方：治寸白蟲：茱萸根洗去土四兩，切，以水、酒各一升漬一宿，平旦分再服。凡茱萸皆用細根，東北陰者良。若稍大如指已上者，皆不任用。　**又方**：治心腹内外痛：茱萸一升，酒三升，煎取半升，空心頓服之。

千金翼：産後虚羸，盜汗，時嗇嗇惡寒：茱萸一雞子大，以酒三升漬半日，煮服。　**又方**：主大人、小兒風瘮：茱萸一升，酒五升，煮取一升，帛染拭之。　**又方**：主頭風，沐頭：茱萸二升，水五升，煮取三升，以綿染拭髮根，良。

肘後方：治中風不能語：豉、茱萸各一升，水五升，煮取二升，稍稍服之。　**又方**：治腸痔，大便常血，下部癢痛如蟲咬者：掘地作坑燒令赤，酒沃中，擣茱萸二升内中，乘熱板開小孔，以下部榻上，冷乃下，不過三四度即差。

孫真人備急方：赤痢，臍下痛：茱萸一合，黑豆湯吞之，効。

經驗方：治脾元氣發歇痛不可忍者：茱萸一兩，桃人一兩，和炒令茱萸燋黑後，去茱萸，取桃人去皮尖，研細，葱白三莖，煨熟，以酒浸，温分三服。

經驗後方：補水氣藥：赤茱萸二兩，米醋煮爛，細研爲膏，丸如梧桐子大，椒湯下七丸，空心服。

兵部手集：治醋心，每醋氣上攻如釅醋：茱萸一合，水三盞，煎七分，頓服。縱濃，亦須强服。近有人心如蜇破，服此方後，二十年不發。　**又方**：治中風腹痛，或子腸脱出：茱萸三升，酒五升，煎取二升，分温三服。　**又方**：小兒火灼瘡，一名瘭漿瘡，一名火爛瘡：用酒煎茱萸拭上。

楊氏産乳：療中惡心痛：吴茱萸五合，以酒三升，煮三沸，分三服。

衍義曰：吴茱萸須深湯中浸去苦烈汁，凡六七過，始可用。今文與注及注中藥法皆不言，亦漏落也。此物下氣最速，腸虚人服之愈甚。

〔箋釋〕

重陽登高、插茱萸的習慣有悠久歷史，《西京雜記》云："九月九日，佩茱萸，食蓬餌，飲菊華酒，令人長壽。"《本草經》有山茱萸，又有吴茱萸，因爲與山茱萸相較，吴茱萸香味濃烈，故認爲這種茱萸主要指吴茱萸。這也與許多談論茱萸的詩賦詠贊茱萸的香氣一致，如"茱萸自有芳，不若桂與蘭"（曹植《浮萍篇》），"菤葹摘心心不盡，茱萸折葉葉更芳"（江總《宛轉歌》），"芳排紅結小，香透夾衣輕"（徐鉉

《茱萸詩》)。《説文》云:"萸,茱萸,茮屬。"《爾雅·釋木》"椒、榝,醜莍",郭璞注:"莍,萸子聚生成房貌。今江東亦呼榝,似茱萸而小,赤色。"所謂"聚生成房",即是吴茱萸蓇葖果果瓣稍分離的樣子。

本條陶弘景注:"《禮記》名藙,而俗中呼爲藙子,當是不識藙字,似蔱字,仍以相傳。"按,《禮記·内則》"三牲用藙",鄭玄注:"藙,煎茱萸也。漢律會稽獻焉。《爾雅》謂之榝。"陸德明釋文:"似茱萸而實赤小。"此爲食茱萸之類,陶説有誤,故被《新修本草》批評。

《本草圖經》繪有兩幅吴茱萸圖例。其中臨江軍吴茱萸從圖例來看,單葉,傘形花序腋生,很像是山茱萸科的山茱萸 *Cornus officinalis*;而山茱萸條所繪兖州山茱萸,奇數羽狀複葉,枝頂花狀物,或許即是吴茱萸的蓇葖果。此更像是蘇頌編《本草圖經》時的錯簡,而非宋代兩種茱萸嚴重混亂也。至於《本草圖經》另一幅越州吴茱萸,則是芸香科植物吴茱萸 *Euodia rutaecarpa* 或同屬近緣物種。

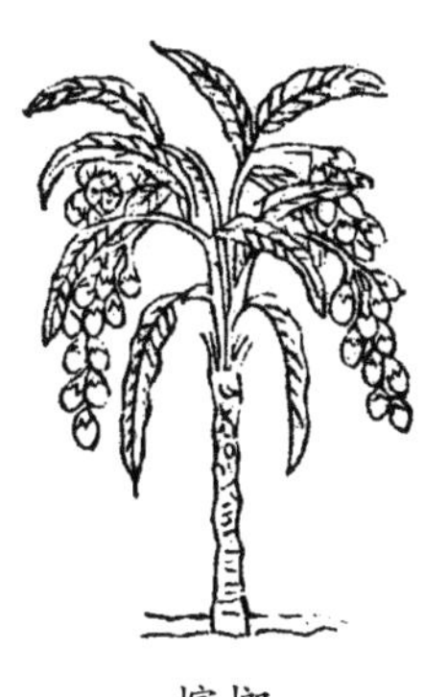

檳榔

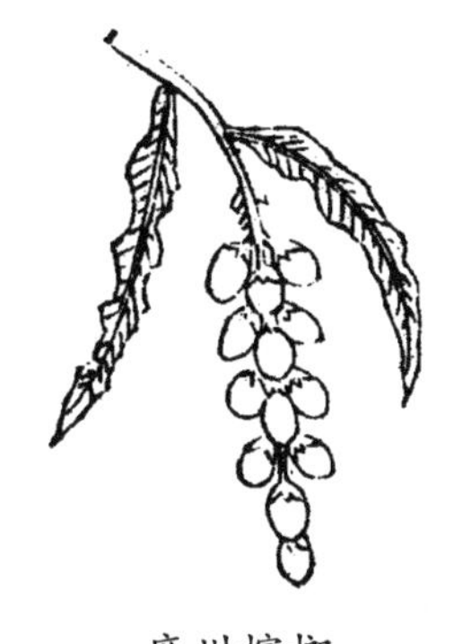

廣州檳榔

檳榔　味辛，温，無毒。主消穀逐水，除痰澼，殺三蟲、伏尸，療寸白。生南海。

陶隱居云：此有三四種。出交州，形小而味甘；廣州以南者，形大而味澁；核亦有大者，名猪檳榔。作藥皆用之。又小者，南人名蒳子，俗人呼爲檳榔孫，亦可食。唐本注云：檳榔，生者極大，停數日便爛。今入北來者，皆先灰汁煑熟，仍火熏使乾，始堪停久。其中人主腹脹，生擣末服，利水穀道。傅瘡，生肌肉止痛。燒爲灰，主口吻白瘡。生交州、愛州及崑崙。臣禹錫等謹按，藥性論云：白檳榔，君，味甘，大寒。能主宣利五藏六腑擁滯，破堅滿氣，下水腫，治心痛，風血積聚。廣志云：木實曰[①]檳榔，樹無枝略如柱，其顛生穟而秀，生棘針，重疊其下。彼方珍之，以爲口實。陳藏器云：蒳子，小檳榔也。生收火乾，中無人者，功劣於檳榔。顧微《廣州記》云：山檳榔，形小而奭細。蒳子，土人呼爲檳榔孫。日華子云：檳榔，味澁。除一切風，下一切氣，通關節，利九竅，補五勞七傷，建脾調中，除煩，破癥結，下五膈氣。南海藥譜云：檳榔人，赤者味苦。殺蟲兼補。

圖經曰：檳榔生南海，今嶺外州郡皆有之。大如桄榔，而高五七丈，正直無枝，皮似青桐，節如桂竹。葉生木巔，大如楯頭，又似甘蕉葉。其實作房，從葉中出，傍有刺若棘針，重疊其下。一房數百實，如雞子狀，皆有皮殼，肉滿殼中，正白，味苦澁，得扶留藤與瓦屋子灰同咀嚼之，則柔滑而甘美。嶺南人啗之以當果實。其俗云，南方地温，不食此無以祛瘴癘。其實春生，至

---

① 曰：底本作“白”，據文意改。

夏乃熟。然其肉極易爛，欲收之，皆先以灰汁煮熟，仍火焙熏乾，始堪停久。此有三四種，有小而味甘者，名山檳榔；有大而味澁，核亦大者，名猪檳榔；最小者名蒳子，其功用不説有别。又云：尖長而有紫文者名檳，圓而矮者名榔，檳力小，榔力大。今醫家不復細分，但取作雞心狀、存①坐正穩心不虚、破之作錦文者爲佳。其大腹所出，與檳榔相似，但莖葉根幹小異，并皮收之，謂之大腹檳榔。或云檳榔難得真者，今賈人貨者，多大腹也。

【**海藥**：謹按，《廣志》云：生東海諸國。樹莖葉根幹與大腹小異耳。又云如椶櫚也，葉茜似芭蕉狀。陶弘景云："向陽曰檳榔，向陰曰大腹。"味澁，温，無毒。主賁豘諸氣，五鬲氣，風冷氣，宿食不消。《脚氣論》云：以沙牛尿一盞，磨一枚，空心煖服，治脚氣壅毒，水腫浮氣。秦醫云：檳榔二枚，一生一熟，擣末，酒煎服之，善治膀胱諸氣也。

食療：多食發熱。南人生食。閩中名橄欖子。所來北者，煮熟熏乾將來。

雷公云：凡使，取好存坐穩、心堅、文如流水、碎破内文如錦文者妙。半白半黑并心虚者，不入藥用。凡使，須别檳與榔，頭圓身形矮毗者是榔，身形尖紫文麄者是檳。檳力小，榔力大。欲使，先以刀刮去底，細切。勿經火，恐無力効。若熟使，不如不用。

聖惠方：治口吻生白瘡：用二枚燒灰細研，傅之，妙。**又方**：治胎動腰痛搶心，或有血下：用一兩爲末，非時水煮葱白

① 存：疑當作"有"。

濃汁,調下一錢匕。

外臺秘要:若脚氣,非冷非熱,老人、弱人脹滿者:檳榔人爲末,以檳榔殻汁或茶飲、或豉汁中調服方寸匕,甚利。

經驗方:治金瘡:白檳榔、黄連少許爲末,傅之即差。

梅師方:治醋心:檳榔四兩,橘皮二兩,細擣爲散,空心生蜜湯下方寸匕。

孫真人食忌:治嘔吐:以白檳榔一顆,煨,橘皮一分,炙爲末,水一盞,煎半盞服。

斗門方:治腰重痛:用檳榔爲末,酒下一錢。　**又方**:治本藏氣:以雞心檳榔,小便濃磨半箇服。或用熱酒調一錢匕,効。

簡要濟衆:治諸蟲在藏腑久不差:檳榔半兩炮,擣爲末,每服一錢至二錢,葱、蜜煎湯調下,空心服。　**又方**:治脚氣衝心:白檳榔一箇,雞心大者爲末,用童子小便、生薑汁、温酒共半盞調,只作一服,無時服。

廣利方:治脚氣衝心,致悶亂不識人:白檳榔十二分,爲末,分三服,空心暖小便五大合調服,日再服。

御藥院:治痰涎:檳榔爲末,白湯點一錢。

齊民要術:檳榔下氣及宿食,白蟲,消穀,痰飲。

衍義曰:檳榔,二書所説甚詳。今人又取尖長者入藥,言其快鋭速效。屢嘗試之,果如其説。

〔箋釋〕

《南方草木狀》云:"檳榔樹高十餘丈,皮似青桐,節如桂竹，下本不大，上枝不小，調直亭亭，千萬若一。森秀無柯，端頂有葉。葉似甘蕉，條泒開破。仰望眇眇，如插叢蕉於竹杪；風至獨動，似舉羽扇之掃天。葉下繫數房，房綴數十實，實大如桃李，天生棘，重累其下，所以禦衛其實也。味苦澀。剖其皮，鬻其膚，熟如貫之，堅如乾棗。以扶留藤、古賁灰并食，則滑美下氣消穀。出林邑。彼人以爲貴，婚族客必先進，若邂逅不設，用相嫌恨。一名賓門藥餞。”此即棕櫚科植物檳榔 *Areca catechu*。蘇軾有《詠檳榔》詩云：“異味誰栽向海濱，亭亭直幹亂枝分。開花樹杪翻青籜，結子苞中皺錦紋。可療飢懷香自吐，能消瘴癘煖如薰。堆盤何物堪爲偶，蔞葉清新卷翠雲。”至於《雷公炮炙論》説“頭圓身形矮毗者是榔，身形尖紫文麁者是檳”，與其分栝與樓爲二物一樣，都是無稽之談。《本草綱目》批評説：“雷斅《炮炙論》謂尖者爲檳，圓者爲榔，亦似强説。”

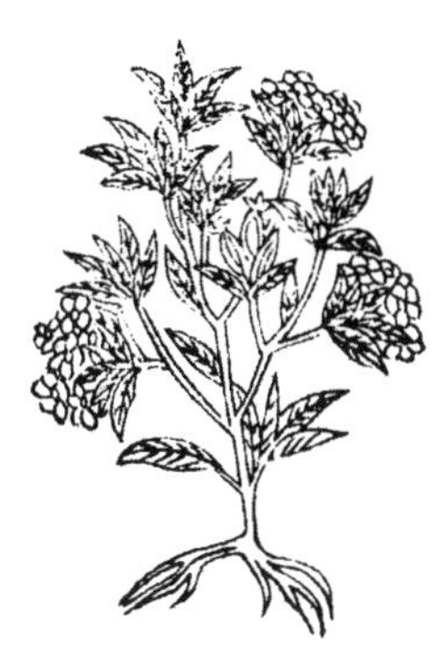
臨江軍梔子

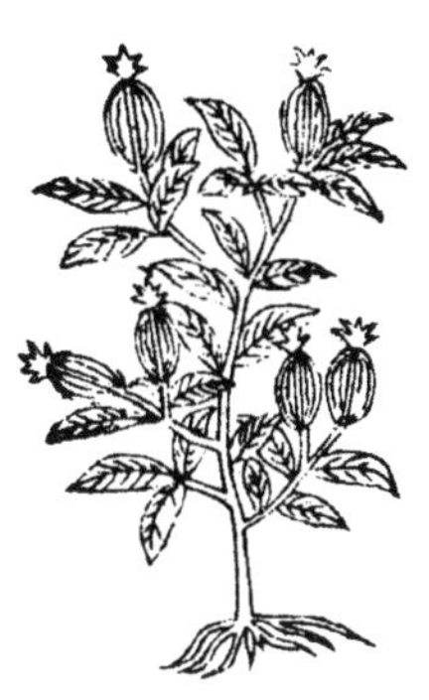
江陵府梔子

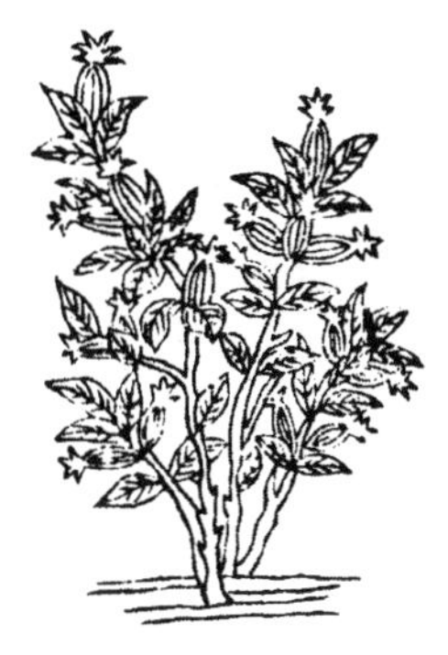
建州梔子

梔子　**味苦，寒、**大寒，無毒。**主五内邪氣，胃中熱**

氣,面赤酒皰、皶鼻,白癩、赤癩瘡瘍,**療目熱赤痛,胸心大小腸大熱,心中煩悶,胃中熱氣。**一名木丹,**一名越桃。生南陽川谷。九月採實,暴乾。**

陶隱居云:解玉支毒。處處有,亦兩三種小異,以七稜者爲良。經霜乃取之。今皆入染用,於藥甚稀。玉支,即羊躑躅也。臣禹錫等謹按,藥性論云:山梔子,殺䗪蟲毒,去熱毒風,利五淋,主中惡,通小便,解五種黄病,明目,治時疾,除熱及消渴口乾,目赤腫病。

圖經曰:梔子生南陽川谷,今南方及西蜀州郡皆有之。木高七八尺,葉似李而厚硬,又似樗蒲子。二三月生白花,花皆六出,甚芬香,俗説即西域詹匐也。夏秋結實如訶子狀,生青熟黄,中人深紅。九月採實,暴乾。南方人競種以售利。《貨殖傳》云"巵茜千石,亦比千乘之家",言獲利之博也。此亦有兩三種,入藥者山梔子,方書所謂越桃也。皮薄而圓小,刻房七稜至九稜者爲佳。其大而長者,乃作染色,又謂之伏尸梔子,不堪入藥用。張仲景《傷寒論》及古今諸名醫治發黄,皆用梔子、茵蔯、香豉、甘草等四物作湯飲。又治大病起勞復,皆用梔子、鼠矢等湯,並小利而愈。其方極多,不可悉載。梔子亦療血痢挾毒熱下者,葛洪方以十四枚去皮,擣,蜜丸服,如梧子三丸,日三,大効。又治霍亂轉筋。燒梔子三枚,末服立愈。時行重病後勞發,水煮十枚飲汁,温卧徹汗乃愈。挾食加大黄别煮汁,臨熟内之合飲,微利遂差。

【**雷公曰:**凡使,勿用顆大者,號曰伏尸梔子,無力。須要如雀腦,并鬚長有九路赤色者上。凡使,先去皮、鬚了,取人,以甘草水浸一宿，漉出焙乾，擣篩如赤金末用。

食療：主瘖啞，紫癜風，黄疸，積熱心躁。　**又方**：治下鮮血：梔子人燒灰，水和一錢匕，服之，量其大小多少服之。

千金方：治火瘡未起：梔子人灰，麻油和封，厚乃佳。已成瘡，燒白糖灰粉之，燥即差。

肘後方：治霍亂，心腹脹痛，煩滿短氣，未得吐下，若轉筋：燒梔子二七枚研末，熟水調服。

梅師方：治火丹毒：擣和水調傅之。　**又方**：治熱毒下血，或因食物發動：以三十枚擘，水三升，煎取一升，去滓服。**又方**：治熱病新差，早起及多食後發：以十枚，水三升，煎取一升，去滓，温服，卧令微汗。若食不消，加大黄三兩。　**又方**：治傷寒差後交接發動，因欲死，眼不開，不能語：梔子三十枚，水三升，煎取一升，服。　**又方**：治猘犬咬：梔子皮燒末，石硫黄等分，同研爲末，傅瘡上，日三二傅之，差。

博濟方：治冷熱氣不和，不思飲食，或腹痛疞刺：山梔子、川烏頭等分，生擣爲末，以酒糊丸如梧子大，每服十五丸，炒生薑湯下。如小腹氣痛，炒茴香、葱，酒任下二十丸。

兵部手集：治頭痛不可忍，是多風痰所致：梔子末和蜜濃傅舌上，吐即止。

勝金方：治婦人臨産痢：不限多少燒灰，細末，空心熟水調一匙頭，甚者不過五服。

孫尚藥：治傷寒下痢後更煩，按之心下叜者，虚煩也：梔子十四枚，擘，豉四合，右二味以水四升，煎梔子取二升半，内豉更煎取一升，去滓，分再服。得吐，餘勿服。嘔有癰膿者不可服，嘔膿盡乃愈。

古今録驗：秦王散，胃疸食多喜飲：梔子實主之。

丹房鏡源：梔子柔金。

衍義曰：梔子，仲景治發汗吐下後，虛煩不得眠。若劇者，必反覆顛倒，心中懊憹，梔子豉湯治之。虛，故不用大黄，有寒毒故也。梔子雖寒無毒，治胃中熱氣，既亡血、亡津液，府藏無潤養，内生虛熱，非此物不可去，張仲景《傷寒論》已著。又治心經留熱，小便赤澁，去皮山梔子火炮，大黄、連翹、甘草炙，等分末之，水煎三二錢匕，服之無不效。

〔箋釋〕

梔子是古代重要經濟作物，主要用作黄色染料。《史記·貨殖列傳》説："若千畝卮茜，千畦薑韭，此其人皆與千户侯等。"《説文·新附》云："梔，木，實可染。"《廣雅·釋木》云："梔子，𣔆桃也。"

《本草綱目》從古寫作"卮子"，釋名項李時珍解釋説："卮，酒器也。卮子象之，故名。"集解項又説："卮子葉如兔耳，厚而深緑，春榮秋瘁。入夏開花，大如酒杯，白瓣黄蕊，隨即結實，薄皮細子有鬚，霜後收之。蜀中有紅卮子，花爛紅色，其實染物則赭紅色。"此即茜草科山梔子 *Gardenia jasminoides* 及其同屬近緣植物，古今品種變化不大。按，《漢書·高祖本紀》云："上奉玉卮爲太上皇壽。"應劭云："飲酒禮器也，古以角作，受四升。"顔師古注："卮，飲酒圓器也，今尚有之。"可見玉卮在漢代爲常見。梔子用作染料或入藥，皆採其成熟的果實。梔子爲蒴果，成熟的果實金黄至橘紅色，呈長卵形或橢圓形，通常有5–9條翅狀縱棱，頂端殘存萼片。枝頭成熟飽滿的梔子果實，擬象玉卮之形，李時珍説"卮子象之"，應該是正確的。

《本草圖經》説："花皆六出，甚芬香，俗説即西域詹匐也。"《本草綱目》釋名項説"花名薝蔔"，注釋云："佛書稱其花爲薝蔔。"故蘇軾《常州太平寺法華院薝蔔亭醉題》有句"六花薝蔔林間佛，九節菖蒲石上仙"。按，以上諸説皆見於《酉陽雜俎》："諸花少六出，唯梔子花六出。陶貞白言：梔子翦花六出，刻房七道。相傳即西域薝蔔花也。"梔子花冠白色，通常六裂，故云"六出"；至於"西域薝蔔花"，據《翻譯名義集》卷三云："瞻蔔，或詹波，正云瞻博迦，《大論》翻黄華。樹形高大。新云苦末羅，此云金色。"所言薝蔔是一種木蘭科植物，非茜草科梔子。

紫鉚音礦。 **騏驎竭** **味甘、鹹，平，有小毒。主五藏邪氣，帶下，止痛，破積血，金瘡生肉。與騏驎竭二物大同小異。**

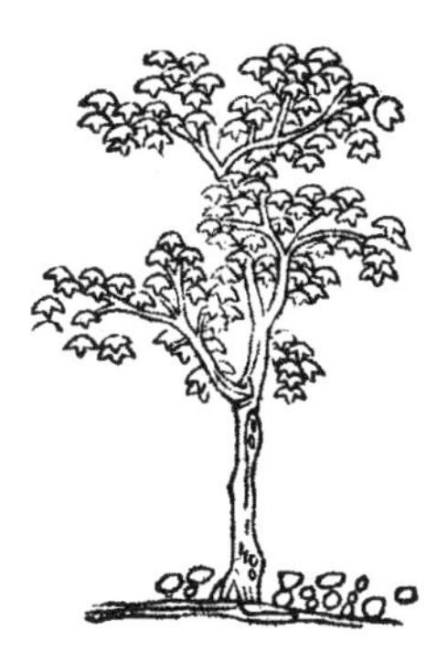

廣州騏驎竭

唐本注云：紫色如膠，作赤麖音京。皮及寶鈿，用爲假色，亦以膠寶物。云蟻於海畔樹藤皮中爲之。紫鉚樹名渴廩，騏驎竭樹名渴留，喻如蜂造蜜，斫取用之。《吴録》謂之赤膠者。今按，别本注云：紫鉚、騏驎竭二物同條，功効全别。紫鉚色赤而黑,其葉大如盤,鉚從葉上出。騏驎竭色黄而赤。味鹹,平,無毒。主心腹卒痛,止金瘡血,生肌肉,除邪氣。葉如櫻桃,三角,成竭從木中出,如松脂。唐本先附。玉石部,今移。

臣禹錫等謹按,日華子云:紫鉚,無毒。治驢馬蹄漏,可鎔補。**又云:**騏驎竭,暖,無毒。得蜜陀僧良。治一切惡瘡疥癬久不合者,傅此藥,性急,亦不可多使,却引膿。

圖經曰:騏驎竭,舊不載所生州土,今出南蕃諸國及廣州。木高數丈,婆娑可愛,葉似櫻桃而有三角。其脂液從木中流出,滴下如膠飴狀,久而堅凝乃成竭,赤作血色,故亦謂之血竭。採無時。其味鹹而氣腥者是。海母血不可用。真竭微鹹而甘,作梔子氣味。舊説與紫鉚大都相類,而别是一物,功力亦殊。今按,段成式《酉陽雜俎》云:紫鉚出真臘國,國人呼爲勒佉,亦出波斯國。木高丈許,枝幹繁鬱,葉似橘柚,冬不凋落。三月花開,不結子。每有霧露微雨霑濡,其枝條則爲紫鉚。波斯國使人呼及沙利,兩人説如此。而真臘國使人言:是蟻運土上於木端作窠,蟻壤爲霧露所霑,即化爲紫鉚。又《交州地志》亦云:本州歲貢紫鉚,出於蟻壤。乃知與血竭雖俱出於木,而非一物,明矣。今醫方亦罕用,惟染家所須耳。

【海藥:紫鉚,謹按,《廣州記》云:生南海山谷。其樹紫赤色,是木中津液成也。治濕癢瘡疥,宜入膏用。又可造胡燕脂,餘滓則玉作家使也。又騏驎竭,謹按,《南越志》云:是紫鉚樹之脂也。其味甘,温,無毒。主打傷折損一切疼痛,補虚及血氣,攪刺内傷血聚,並宜酒服。欲驗真僞,但嚼之,不爛如蠟者上也。

雷公云:騏驎竭,凡使,勿用海母血,真似騏驎竭,只是味鹹并腥氣。其騏驎竭,味微鹹、甘,似梔子氣是也。欲使,先研作粉,重篩過,臨使,安於丸散或膏中,任使用,勿與衆藥同擣,化作飛塵也。

聖惠方:産後血暈不知人及狂語:麟竭一兩,細研爲末,非時温酒調二錢匕。

廣利方:治金瘡血不止兼痛:麟竭末傅之立止。

賈相牛經:牛馬有漏蹄:以紫礦少許和猪脂,内入漏處,燒鐵篦烙之。

酉陽雜俎:紫鉚樹出真臘,國使衝都尉沙門陀沙尼拔陁言:蟻運土於樹下作窠,蟻壤得雨露,結而成紫礦。崑崙者善,波斯次。

太清伏煉靈砂[①]法:騏麟竭,出於西胡。禀於熒惑之氣,生於湯石之陰,結而成質。紫鉚形若爛石,其功亦能添益陽精,消陰滯氣。

衍義曰:紫鉚如糖霜結於細枝上,累累然紫黑色,研破則紅。今人用造綿𦈛䵒,邇來亦難得。餘如經。

〔箋釋〕

"鉚",據《干禄字書》,爲"礦"的正體字,《本草綱目》釋名項解釋説:"此物色紫,狀如礦石,破開乃紅,故名。"

騏驎竭即麒麟竭,亦名血竭,爲植物樹脂的加工品,紫鉚則是紫膠蟲的分泌物,故《本草綱目》將紫鉚從木部分出,列入蟲部。集解項李時珍説:"紫鉚出南番,乃細蟲如

① 砂:底本作"妙",據本書"證類本草所出經史方書"改。

蟻蝨緣樹枝造成，正如今之冬青樹上小蟲造白蠟一般，故人多插枝造之。今吴人用造胭脂。按張勃《吴録》云：九真移風縣，有土赤色如膠。人視土，知其有蟻，因墾發，以木枝插其上，則蟻緣而上，生漆凝結，如螳螂螵蛸子之狀。人折漆以染絮物，其色正赤，謂之蟻漆赤絮。此即紫鉚也。"紫鉚是膠蚧科紫膠蟲 *Laccifer lacca* 分泌在樹枝上的膠質，連枝採取則名紫梗。

古代麒麟竭（血竭）的原植物，一直没有準確結論，至於《本草圖經》所繪廣州麒麟竭，乃是以意爲之者。葉作三角形，並非真實物種寫照，廣州口岸進口之沉香、没藥、丁香等，皆用此符號，或許是作爲"原植物不詳"的一種標誌。《本草圖經》此處説"葉似櫻桃而有三角"，已屬誤解，南宋《諸番志》云："血竭亦出大食國，其樹略與没藥同，但葉差大耳。"應該是根據《本草圖經》的圖例立言，屬於錯上加錯。

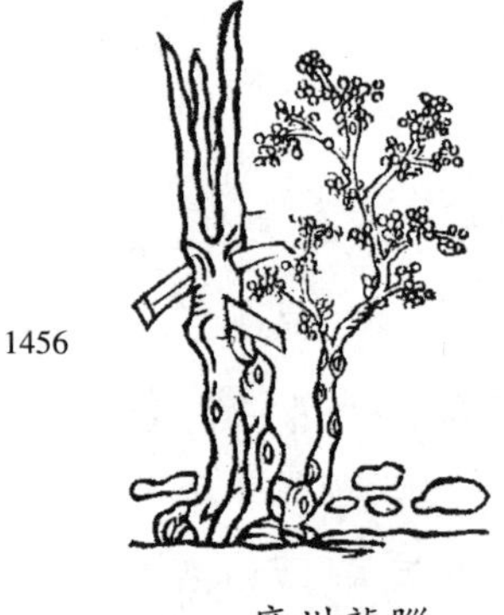

廣州龍腦

龍腦香及膏香　**味辛、苦，微寒，一云温，平，無毒。主心腹邪氣，風濕積聚，耳聾，明目，去目赤膚翳。出婆律國。形似白松脂，作杉木氣，明净者善。久經風日或如雀屎者不佳。云合糯**一作粳。**米炭、相思子貯之則不耗。膏主耳聾。**

唐本注云：樹形似杉木。言婆律膏，

是樹根下清脂;龍腦,是根中乾脂。子似豆蔻,皮有錯甲,香似龍腦。味辛,尤下惡氣,消食散脹滿,香人口。舊云出婆律國,藥以國爲名,即杉脂也。江南有杉木,未經試。或方土無脂,猶甘蕉無實。唐本先附。臣禹錫等謹按,段成式酉陽雜俎云:龍腦香樹,出婆利國,呼爲箇不婆律,亦出波斯國。樹高八丈,大可六七圍,葉圓而背白,無花實。其樹有肥有瘦,瘦者出龍腦香,肥者出婆律膏。香在木心中。波斯斷其樹剪取之,其膏於樹端流出,斫樹作坎而承之。入藥用有别法。南海藥譜云:龍腦油,性温,味苦。本出佛誓國。此油從樹所取,摩一切風。陳藏器云:相思子,平,有小毒。通九竅,治心腹氣,令人香,止熱悶,頭痛,風痰,殺腹藏及皮膚内一切蟲。又主蠱毒,取二七枚末服,當吐出。生嶺南。樹高丈餘,子赤黑間者佳。

圖經曰:龍腦香出婆律國,今惟南海番舶賈客貨之。相傳云,其木高七八丈,大可六七圍,如積年杉木狀,傍生枝,葉正圓而背白,結實如豆蔻,皮有甲錯。香即木中脂,似白松脂,作杉木氣。膏乃根下清液耳,亦謂之婆律膏。段成式《酉陽雜俎》説:此木有肥瘦,瘦者出龍腦香,其香在木心。波斯斷其木翦取之。肥者出婆律膏,其膏於木端流出,斫木作坎而承之。兩説大同而小異。亦云南海山中亦有此木。唐天寶中,交趾貢龍腦,皆如蟬、蠶之形。彼人云:老根節方有之,然極難得。時禁中呼爲瑞龍腦,帶之衣衿,香聞十餘步外,是後不聞有此。今海南龍腦,多用火煏成片,其中亦容雜僞。入藥惟貴生者,狀若梅花瓣,甚佳也。

【**海藥**:謹按,陶弘景云:生西海律國,是波律樹中脂也,如白膠香狀。味苦、辛,微温,無毒。主内外障眼,三蟲,治五痔,明目,鎮心,秘精。又有蒼龍腦,主風瘡皯䵳,入膏煎良,用點眼則有傷。《名醫别録》云:婦人難産,取龍腦研末少許,以新汲水調服,立差。又,唐太宗時,西海律國貢龍腦香,是知彼處出耳。

經驗方:治急中風,目瞑牙噤,無門下藥者:以中指點散子揩齒三二十,揩大牙左右,其口自開,始得下藥。龍腦、天南星等分爲末,乳鉢内研,自五月五日午時合出者,只用一字至半錢,名開關散。

經驗後方:治時疾,發豌豆瘡及赤瘡子未透,心煩狂躁,氣喘妄語,或見鬼神:龍腦一錢,細研,旋滴猪心血,和丸如雞頭肉大,每服一丸,紫草湯下,少時心神便定得睡,瘡復發透,依常將息取安。

衍義曰:龍腦條中與《圖經》所説各未盡。此物大通利關鬲熱塞,其清香爲百藥之先,大人、小兒風涎閉壅及暴得驚熱,甚濟用。然非常服之藥,獨行則勢弱,佐使則有功,於茶亦相宜,多則掩茶氣味,萬物中香無出其右者。西方抹羅短吒國,在南印度境,有羯布羅香,幹如松株,葉異,濕時無香,採乾之後,折之,中有香,狀類雲母,色如冰雪,此龍腦香也。蓋西方亦有。

〔箋釋〕

龍腦香爲龍腦香科喬木龍腦香 *Dipterocarpus tubinatus* 木質部樹脂析出的天然結晶,精製品爲冰片,《本草綱目》釋名項李時珍説:"龍腦者,因其狀加貴重之稱也。以白瑩如冰,及作梅花片者爲良,故俗呼爲冰片腦,云梅花腦。番中又有米腦、速腦、金脚腦、蒼龍腦等稱,皆因形色命名,不及冰片、梅花者也。"

《本草圖經》繪有廣州龍腦，左側粗大樹幹有斫痕，表示採取龍腦，右側小樹葉用圈點，應與所繪"廣州沉香""廣州没藥""廣州騏驎竭"樹葉用三角符號一樣，表示原植物不詳的意思。

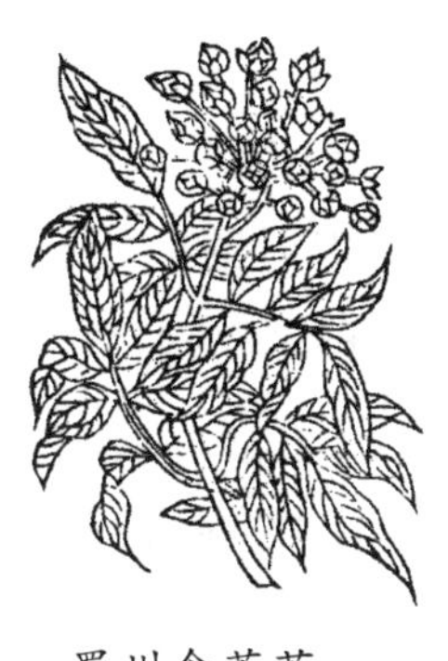

蜀州食茱萸

食茱萸　味辛、苦，大熱，無毒。功用與吴茱萸同，少爲劣爾，療水氣用之乃佳。

唐本注云：皮薄開口者是。雖名爲食茱萸，而不堪多噉之也。今按，顆粒大，經久色黄黑，乃是食茱萸；顆粒緊小，久色青緑，即是吴茱萸。今按，陳藏器本草云：食茱萸，殺鬼魅及惡蟲毒，起陽，殺牙齒蟲痛。唐本先附。臣禹錫等謹按，藥性論云：食茱萸，畏紫石英。治冷痺，腰脚軟弱，通身刺痛，腸風，痔疾，殺腸中三蟲，去虚冷。陳藏器云：樹皮殺牙齒蟲，止痛。本經已有吴茱萸，云是口拆者。且茱萸南北總有，以吴地爲好，所以有吴之名。兩處俱堪入食，若充藥用，要取吴者。止可言漢之與吴，豈得云食與不食？其口拆者是日乾，口不拆者是陰乾。本經云吴茱萸，又云生宛朐，宛朐既非吴地，以此爲食者耳。蘇重出一條。

圖經曰：食茱萸，舊不載所出州土，云功用與吴茱萸同，或云即茱萸中顆粒大、經久色黑黄、堪噉者是，今南北皆有之。其木亦甚高大，有長及百尺者。枝莖青黄，上有小白點。葉正類油麻，花黄。蜀人呼其子爲艾子，蓋《禮記》所謂藙者。藙、艾聲訛,故云耳。宜入食羹中,能發辛香,然不可多食,多食衝眼,兼又脱髮。採無時。

【食療:温。主心腹冷氣痛,中惡,除飲逆,去藏腑冷,能温中,甚良。又齒痛,酒煎含之。又殺鬼毒,中賊風口偏不語者,取子一升,美豉三升,以好酒五升,和煮四五沸,冷服半升,日三四服,得汗便差。又,皮肉癢痛,酒二升,水五升,茱萸子半升,煎取三升,去滓,微煖洗之,立止。又,魚骨在腹中刺痛,煮汁一盞,服之,其骨軟出。又,脚氣衝心,和生薑煮汁,飲之。又,魚骨刺入肉不出者,擣封之,其骨自爛而出。又,閉目者,名欓子,不堪食。

孫真人食忌云:六月、七月勿食,傷人氣,發瘡痍。

勝金方:治虵咬毒:茱萸一兩,爲末,冷水調,分爲三服,立差。

〔箋釋〕

食茱萸與吴茱萸的關係,諸家糾結不清。從《本草圖經》所繪蜀州食茱萸圖例來看,與所繪越州吴茱萸基本相似,應該就是芸香科吴茱萸 *Euodia rutaecarpa* 之類。《本草綱目》則認爲食茱萸另是一種,釋名項李時珍説:"此即欓子也。蜀人呼爲艾子,楚人呼爲辣子,古人謂之藙及檓子。因其辛辣,蜇口慘腹,使人有殺毅黨然之狀,故有諸名。蘇恭謂茱萸之開口者爲食茱萸;孟詵謂茱萸之閉口者爲欓子;馬志謂粒大、色黄黑者爲食茱萸,粒緊小、色青緑者爲吴茱萸;陳藏器謂吴、食二茱萸是一物,入藥以吴地者爲良,不當重出此條,只可言漢與吴,不可言食與不食。時珍竊謂數説皆因茱萸二字相混致誤耳,不知吴茱、食茱乃一類二種。茱萸取吴地者入藥，故名吴茱萸。欓子則形味似茱萸，惟可食用，故名食茱萸也。陳藏器不知食茱萸即欓子，重出欓子一條，正自誤矣。按曹憲《博雅》云：欓子、越椒，茱萸也。鄭樵《通志》云：欓子一名食茱萸，以别吴茱萸。《禮記》三牲用藙，是食茱萸也。二説足正諸人之謬。”集解項又説：“食茱萸、欓子、辣子，一物也。高木長葉，黄花緑子，叢簇枝上。味辛而苦。土人八月採，擣濾取汁，入石灰攪成，名曰艾油，亦曰辣米油，始辛辣蜇口，入食物中用。周處《風土記》以椒、欓、薑爲三香，則自古尚之矣，而今貴人罕用之。”《本草綱目藥物彩色圖鑒》認爲李時珍所描述者爲同屬植物臭檀吴萸 *Euodia daniellii*，聊備一説。

蕪荑　**味辛，平，無毒。主五内邪氣，散皮膚骨節中淫淫温行毒，去三蟲，化食，逐寸白，散腸中嗢嗢喘息。一名無姑，一名蔽**音殿。**蘠。**音唐。**生晉山川谷。三月採實，陰乾。**

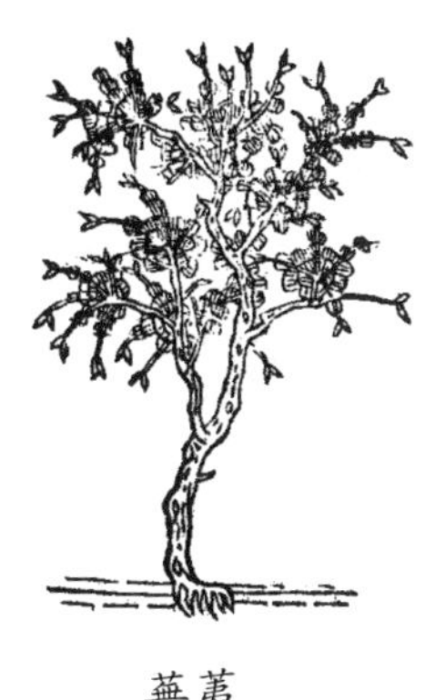

蕪荑

陶隱居云：今惟出高麗。狀如榆莢，氣臭如犼，音信。彼人皆以作醬食之。性殺蟲，置物中亦辟蛀，但患其臭。唐本注云：《爾雅》云“蕪荑，一名蔱蘠”，今名蔽蘠，字之誤也。今延州、同州者最好。今注：蕪荑，河東、河西處處有之。況經云生“晉山川谷”，而陶以爲惟出高麗，蓋是不知其元也。臣禹錫等謹按，爾雅釋木云：無姑，其實夷。注：無姑，姑榆也。生山中，葉圓而厚,剥取皮合漬之,其味辛香,所謂蕪荑。藥性論云:蕪荑,使,味苦、辛。能主積冷氣、心腹癥痛,除肌膚節中風淫淫如蟲行。孟詵云:主五藏、皮膚、肢節邪氣。又熱瘡,擣和猪脂塗,差。又,和白蜜治濕癬,和沙牛酪療一切瘡。陳者良。可少食之,傷多,發熱心痛,爲辛故也。秋天食之尤宜人。長食治五痔,諸病不生。日華子云:治腸風痔瘻,惡瘡疥癬。

圖經曰:蕪荑生晉山川谷,今近道亦有之。大抵榆類而差小,其實亦早成,比榆乃大,氣臭如犼。《爾雅·釋木》云"無姑,其實夷",郭璞云:"無姑,姑榆也。生山中,葉圓而厚,剥取皮合漬之,其味辛香,所謂蕪荑也。"又《釋草》云"莁荑,蔱蘠",注云"一名白蕡",而與本經一名蔱音殿。瑭音唐。相近。蘇恭云:"蔱蘠,蔱瑭,字之誤也。"然莁荑草類,無荑乃木也,明是二物,或氣類之相近歟?三月採實,陰乾,殺蟲方中多用之。今人又多取作屑,以芼五味,其用陳者良。人收藏之,多以鹽漬,則失氣味,此等不堪入藥,但可作食品耳,秋後尤宜食之。《續傳信方》治久患脾胃氣泄不止:蕪荑五兩擣末,以飯丸,每日空心、午飯前各用陳米飲下三十丸,增至四十丸。久服去三尸,益神駐顏。云得之章鐐,曾得力。

【**陳藏器:**作醬食之,主五雞病,除瘡癬。其氣膻者良,此山榆人也。

海藥:謹按,《廣州記》云:生大秦國,是波斯蕪荑也。味辛,温,無毒。治冷痢,心氣,殺蟲止痛,又婦人子宫風虚,孩子疳瀉。得訶子、豆蔻良。

食療:散腹中氣痛,又和馬酪可治癬。作醬甚香美,功尤勝於榆人。塵者良。又殺中惡蟲毒。

外臺秘要:治膀胱氣急,宜下氣:蕪荑,擣,和食鹽,末,二物等分,以綿裹如棗大,内下部,或下水惡汁并下氣,佳。

千金方:主脾胃有蟲,食即痛,面黄無色,疼痛無時,必効:以石州蕪荑人二兩,和麵炒令黄色,爲末,非時米飲調二錢匕,差。

衍義曰:蕪荑有大小兩種。小蕪荑即榆莢也,揉取仁,醖爲醬,味尤辛。入藥當用大蕪荑,别有種。然小蕪荑醖造多假以外物相和,不可不擇去也。治大腸寒滑及多冷氣,不可闕也。

〔箋釋〕

《急就篇》"蕪荑鹽豉醯酢醬",顔師古注:"蕪荑,無姑之實也。無姑一名橭榆,生於山中,其莢圓厚,剥取樹皮合漬而乾之,成其辛味也。《爾雅》曰:無姑,其實夷。故謂之蕪荑也。"據《齊民要術》,榆分三種:"案今世有刺榆,木甚牢肕,可以爲犢車材;枌榆,可以爲車轂及器物;山榆,人可以爲蕪荑。凡種榆者,直種刺、梜兩種,利益爲多;其餘軟弱,例非佳好也。"《本草衍義》云:"蕪荑有大小兩種。小蕪荑即榆莢也,揉取人,醖爲醬,味尤辛。入藥當用大蕪荑,别有種。"小蕪荑爲榆科植物榆樹 *Ulmus pumila* 的果實,大蕪荑則是同屬植物大果榆 *Ulmus macrocarpa*。觀察《本草圖經》所繪之蕪荑圖例,能看出小枝上的木栓翅亦指向大果榆。又,據《説文》:"梗,山枌榆。有束,莢可爲蕪夷者。"此即是《齊民要術》提到的刺榆,原植物爲榆科刺榆 *Hemiptelea davidii*,亦用其果實加工爲蕪荑。

至於《爾雅·釋草》"茈萸，葴藸"，郭注："一名白蕢。"因爲《本草經》蕪荑一名葴藸，與葴藸相似，《新修本草》認爲"今名葴藸，字之誤也"。《本草圖經》不同意此意見，乃云："然茈萸草類，無荑乃木也，明是二物，或氣類之相近歟？"此暫存疑。

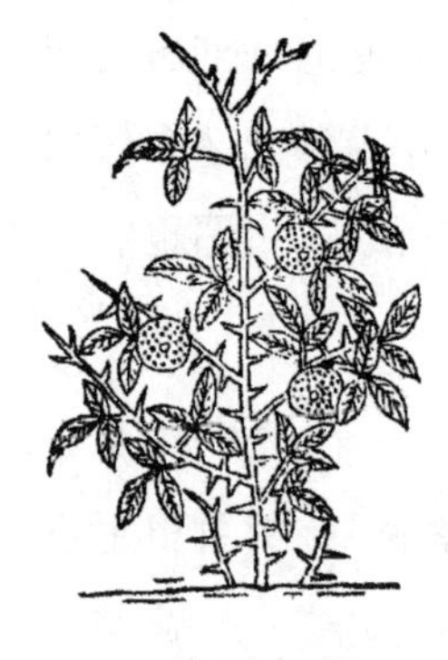
汝州枳殼

枳殼　味苦、酸，微寒，無毒。主風癢麻痺，通利關節，勞氣欬嗽，背膊悶倦，散留結胸膈痰滯，逐水，消脹滿，大腸風，安胃，止風痛。生商州川谷。九月、十月採，陰乾。

用，當去瓤、核乃佳。此與枳實主療稍別，故特出此條。今附。**臣禹錫等謹按，藥性論**云：枳殼，使，味苦、辛。治遍身風疹，肌中如麻豆惡癢，主腸風痔疾，心腹結氣，兩脅脹虛，關膈擁塞。根，浸酒煎含，治齒痛，消痰，有氣加而用之。**日華子**云：建脾開胃，調五藏，下氣，止嘔逆，消痰，治反胃，霍亂，瀉痢，消食，破癥結痃癖，五膈氣，除風，明目及肺氣水腫，利大小腸，皮膚癢。痔腫可灸熨。入藥浸軟，剉，炒令熟。

圖經：文具枳實條下。

【陳藏器云：根皮主野雞病，末服方寸匕。本經採實用九月、十月，不如七月、八月，既厚且辛。書曰"江南爲橘，江北爲枳"，今江南俱有枳、橘，江北有枳無橘，此自別種，非干變易也。

雷公云：凡使，勿使枳實，緣性効不同。若使枳殼，取辛苦腥并有隟油，能消一切瘴，要塵久年深者爲上。用時先去瓤，以麸炒過，待麸燋黑遂出，用布拭上燋黑，然後單擣如粉用。

千金方：主口僻眼急風：枳茹刮取上青爲末，欲至瓤土者，得茹五升，微火灼，去濕氣。以酒三升，漬，微火煖令得藥味，遂性飲之。

肘後方：治中風身直，不得屈伸反覆者：刮枳樹皮一升，酒三升，漬一宿，服五合至一升，酒盡再作，良。

食醫心鏡：治水氣皮膚瘙及明目：枳殼一兩，杵末，如茶法煎呷之。

經驗後方：治風癮瘙不止：以枳殼三兩，麸炒微黄，去瓤爲末，每服二錢，非時水一中盞，煎至六分，去滓服。

梅師方：治一切癮：以水煑枳殼爲煎塗之，乾即又塗之。

博濟方：治遠年日近腸風下血不止：枳殼燒成黑灰存性，羊脛炭爲末，枳殼末五錢，炭末三錢，和匀，用濃米飲一中盞調下，空心服，五更初一服，如人行五里再服。當日見効。

必効方：熨痔，痔頭出，或痛不可忍：枳殼於煻灰中煨熱微熨，盡七枚立定。發即熨之。

杜壬方：瘦胎散：昔胡陽公主難産，方士進枳殼四兩，甘草二兩，爲末，每服空心大錢匕，如茶點服。自五月後一日一服，至臨月不惟易産，仍無胎中惡病。忌登高厠。

衍義曰：枳殼文具枳實條下。

〔箋釋〕

枳殼是《開寶本草》新從枳實條中分出，詳枳實條箋釋。本條汝州枳殼圖例，劉甲本有小字注："合依《圖經》本作枳殼。"此句不詳是艾晟校訂時所加，還是劉甲本重刻時的批注，但至少提示，宋代校訂、翻刻《證類本草》時，曾經用《本草圖經》單行本校勘。

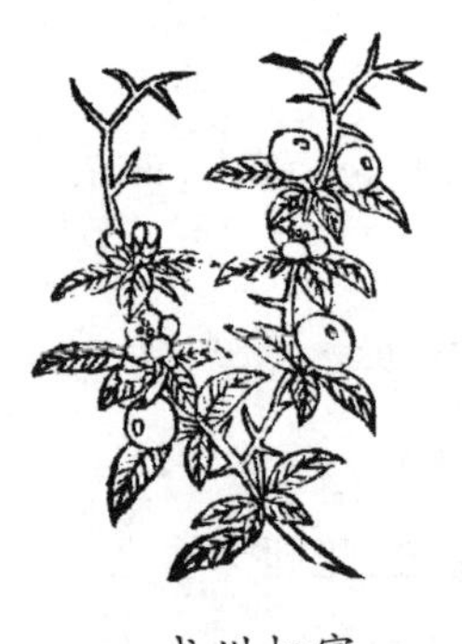

成州枳實

枳實　味苦、酸，寒、微寒，無毒。主大風在皮膚中如麻豆苦癢，除寒熱結，止痢，長肌肉，利五藏，益氣輕身，除胸脅痰癖，逐停水，破結實，消脹滿，心下急痞痛逆氣，脅風痛，安胃氣，止溏泄，明目。生河内川澤。九月、十月採，陰乾。

陶隱居云：今處處有。採破令乾用之。除中核，微炙令香。亦如橘皮，以陳者爲良。枳樹莖及皮，療水脹，暴風骨節疼急。枳實，俗方多用，道家不須。唐本注云：枳實日乾，乃得陰便濕爛也。用，當去核及中瓤乃佳，今或用枳殼乃爾。若稱枳實，須合核瓤用者，殊不然也。今按，陳藏器本草云：枳實根皮主痔，末服方寸匕。本經採實用九月、十月，不如七月、八月，既厚且辛。舊云"江南爲橘，江北爲枳"，今江南俱有枳、橘，江北有枳無橘，此自是種別，非關變也。臣禹錫等謹按，藥性論云：枳實，臣，味苦、辛。解傷寒結胸，入陷胸湯用。主上氣喘欬，腎内傷冷，陰痿而有氣，加而用之。

圖經曰：枳實生河内川澤，枳殼生商州川谷，今京西、江湖州郡皆有之，以商州者爲佳。如橘而小，高亦五七尺。葉如棖，多刺，春生白花，至秋成實。九月、十月採，陰乾。舊説七月、八月採者爲實，九月、十月採者爲殼。今醫家多以皮厚而小者爲枳實，完大者爲殼，皆以翻肚如盆口唇狀，須陳久者爲勝。近道所出者，俗呼臭橘，不堪用。張仲景治心下堅大如盤，水飲所作，枳實术湯主之：枳實七枚，术三兩，以水一斗，煎取三升，分三服，腹中軟即稍減之。又胸痺，心中痞堅，留氣結胸，胸滿脅下，逆氣搶心，枳實薤白桂湯主之：陳枳實四枚，厚朴四兩，薤白半斤，切，栝樓一枚，桂一兩，以水五升，先煎枳實、厚朴，取二升，去滓，内餘藥於湯中，煎三兩沸，分温三服，當愈。又有橘皮枳實湯、桂生薑枳實湯，皆主胸痺心痛。葛洪治卒胸痺痛，單用枳實一物，擣末，服方寸匕，日三夜一。其根皮治大便下血，末服之，亦可煮汁常飲。又治卒中急風，身直不得，屈伸反覆者：刮取枳木皮屑，謂之枳茹一升，酒一升，漬一宿，服五合，至盡再作良。

【**外臺秘要**：塗風癮：取枳實，以醋漬令濕，火炙令熱，適寒温用熨上，即消。

千金方：治胸痺氣壅滿，心膈不利：枳實二兩，麸炒微黄，爲末，非時以清粥飲調下二錢。《聖惠方》同。**又方**：治積痢脱肛：枳實，石上磨令滑鑽著柄，蜜塗，火炙令煖，更易熨肛，取縮即止。

經驗方：治腸風下血：枳實半斤，麸炒去瓤，綿黄耆半斤，洗剉爲末，米飲非時下二錢匕。若難服，以糊丸湯下三五十丸，効。

集驗方：治五痔不以年月日久新：枳實爲末，煉蜜丸如桐子大，空心飲下二十丸。

濟衆方：治傷寒後卒胸膈閉痛：枳實一味剉，麸炒黄爲末，服二錢，米飲調下，一日二服。

廣利方：治小兒久痢淋瀝，水穀不調：枳實六分，擣末，以飲汁調二錢匕，二歲服一錢。《子母秘録》方同。

子母秘録：治婦人陰腫堅痛：用半斤，碎炒令熟，故帛裹熨，冷即易之。

衍義曰：枳實、枳殻一物也，小則其性酷而速，大則其性詳而緩，故張仲景治傷寒蒼卒之病，承氣湯中用枳實，此其意也。皆取其踈通決泄、破結實之義。他方但導敗風壅之氣，可常服者，故用枳殻，其意如此。

〔箋釋〕

"橘生淮南則爲橘，生於淮北則爲枳，葉徒相似，其實味不同"，這是《晏子春秋》裏的名句，各本引述略有不同，《本草拾遺》作"江南爲橘，江北爲枳"，與《後漢書》李賢注引《晏子》同。陳藏器進一步闡述説："今江南俱有枳、橘，江北有枳無橘。此自是種别，非關變也。"却是有見地的看法。

枳實原載《本草經》，《新修本草》新立枳殻條，各自獨立。據《夢溪筆談》解釋："六朝以前醫方，唯有枳實，無枳殻，故本草亦只有枳實。後人用枳之小嫩者爲枳實，大者爲枳殻，主療各有所宜，遂别出枳殻一條，以附枳實之後。然兩條主療，亦相出入。古人言枳實者，便是枳殻，本草中枳實主療，便是枳殻主療，後人既别出枳殻條，便合於枳實條内摘出枳殻主療别爲一條，舊條内只合留枳實主療。後人以《神農本經》不敢擿破，不免兩條相犯，互有出入。"

枳殼條注產地"生商州川谷"，今陝西商洛一帶。據《千金翼方》卷一藥出州土記載，枳實唯出山南西道之商州、金州，可爲道地。唐人朱慶餘有《商州王中丞留喫枳殼》詩云："方物就中名最遠，只應愈疾味偏佳。若交盡乞人人與，采盡商山枳殼花。"

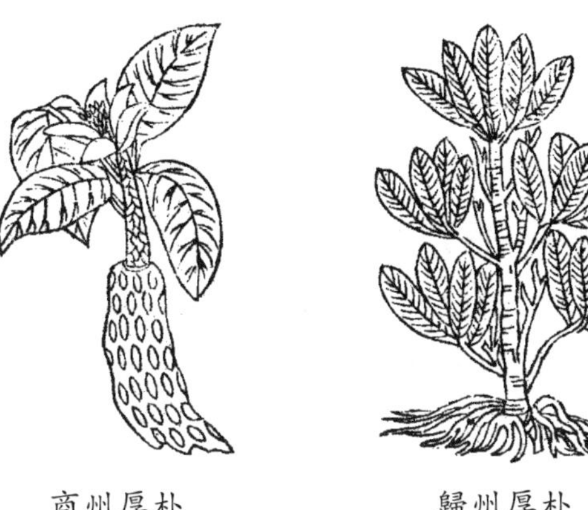

商州厚朴　　歸州厚朴

厚朴　味苦，温、大温，無毒。主中風傷寒，頭痛，寒熱，驚悸，氣血痺，死肌，去三蟲，温中益氣，消痰下氣，療霍亂及腹痛脹滿，胃中冷逆，胸中嘔不止，洩痢淋露，除驚，去留熱，心煩滿，厚腸胃。一名厚皮，一名赤朴。其樹名榛，其子名逐折。療鼠瘻，明目，益氣。生交阯、冤句。三九十月採皮，陰乾。乾薑爲之使，惡澤瀉、寒水石、消石。

陶隱居云：今出建平、宜都。極厚、肉紫色爲好，殼薄而白者不如。用之削去上甲錯皮。俗方多用，道家不須也。今注：出梓州、龍州者最佳。臣禹錫等謹按，吴氏云：厚朴，神農、岐伯、雷公：苦，無毒；季氏：小温。范子：厚朴，出洪農。藥性論云：厚朴，臣，忌豆，食之者動氣。味苦、辛，大熱。能主療積年冷氣，腹内雷鳴虚吼，宿食不消，除痰飲，去結水，破宿血，消化水穀，止痛，大温胃氣，嘔吐酸水，主心腹滿，病人虚而尿白。日華子云：建脾，主反胃，霍亂轉筋，冷熱氣，瀉膀胱，泄五藏一切氣，婦人産前、産後腹藏不安，調關節，殺腹藏蟲，除驚，去煩悶，明耳目。入藥去麁皮，薑汁炙，或薑汁炒用。又名烈朴。

圖經曰：厚朴出交阯、冤句，今京西、陝西、江淮、湖南、蜀川山谷中往往有之，而以梓州、龍州者爲上。木高三四丈，徑一二尺。春生葉如槲葉，四季不凋，紅花而青實。皮極鱗皺而厚，紫色多潤者佳，薄而白者不堪。三月、九月、十月採皮，陰乾。《廣雅》謂之重皮，方書或作厚皮。張仲景治雜病，厚朴三物湯主腹脹，脉數：厚朴半斤，枳實五枚，以水一斗二升，煎二物，取五升，内大黄四兩，再煎取三升，温服一升，腹中轉動更服，不動勿服。又厚朴七物湯主腹痛脹滿：厚朴半斤，甘草、大黄各三兩，棗十枚，大枳實五枚，桂二兩，生薑五兩，以水一斗，煎取四升，去滓，温服八合，日三。嘔者加半夏五合，下利者去大黄，寒多者加生薑至半斤。陶隱居治霍亂厚朴湯：厚朴四兩，炙，桂心二兩，枳實五枚，生薑三兩，四物切，以水六升，煎取二升，分三服。唐石泉公王方慶[①]《廣南方》云：此方不惟霍亂可醫，至於諸病皆療，並須預排比也。此方與治中湯等並行，其方見人參條中。

① 據《舊唐書》，王方慶乃周少司空石泉公王褒之曾孫。

【**雷公曰**:凡使,要用紫色味辛爲好,或丸散,便去麁皮,用酥炙過。每脩一斤,用酥四兩,炙了細剉用。若湯飲中使用,自然薑汁八兩炙,一升爲度。

聖惠方:治霍亂:製之以薑汁,火上炙令香,爲末,非時新水調下二錢匕,佳。　**又方**:治痰壅嘔逆,心胸滿悶,不下飲食:用一兩塗生薑汁,炙令黄,爲末,非時粥飲調下二錢匕。

梅師方:治水穀痢久不差:厚朴三兩,黄連三兩,剉,水三升,煎取一升,空心服。

斗門方:治男子、女人久患氣脹心悶,飲食不得,因食不調,冷熱相擊,致令心腹脹滿:厚朴火上炙令乾,又蘸薑汁炙,直待焦黑爲度,擣篩如麪,以陳米飲調下二錢匕,日三服,良。亦治反胃止瀉,甚妙。

子母秘録:治月水不通:厚朴三兩炙,水三升,煎取一升,爲三服,空心。不過三四劑,差。

衍義曰:厚朴,今西京伊陽縣及商州亦有,但薄而色淡,不如梓州者厚而紫色有油。味苦,不以薑製,則棘人喉舌。平胃散中用,最調中。至今此藥盛行,既能温脾胃氣,又能走冷氣,爲世所須也。

〔**箋釋**〕

《説文》"重,厚也","朴,木皮也",故《名醫别録》一名厚皮,《廣雅》稱重皮,《急就篇》"芎藭厚朴桂栝樓"句,顔師古注云:"厚朴,一名厚皮,一名赤朴。凡木皮皆謂之朴,此樹皮厚,故以厚朴爲名。"

早期文獻對厚朴原植物的描述比較含混，難於確定品種，《本草經》《名醫别録》載其産地有二：交阯、冤句。冤句在今山東荷澤，未見山東省有木蘭科厚朴 *Magnolia officinalis* 分佈的記載，或是指其他植物。值得注意者，《名醫别録》還提到厚朴"其樹名榛，其子名逐折"，並説逐折的功效是："療鼠瘻，明目，益氣。"而《名醫别録》有名未用中又重出逐折條云："逐折，殺鼠，益氣明目。一名百合、厚實。生木間，莖黄，七月實黑如大豆。"對比功效，兩處的"逐折"應該是同一物，而有名未用處的逐折陶弘景注釋却説："杜仲子亦名逐折。"這究竟是"逐折"條的文字竄入厚朴條，還是漢代所用的厚朴本來就是樺木科植物榛的樹皮，不得而知，但《名醫别録》説逐折"七月實黑如大豆"，應該不是木蘭科植物。

《本草圖經》描述厚朴植株形態："木高三四丈，徑一二尺。春生葉如槲葉，四季不凋，紅花而青實。皮極鱗皺而厚，紫色多潤者佳，薄而白者不堪。"所謂"四季不凋，紅花而青實"，與今用之木蘭科厚朴爲落葉喬木、白色花全然不同，故有研究認爲，結合日本正倉院唐代厚朴標本原植物爲樟科潤楠屬植物的實際情況，認爲《本草圖經》提到的這種厚朴爲樟科紅楠 *Machilus thunbergii*。也有根據"紅花"特徵，指認爲木蘭科武當玉蘭 *Magnolia sprengeri*，但武當玉蘭也是落葉喬木，非"四季不凋"者。

但觀察《本草圖經》所繪厚朴圖例，無論是商州厚朴，還是歸州厚朴，又都不似樟科植物。商州厚朴非常抽象，一般根據其皮孔大而明顯,葉大,假輪生集於枝端,花大而單生幼枝頂端,花被、心皮離生,將其推定爲今用之木蘭科厚朴 *Magnolia officinalis*;歸州厚朴,根據其葉形、葉序和莖的分枝方式,似爲同科木蓮屬植物,而非木蘭屬植物。今用之厚朴 *Magnolia officinalis*,恐怕是宋代以後才成爲藥用主流。

茗苦樣　茗,味甘、苦,微寒,無毒。主瘻瘡,利小便,去痰熱渴,令人少睡。春採之。

苦樣　主下氣,消宿食。作飲加茱萸、葱、薑等良。

茗苦樣

唐本注云:《爾雅·釋木》云"檟,苦樣",注:"樹小似梔子,冬生葉,可煮作羹飲。今呼早採者爲茶[①],晚取者爲茗,一名荈,蜀人名之苦茶。"生山南漢中山谷。今按,陳藏器本草云:茗苦樣,寒。破熱氣,除瘴氣,利大小腸。食之宜熱,冷即聚痰。樣是茗嫩葉,擣成餅,並得火良。久食令人瘦,去人脂,使不睡。唐本先附。

圖經曰:茗苦樣,舊不著所出州郡,今閩浙、蜀荆、江湖、淮南山中皆有之。《爾雅》所謂"檟,苦樣",郭璞云"木小似梔子,冬生葉,可煑作羹飲。今呼早採者爲茶,晚取者爲茗。一名荈,蜀人謂之苦茶"是也。今通謂之茶。茶、茶聲近,故呼之。春中

① 茶:底本如此,似當作"茶"。下同。

始生嫩葉，蒸焙去苦水，末之，乃可飲。與古所食殊不同也。《茶經》曰："茶者，南方佳木。自一尺、二尺至數十尺，其巴川峽山有兩人合抱者，伐而掇之。木如爪蘆，葉如梔子，花如白薔薇，實如栟櫚，蒂如丁香，根如胡桃。其名一曰茶，二曰檟，三曰蔎，音設。四曰茗，五曰荈。"又曰："茶之别者，有枳殼芽、枸杞芽、枇杷芽，皆治風疾。又有皂莢芽、槐芽、柳芽，乃上春摘其芽，和茶作之。故今南人輸官茶，往往雜以衆葉。惟茅蘆、竹箬之類不可入，自餘山中草木芽葉皆可和合，椿、柿尤奇。"真茶性極冷，惟雅州蒙山出者温而主疾。《茶譜》云："蒙山有五頂，頂有茶園，其中頂曰上清峰。昔有僧人病冷且久，遇一老父謂曰：蒙之中頂茶，當以春分之先後，多構人力，俟雷之發聲，併手採摘，三日而止。若獲一兩，以本處水煎服，即能祛宿疾，二兩當限前無疾，三兩固以換骨，四兩即爲地仙矣。其僧如説，獲一兩餘，服未盡而病差。"其四頂茶園，採摘不廢。惟中峰草木繁密，雲霧蔽虧，鷙獸時出，故人跡不到矣。近歲稍貴此品，製作亦精於他處。其性似不甚冷，大都飲茶，少則醒神思，過多則致疾病，故唐母景《茶飲序》云"釋滯消壅，一日之利暫佳；瘠氣侵精，終身之累斯大"是也。

【**食療**云：茗葉，利大腸，去熱解痰。煮取汁，用煮粥良。又，茶主下氣，除好睡，消宿食，當日成者良。蒸、擣經宿，用陳故者，即動風發氣。市人有用槐、柳初生嫩芽葉雜之。

外臺秘要：治卒頭痛如破，非中冷，非中風，其病是胸膈有痰，厥氣上衝所致，名爲厥頭痛，吐之即差：單煮茗，作飲二三升，適冷煖，飲一二升，須臾吐，吐畢又飲，能如此數過，劇者須吐膽汁乃止，不損人，待渴即差。

食醫心鏡：主赤白痢及熱毒痢：好茶一片，炙擣末，濃煎一二盞喫，差。如久患痢，亦宜服。又主氣壅暨腰痛轉動不得：煎茶五合，投醋二合，頓服。

經驗方：治陰囊上瘡：用蠟面茶爲末，先以甘草煎水，洗後用貼，妙。

兵部手集：治心痛不可忍，十年、五年者：煎湖州茶，以頭醋和，服之良。

勝金方：治蠼螋尿人成瘡，初如糝粟，漸大如豆，更大如火烙漿疱，疼痛至甚：速用草茶并蠟茶俱可，以生油調傅上，其痛藥至立止，妙。

别説云：謹按，唐本注引《爾雅》云"葉可作羹"，恐非此也。其嫩者是今之茶芽，經年者又老鞕，二者安可作羹，是知恐非此。《圖經》"今閩浙、蜀荆、江湖、淮南山中皆有之"，然則性類各異。近世蔡襄密[①]學所述極備，閩中唯建州北苑數處産此，性味獨與諸方略不同。今亦獨名臘茶，研治作餅，日得火愈良。其他者或爲芽、葉，或爲末收貯，微若見火便更不可久收，其色味皆敗。唯鼎州一種芽茶，其性味略類建州，今京師及河北、京西等處磨爲末，亦冒臘茶名者是也。近人以建茶治傷暑，合醋治泄瀉，甚效。則餘者皆可比用，信之其不同者多矣。今建州上供品第，備見《茶經》。

衍義曰：茗苦檫，今茶也。其文有陸羽《茶經》、丁謂《北

① 密：底本作"蜜"，據文意改。蔡襄曾任樞密院直學士，故省稱"密學"。

苑茶録》、毛文錫《茶譜》、蔡宗顔《茶山節對》，其説甚詳。然古人謂其芽爲雀舌、麥顆，言其至嫩也。又有新牙一發，便長寸餘，微麤如針。惟牙長爲上品，其根幹、水土力皆有餘故也。如雀舌、麥顆又下品。前人未盡識，誤爲品題。唐人有言曰，"釋滯消壅，一日之利暫佳"，斯言甚當，飲茶者宜原其始終。又晉温嶠上表，貢茶千斤，茗三百斤。郭璞曰："早採爲茶，晚採爲茗。"茗或曰荈，尺兖切。葉老者也。

〔箋釋〕

"梌"即"荼"，今則寫作"茶"。郭璞注《爾雅》"早採者爲荼，晚取者爲茗"，故《新修本草》以"茗苦梌"立條，然後分别叙述茗與苦梌的功效。

作爲飲料的茶，用山茶科植物茶 *Camellia sinensis* 的嫩芽製成。漢代以後開始有茗飲習慣，唐代乃成爲文人雅事，陸羽《茶經》算是應運之作，至北宋備極講究，其精緻程度遠遠超過唐人。陳承《重廣補註神農本草并圖經》提到："近世蔡襄密學所述極備，閩中唯建州北苑數處産此，性味獨與諸方略不同。"乃指蔡襄所著《茶録》竭力稱道建州"北苑鳳凰山連屬諸焙所産者味佳"。又，《本草圖經》引"唐母景《茶飲序》"云云，據《太平廣記》卷一百四十三引《大唐新語》云："（唐右補闕毋煚）性不飲茶，著《代飲茶序》。其略曰：釋滯消壅，一日之利暫佳；瘠氣侵精，終身之累斯大。獲益則歸功茶力，貽患則不謂茶災。豈非福近易知，禍遠難見云？"按，毋煚爲開元十八學士之一，曾撰《古今書録》，作"母景"誤。

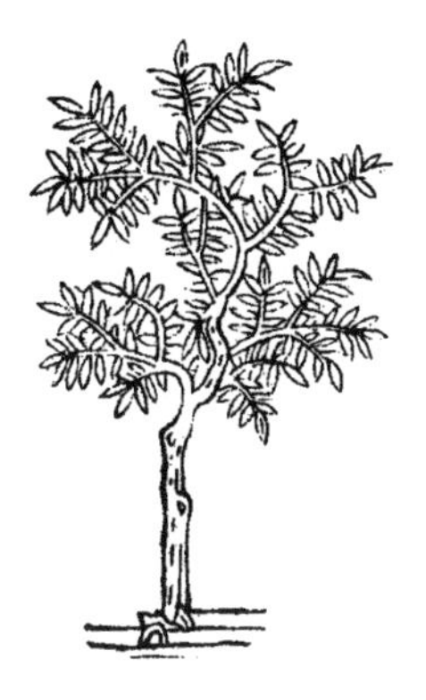

河中府秦皮

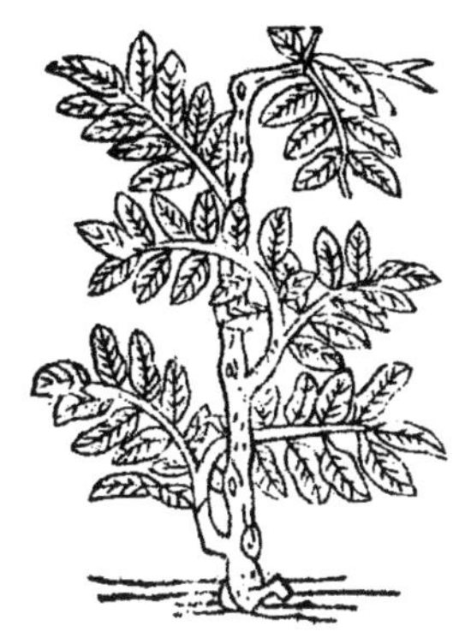

成州秦皮

秦皮　味苦，微寒、大寒，無毒。主風寒濕痺，洗洗寒氣，除熱，目中青瞖白膜，療男子少精，婦人帶下，小兒癇，身熱。可作洗目湯。久服頭不白，輕身，皮膚光澤，肥大有子。一名岑皮，一名石檀。生廬江川谷及冤句。二月、八月採皮，陰乾。大戟爲之使，惡吴茱萸。

陶隱居云：俗云是樊槻音規。皮，而水漬以和墨書，色不脱，微青，且亦殊薄，恐不必爾。俗方惟以療目，道家亦有用處。唐本注云：此樹似檀，葉細，皮有白點而不麄錯，取皮水漬便碧色，書紙看皆青色者是。俗見味苦，名爲苦樹。亦用皮療眼，有効。以葉似檀，故名石檀也。臣禹錫等謹按，藥性論云：秦白皮，平。惡苦瓠、防葵。主明目，去肝中久熱，兩目赤腫疼痛，風淚不止。治小兒身熱，作湯浴，差。皮一升，水煎澄清，冷，洗赤眼極効。日華子云：洗肝益精明目，小兒熱驚，皮膚風痺，退熱。一名盆桂。

圖經曰：秦皮生廬江川谷及冤句，今陝西州郡及河陽亦有之。其木大都似檀,枝幹皆青緑色,葉如匙頭許大而不光,並無花實,根似槐根。二月、八月採皮,陰乾。其皮有白點而不麄錯,俗呼爲自㭸木。取皮漬水便碧色,書紙看之青色,此爲真也。

【**外臺秘要**:治赤眼及睛上瘡:秦皮一兩,清水一升,於白椀中浸,春夏一食時以上,看碧色出,即以筯頭纏綿,仰卧,點所患眼,仍先從大眥中滿眼著,微痛不畏。良久,三五飰間,即側卧瀝却熱汁。每日十度已上着,不過兩日,差。 **又方**:治眼因赤差後瞖暈:秦皮一兩,切,水一升五合,煮取七合,澄清,用漬目中。

淮南子:梣木色青翳,而瘸痛蝸脘,此皆治目之藥也。注:梣,苦歷木。水浸皮青,用洗眼,効。

沈存中:秦皮,治天蛇毒,似癩而非癩也。天蛇,即草間黄花蜘蛛是也。人被其螫,仍爲露水所濡,乃成此疾。遂煮汁一斗,飲之,差。

〔箋釋〕

《淮南子·俶真訓》云:"夫梣木色青翳,而蠃瘉蝸睆,此皆治目之藥也。"高誘注:"梣木,苦歷,木名也,生於山。剥取其皮,以水浸之,正青。用洗眼,瘉人目中膚翳。"《證類本草》引文誤作"瘸痛蝸脘"。秦皮浸水色青,《新修本草》説:"取皮水漬便碧色,書紙看皆青色者是。"《本草圖經》並用作鑒别特徵。按,秦皮的水浸液有螢光,由此確定其爲木犀科梣屬植物,古今一致,没有變化。後世造墨也因此添加秦皮,如《墨池編》云:"秦皮,陶隱居:俗謂之樊槻皮,以水清和墨書,色不脱,故造墨方多用之。"

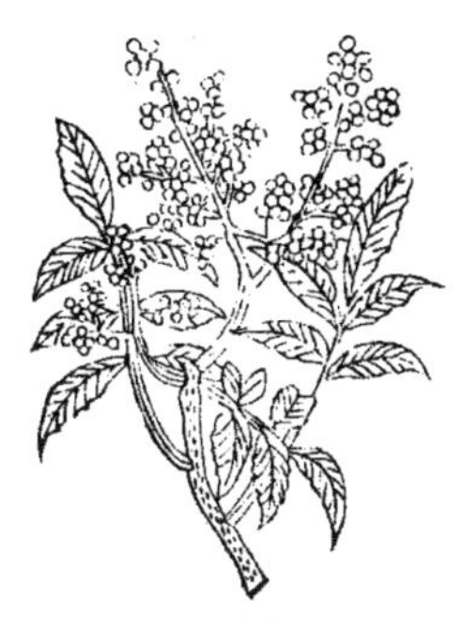

越州秦椒

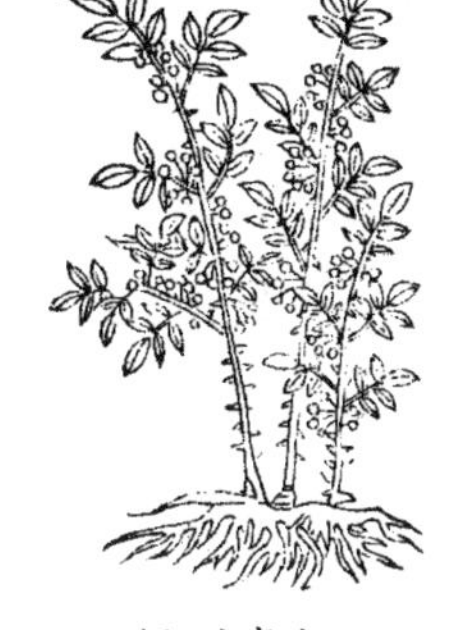

歸州秦椒

秦椒　**味辛，温，生温熟寒，有毒。主風邪氣，温中除寒痺，堅齒髮，明目，療喉痺，吐逆，疝瘕，去老血，産後餘疾，腹痛，出汗，利五藏。久服輕身，好顔色，耐老增年通神。生太山川谷及秦嶺上或琅邪。八月、九月採實。**惡栝樓、防葵，畏雌黄。

陶隱居云：今從西來。形似椒而大，色黄黑，味亦頗有椒氣，或呼爲大椒。又云即今樛居虯切。樹，而樛子是猪椒，恐謬。唐本注云：秦椒樹，葉及莖、子都似蜀椒，但味短實細。藍田南、秦嶺間大有也。臣禹錫等謹按，范子計然云：蜀椒出武都，赤色者善；秦椒出天水隴西，細者善。藥性論云：秦椒，君，味苦、辛。能治惡風遍身，四肢瘰痺，口齒浮腫揺動。主女人月閉不通，治産後惡血痢，多年痢，主生髮，療腹中冷痛。孟詵云：秦椒，温。滅癥，長毛，去血。若齒痛，醋煎含之。又損瘡中風者，以麪作餫飩，灰中燒之使熱，斷使口開，封其瘡上，冷即易之。又法：去閉口者水洗，麪拌，煮作粥，空腹吞之，以飰壓之，重者可再服，以差爲度。

圖經曰:秦椒生泰山川谷及秦嶺上或琅邪,今秦、鳳及明、越、金、商州皆有之。初秋生花,秋末結實,九月、十月採。陶隱居云"似椒而大,色黄黑,或呼大椒",蘇恭云"葉及莖、子都似蜀椒,但實細味短"。《爾雅》云"檓,大椒",郭璞云:"椒叢生,生實大者名爲檓。"《詩·唐風》云"椒聊且",陸機疏云:"椒似茱萸,有針刺。莖葉堅而滑。蜀人作茶,吴人作茗,皆合煮其葉以爲香。今成臯諸山謂之竹葉椒,其木亦如蜀椒,少毒熱,不中合藥,可著飲食中。又用蒸雞、豚最佳。東海諸島上亦有椒,枝葉皆相似,子長而不圓,甚香,其味似橘皮。島上麞、鹿食其葉,其肉自然作椒橘香。"而今南北所生一種椒,其實大於蜀椒,與陶及郭、陸之説正相合,當以實大者爲秦椒。其云蜀、吴作茶、茗皆煮其葉,今不復如此。蓋古人所食,與今異者多矣,故苦櫟與茶同。條云"作飲加茱萸、葱、薑等良"是也。相傳椒可以來水銀。又云椒氣好下,言餌之益下,不上衝也。服食藥當用蜀椒。

【**肘後方**:手足心風腫:椒、鹽末等分,醋和傅之,良。

傷寒類要:治膏瘴,其人飲少小便多方:秦椒一分出汗,瓜蔕二分,末,水服方寸匕,日三服。

續十全方:治蟲入耳:椒末一錢,醋半盞浸良久,少少灌耳,蟲自耳出。

衍義曰:秦椒,此秦地所實者,故言秦椒。大率椒株皆相似,秦椒但葉差大,椒粒亦大而紋低,不若蜀椒皺紋高爲異也。然秦地亦有蜀種椒,如此區别。

〔箋釋〕

《爾雅·釋木》"檓,大椒",郭璞注:"今椒樹叢生,實大者名檓。"《本草經》木部有秦椒、蜀椒,二者關係糾結不清。《本草綱目》秦椒條集解項説:"秦椒,花椒也。始産于秦,今處處可種,最易蕃衍。其葉對生,尖而有刺。四月生細花。五月結實,生青熟紅,大於蜀椒,其目亦不及蜀椒目光黑也。"蜀椒條説:"蜀椒肉厚皮皺,其子光黑,如人之瞳人,故謂之椒目。他椒子雖光黑,亦不似之。若土椒,則子無光彩矣。"按此意見,秦椒、蜀椒應該都是芸香科花椒 *Zanthoxylum bungeanum*,産地不同而稍有區别。

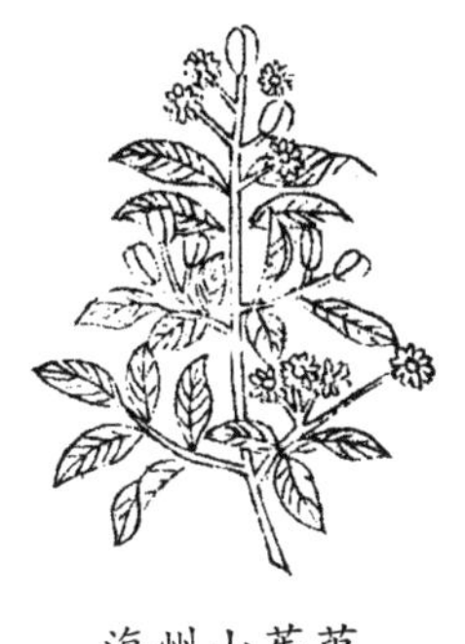
海州山茱萸

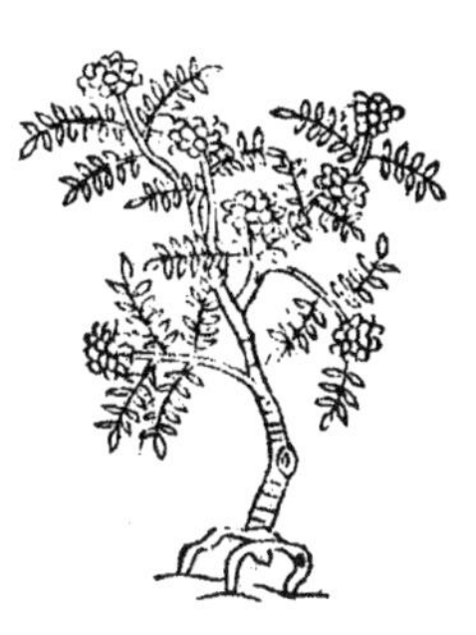
兖州山茱萸

山茱萸 **味酸,平、**微温,無毒。**主心下邪氣,寒熱,温中,逐寒濕痺,去三蟲,**腸胃風邪,寒熱疝瘕,頭風,風氣去來,鼻塞,目黄,耳聾,面皰,温中下氣,出汗,强陰益精,安五藏,通九竅,止小便利。**久服輕身,**明目,强力長年。**一名蜀棗,**一名雞足,一名鬾音妓。實。生漢中山谷及琅邪、冤句、東海承縣。九月、十月採實,陰乾。蓼實爲之使，惡桔梗、防風、防已。

陶隱居云：出近道諸山中。大樹，子初熟未乾，赤色，如胡頹子，亦可噉；既乾，皮甚薄，當以合核爲用爾。臣禹錫等謹按，藥性論云：山茱萸，使，味鹹、辛，大熱。治腦骨痛，止月水不定，補腎氣，興陽道，堅長陰莖，添精髓，療耳鳴，除面上瘡，主能發汗，止老人尿不節。日華子云：暖腰膝，助水藏，除一切風，逐一切氣，破癥結，治酒皶。陳藏器云：胡頹子，熟赤，酢澁，小兒食之當果子。止水痢。生平林間，樹高丈餘，葉陰白，冬不凋，冬花春熟，最早諸果。莖及葉煮汁飼狗，主瘑。又有一種大相似，冬凋春實夏熟，人呼爲木半夏，無别功。根，平，無毒。根皮煎湯，洗惡瘡疥并犬馬瘑瘡。

圖經曰：山茱萸生漢中山谷及琅邪、冤句、東海承縣，今海州亦有之。木高丈餘，葉似榆，花白。子初熟未乾，赤色，似胡頹子，有核，亦可噉；既乾，皮甚薄。九月、十月採實，陰乾。吴普云：一名鼠矢。葉如梅，有刺毛。二月花如杏，四月實如酸棗，赤，五月採實。與此小異也。舊説當合核爲用。而雷斆《炮炙論》云：子一斤，去核，取肉皮用，只秤成四兩半。其核八稜者名雀兒蘇，别是一物，不可用也。

【雷公云：凡使，勿用雀兒蘇，真似山茱萸，只是核八稜，不入藥用。使山茱萸，須去内核。每修事去核了，一斤取肉皮用，只秤成四兩已來，緩火熬之方用。能壯元氣，秘精。核能滑精。

衍義曰：山茱萸與吴茱萸甚不相類。山茱萸色紅，大如枸杞子；吴茱萸如川椒，初結子時，其大小亦不過椒，色正青。得名則一，治療又不同，未審當日何緣如此命名。然山茱萸補養腎臟，無一不宜。經與注所説備矣。

〔箋釋〕

山茱萸，《本草經》一名蜀棗，《太平御覽》引作“蜀酸棗”，《本草綱目》亦作“蜀酸棗”，李時珍解釋説：“今人呼爲肉棗，皆象形也。”入藥用其果肉部分，因此又名“棗皮”。根據陶弘景的描述，基本可以確定其原植物爲山茱萸科山茱萸 *Cornus officinalis*。《本草圖經》所繪海州山茱萸大致即是本種，而兖州山茱萸所表現的可能是芸香科吴茱萸 *Euodia rutaecarpa* 或同屬近緣植物。此疑與吴茱萸條圖例錯簡，詳吴茱萸條。

紫葳音威。　**味酸，微寒，無毒。主婦人産乳餘疾，崩中，癥瘕血閉，寒熱羸瘦，養胎。**

莖葉　味苦，無毒。主痿蹷，益氣。一名陵苕，一名茇華。生西海川谷及山陽。

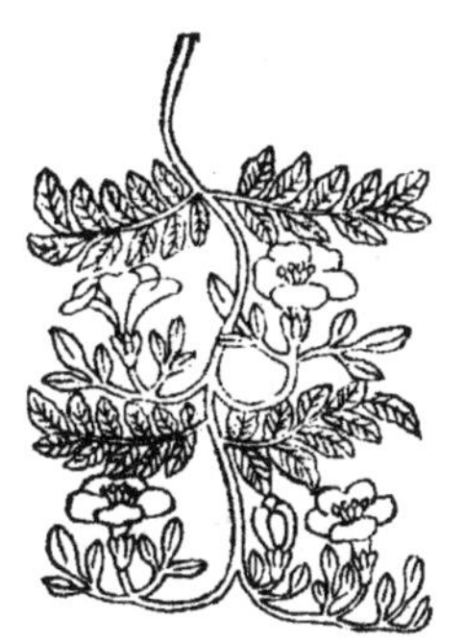

紫葳

陶隱居云：李云是瞿麥根，今方用至少。《博物志》云：“郝晦行音杏。華草於太行山北，得紫葳華。”必當奇異，今瞿麥華乃可愛，而處處有，不應乃在太行山。且有樹，其莖葉恐亦非瞿麥根。《詩》云“有苕之華”，郭云凌霄，亦恐非也。**唐本注**云：此即凌霄花也，及莖葉俱用。按《爾雅·釋草》云：“苕，一名陵苕。黄花蔈，必曜切。白華茇。”郭云：“一名陵時，又名凌霄。"本經云"一名陵苕、茇華"，即用花不用根也。山中亦有白花者。按瞿麥花紅，無黄、白者。且紫葳、瞿麥，皆本經所載，若用瞿麥根爲紫葳，何得復用莖、葉？體性既與瞿麥乖異，生處亦不相關。郭云凌霄，此爲真説也。**臣禹錫等謹按，藥性論**云：紫葳，臣，一名女葳，畏鹵鹹，味甘。主熱風風癇，大小便不利，腸中結實，止産後奔血不定，淋瀝，安胎。**日華子**云：根，治熱風身癢，遊風風瘮，治瘀血帶下。花、葉功用同。**又云**：凌霄花，治酒皶熱毒風刺風，婦人血膈遊風，崩中帶下。

圖經曰：紫葳，陵霄花也。生西海川谷及山陽，今處處皆有。多生山中，人家園圃亦或種蒔。初作藤蔓生，依大木，歲久延引至巔而有花。其花黄赤，夏中乃盛。陶隱居云"《詩》有苕之華，郭云陵霄"，又蘇恭引《爾雅·釋草》云"苕，陵苕"，郭云"又名陵霄"。按，今《爾雅》注："苕，一名陵時，本草云。"而無陵霄之説，豈古今所傳，書有異同邪？又據陸機及孔穎達疏義亦云："苕，一名陵時。"陵時乃是鼠尾草之别名，郭又謂"苕爲陵時，本草云"。今紫葳無陵時之名，而鼠尾草有之，乃知陶、蘇所引，是以陵時作陵霄耳。又，陵霄非是草類，益可明其誤矣。今醫家多採其花乾之，入婦人血崩風毒藥。又治少女血熱風毒，四肢、皮膚生癮瘮，并行經脉方：陵霄花不以多少，擣羅爲散，每服二錢，温酒調下，食前服甚効。

【**斗門方**：治暴耳聾：凌霄葉，爛杵自然汁，灌耳内，差。

衍義曰：紫葳今蔓延而生，謂之爲草；又有木身，謂之爲木。又須物而上，然幹不逐冬斃，亦得木之多也，故分入木部爲至當。唐白樂天詩"有木名凌霄，擢秀非孤標"，由是益知非草也。本經又云"莖葉味苦",是與瞿麥别一種甚明。唐本注云:"且紫葳、瞿麥皆本經所載,若用瞿麥根爲紫葳,何得復用莖葉?"此説盡矣。然其花赭黄色,本條雖不言其花,又却言莖葉味苦,則紫葳爲花,故可知矣。

〔箋釋〕

諸家爲紫葳的名實争論不休,推考原因乃在於《詩經》《爾雅》之間的名物糾結。紫葳一名陵苕,一名茇華,若按照《爾雅·釋草》的説法:"苕,陵苕。黄華蔈,白華茇。"則紫葳就是《爾雅》提到的"苕"。可是《詩經》"苕之華",陸璣疏却説:"苕,一名陵時,一名鼠尾。似王芻,生下濕水中。七八月中華紫,似今紫草花,可染皂。"根據"一名鼠尾,可染皂",對應於《爾雅》的則是《釋草》之"葝,鼠尾",郭注:"可以染皂。"不特如此,《名醫别録》有鼠尾草(見本書卷十一),記其别名有葝、陵翹。如此一來,本草之紫葳與鼠尾草,《爾雅》之苕與葝,糾纏不清。不特如此,《爾雅》苕與葝皆爲草,本草紫葳却在木部,也難説清緣由。

唐以前的意見只能存而不論,《新修本草》將紫葳指定爲凌霄花,即紫葳科紫葳 *Campsis grandiflora*,後世基本遵從。紫葳爲攀援藤本,故白居易《有木》詩説:"有木名凌霄,擢秀非孤標。偶依一株樹,遂抽百尺條。托根附樹身,開花寄樹梢。"顧況《行路難》也説:"冬青樹上掛凌霄,歲晏花凋樹不凋。"

胡桐淚　味鹹、苦,大寒,無毒。主大毒熱,心腹煩

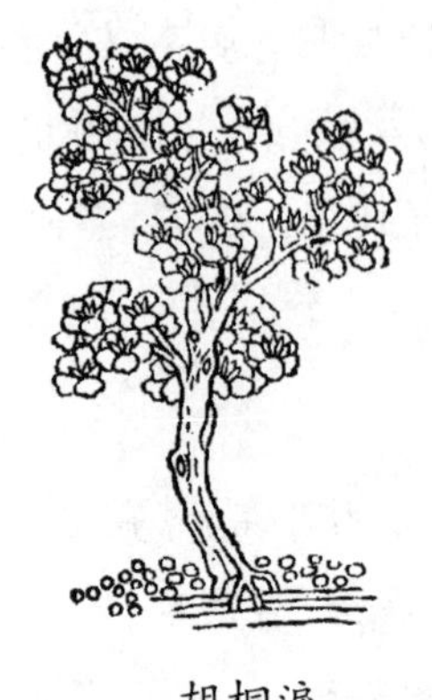
胡桐淚

滿，水和服之，取吐。又主牛馬急黄黑汗，水研三二兩灌之，立差。又爲金銀銲藥。出肅州以西平澤及山谷中。形似黄礬而堅實，有夾爛木者，云是胡桐樹滋淪入土石鹼音減。**鹵地作之。其樹高大，皮葉似白楊、青桐、桑葦，故名胡桐木，堪器用。又名胡桐律。律、淚聲訛也。《西域傳》云：胡桐似桑而曲。**唐本先附。草部，今移。

臣禹錫等謹按，蜀本圖經云：凉州以西有之。初生似柳，大則似桑、桐之間。津下入地，與土石相染，狀如薑石，極鹹苦，得水便消，若礬石、消石類也。冬採之。日華子云：治風蚛牙齒痛。有二般：木律不中入藥用；石律形如小石片子，黄土色者爲上，即中入齒藥用，兼殺火毒并麪毒。

圖經曰：胡桐淚出肅州以西平澤及山谷中，今西蕃亦有商人貨之者。相傳其木甚高大，皮似白楊、青桐葦。其葉初生似柳，漸大則似桑、桐葦。其津液淪入地中，與大石相著，冬月採得之，狀如黄礬、薑石，味極鹹苦，得水便消，如消石也。古方稀用，今治口齒家爲最要之物。一名胡桐律。律、淚聲近也。然有一種木律極相類，不堪用也。

【海藥：謹按，《嶺表記》云：出波斯國。是胡桐樹脂也，名胡桐淚。又有石淚，在石上採也。主風疳䘌齒牙疼痛，骨槽風勞，能軟一切物。多服令人吐也。作"律"字非也。

通典：西戎樓國多出檉柳、胡桐、白草。白草，牛馬所嗜也。胡桐亦似蟲食其樹而津下流出者，俗名爲胡桐淚，可以銲金銀，俗訛呼淚爲律。

〔箋釋〕

《漢書·西域傳》云："（鄯善國）地沙鹵，少田，寄田仰穀旁國。國出玉，多葭葦、檉柳、胡桐、白草。"孟康注："胡桐似桑而多曲。"顏師古注："胡桐亦似桐，不類桑也。蟲食其樹而沫出下流者，俗名爲胡桐淚，言似眼淚也。可以汗金銀也，今工匠皆用之。流俗語訛呼淚爲律。"此爲本草胡桐淚條之張本。按，胡桐淚是楊柳科植物胡楊 *Populus euphratica* 的樹脂流入地下，多年後形成的塊狀物。至於"胡桐"一詞，爲當時某種中亞語言的音譯，並非"產於胡地的桐樹"，後世以訛傳訛。諸家多説"律"爲"淚"之訛，李時珍有不同看法，釋名項説："律當作瀝，非訛也，猶松脂名瀝青之義。亦通。"

墨　味辛，無毒。止血，生肌膚，合金瘡，主產後血運崩中，卒下血，醋摩服之。亦主眯目，物芒入目，摩點瞳子上。又止血痢及小兒客忤，擣篩和水，温服之。好墨入藥，麁者不堪。今附。

臣禹錫等謹按，陳藏器云：墨，温。

【**外臺秘要**：治天行毒病衄鼻，是熱毒，血下數升者：取好墨末之，雞子白丸如梧子，用生地黄汁下一二十丸，如人行五里再服。

千金方:治物落眼中不出:好墨清水研,銅筯點之,即出。

肘後方:客忤者,中惡之類也,多於道間門外得之,令人心腹絞痛,脹滿,氣衝心胸,不即治亦殺人:擣墨水和,服一錢匕。 **又方**:崩中漏下清黄赤白,使人無子:好墨末一錢匕服。 **又方**:難産:墨一寸末,水服之,立産。 **又方**:治赤白痢,薑墨丸:乾薑、好墨各五兩篩,以醋漿和丸桐子大,服三十丸加至四五十丸,米飲下,日夜可六七服。如無醋漿,以醋入水解之,令其味如醋漿和之。七十病痢垂死,服之,愈。徐云:但嚼書墨一丸,差。 **又方**:治墮胎胞衣不出腹中,腹中疼痛,牽引腰脊痛:用好墨細研,每服非時温酒調下二錢匕。

梅師方:治鼻衄出血多,眩冒欲死:濃研香墨,點入鼻孔中。

子母秘録:治産後血暈,心悶氣絶:以丈夫小便濃研墨,服一升。 **又方**:姙娠胎死腹中,若胞衣不下,上迫心:墨三寸末,酒服。

衍義曰:墨,松之煙也。世有以粟草灰僞爲者,不可用,須松煙墨方可入藥,然惟遠煙爲佳。今高麗國每貢墨於中國,不知用何物合和,不宜入藥,此蓋"未達,不敢嘗"之義。又治大小血,好墨細末二錢,以白湯化阿膠,清調稀稠得所,頓服,熱多者尤相宜。又鄜、延界内有石油,燃之煙甚濃,其煤可爲墨,黑光如漆,松煙不及。其識文曰延川石液者是。不可入藥,當附于此。

〔箋釋〕

《本草綱目》集解項李時珍説:"上墨以松煙用梣皮汁解膠和造,或加香藥等物。今人多以窑突中墨煙,再三以麻油入内,用火燒過造墨,謂之墨煙,墨光雖黑,而非松煙矣,用者詳之。"梣皮即秦皮,造墨加秦皮,此如陶弘景所説"水漬以和墨書,色不脱"。《齊民要術》合墨法云:"好醇煙,擣訖,以細絹簁。於堈内簁去草莽若細沙、塵埃。此物至輕微,不宜露簁,喜失飛去,不可不慎。墨屑一斤,以好膠五兩,浸梣皮汁中。梣,江南樊雞木皮也,其皮入水緑色,解膠,又益墨色。可下雞子白,去黄五顆。亦以真珠砂一兩,麝香一兩,别治,細簁,都合調。下鐵臼中,寧剛不宜澤,擣三萬杵,杵多益善。合墨不得過二月、九月,温時敗臭,寒則難乾潼溶,見風自解碎。重不得過三二兩。"

墨蓋子下引《肘後方》薑墨丸之末句:"七十病痢垂死,服之,愈。徐云:但嚼書墨一丸,差。"前後不連貫,恐有脱誤。按,《備急總效方》引此,"徐云"作"或云",於意爲長。

棘刺花 **味苦,平,無毒。主金瘡内漏。冬至後百二十日採之。**

實 **主明目,心腹痿痺,除熱,利小便。生道傍,四月採。一名菥蓂,一名馬朐,一名刺原。又有棗針,療腰痛,喉痺不通。**

陶隱居云:此一條又相違越,恐俚言多是。然復道其花一名菥蓂，此恐别是一物，不關棗針也。今俗人皆用天門冬苗，吾亦不許，門冬苗乃是好作飲益人，正自不可當棘刺爾。唐本注云：棘有赤、白二種。亦猶諸棘色類非一，後條用花，斯不足怪。以江南無棘，李云用棘針。天門冬苗一名顛棘，南人以代棘針，陶不許。今用棘刺，當用白者爲佳。花即棘花，定無别物。然刺有兩種：有鈎者，有直者。補益宜用直者，療腫宜用鈎者。又云：棘在棗部，南人昧於棗棘之别，所以同用棘條中也。臣禹錫等謹按，蜀本注云：棘有赤白二種。《切韻》曰：棘，小棗也。田野間多有之，叢高三二尺，花葉莖實俱似棗也。

圖經：文具白棘條下。

【**聖惠方**：治小兒一切疳：用刺針、瓜蒂等分末，吹入鼻中，日二。

〔箋釋〕

《急就篇》第二十一"槐檀荆棘葉枝扶"，顔師古注："棘，酸棗之樹也。一名樲。"棘是酸棗之類，所以《説文》也説："小棗叢生者。从並朿。"段玉裁注："此言小棗，則上文謂常棗可知。小棗樹叢生，今亦隨在有之。未成則爲棘而不實，已成則爲棗。"棗字條段玉裁説："棘即棗也，析言則分棗、棘，統言則曰棘。《周禮》外朝九棘三槐，棘正謂棗。"本條言棘刺，當即鼠李科棗的變種 *Ziziphus jujuba* var. *spinosa* 上的棘刺，即陶弘景提到的"棗針"。但《本草經》另有白棘條，此處則以"棘刺花"爲名，再加上菥蓂之類的别名，似乎又不是指酸棗的花，故陶弘景迷惑。

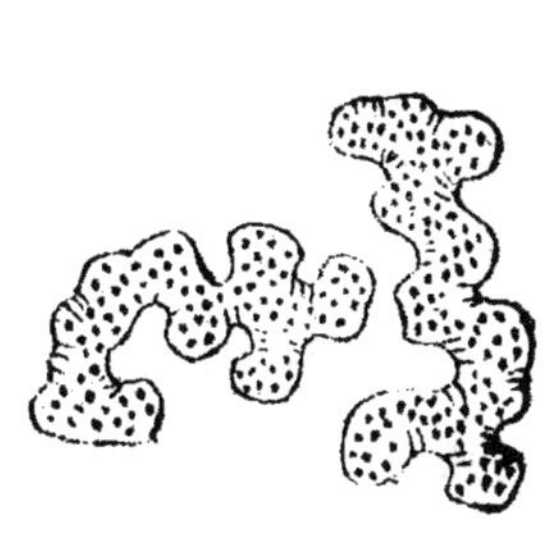

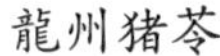
龍州猪苓

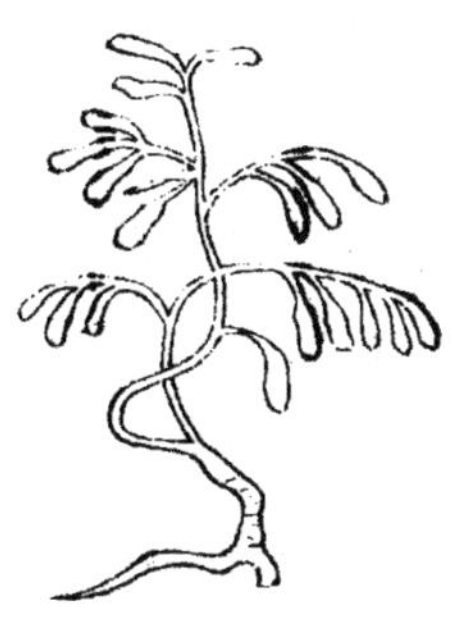
施州刺猪苓

猪苓　味甘、苦，平，無毒。主痎音皆。**瘧，解毒蠱疰不祥，利水道。久服輕身耐老。一名猳猪屎。生衡山山谷及濟陰寃句。二月、八月採，陰乾。**

陶隱居云：是楓樹苓，其皮去黑，作塊，似猪屎，故以名之。肉白而實者佳，用之，削去黑皮乃秤之。臣禹錫等謹按，吴氏云：豬苓，神農：甘；雷公：苦，無毒。司馬彪注莊子云：豕橐，一名苓。根似猪矢，治渴。藥性論云：猪苓，臣，微熱。解傷寒温疫大熱，發汗，主腫脹滿，腹急痛。

圖經曰：猪苓生衡山山谷及濟陰寃句，今蜀州、眉州亦有之。舊説是楓木苓，今則不必楓根下乃有，生土底，皮黑，作塊，似猪糞，故以名之。又名地烏桃。二月、八月採，陰乾。削去皮，肉白而實者佳。《莊子》謂之豕橐，司馬彪注云："一名苓，根似猪矢，治渴。"張仲景治傷寒諸病在藏加渴者，猪苓湯主之：猪苓、茯苓、澤瀉、滑石、阿膠各一兩，以水四升，煮四物，取二升，内膠，每服七合，日三。嘔而思水者亦主之。又治消渴，脉浮，小便不利，微熱者，猪苓散發其汗。病欲飲水而復吐之爲水逆，冬時寒嗽如瘧狀，亦與猪苓散，此即五苓散也。猪苓、术、茯苓各三分，澤瀉五分，桂二分，細擣篩，水服方寸匕，日三。多飲煖水，汗出即愈。利水道諸湯劑無若此駛，今人皆用之。又黄疸病及狐惑病，並猪苓散主之：猪苓、茯苓、术等分，杵末，每服方寸匕，與水調下。今施州有一種刺猪苓，蔓生。春夏採根，削皮焙乾。彼土人用傅瘡毒，殊效。云味甘，性凉，無毒。

【**唐本餘**：去邪氣。

雷公云：凡採得，用銅刀削上麁皮一重，薄切，下東流水浸一夜，至明漉出，細切，以升麻葉對蒸一日，出，去升麻葉令净，𪐴乾用。

外臺秘要：治妊娠患子淋：猪苓五兩，一味末，以白湯三合，服方寸匕，漸至二匕，日三夜二，盡劑不差，宜轉用之。　**又方**：治小兒大便不通：猪苓一兩，以水少許，煮雞屎白一錢，調服，立差。

子母秘録：治妊娠從脚上至腹腫，小便不利，微渴引飲：猪苓五兩末，以熟水服方寸匕，日三服。

楊氏產乳：療通體遍身腫，小便不利：猪苓五兩，擣篩，煎水三合，調服方寸匕，加至二匕。

衍義曰：猪苓行水之功多，久服必損腎氣，昏人目。果欲久服者，更宜詳審。

〔**箋釋**〕

《莊子·徐無鬼》云："藥也，其實堇也，桔梗也，雞壅也，豕零也，是時爲帝者也。"據《證類本草》引司馬彪注

《莊子》云:"豕橐,一名苓。根似猪矢,治渴。"《太平御覽》引文亦同,因知《莊子》此句原文"豕零"或作"豕橐"。但無論寫作"豕零"還是"豕橐",跟《本草經》别名"猳猪屎"一樣,都是指猪苓。陶弘景解釋其得名緣由:"是楓樹苓,其皮至黑,作塊,似猪屎,故以名之。"《莊子》的這一典故南宋詩人最喜用之,隨舉數例:"屏去雞壅與豕零,試聽我誦衛生經"(羅與之);"豬苓桔梗最爲奇,藥籠書囊用有詩"(謝枋得);"物有貴賤所遇然,雞壅豕苓以帝言"(鄭清之);"豕苓雞壅言,吾亦聞莊叟"(方回)。

《本草圖經》此條提到"今施州有一種刺猪苓,蔓生。春夏採根,削皮焙乾。彼土人用傅瘡毒,殊效"。從所繪施州刺猪苓圖例看,莖光滑,當是百合科光葉菝葜 *Smilax corbularia* 之類,俗稱"土茯苓"者;但既名"刺猪苓",則更可能是同屬之西南菝葜 *Smilax scobinicaulis*,俗稱"金剛藤"者。

白棘　味辛,寒,無毒。主心腹痛,癰腫潰膿,止痛,決刺結,療丈夫虚損,陰痿精自出,補腎氣,益精髓。一名棘鍼,一名棘刺。生雍州川谷。

陶隱居云:李云"此是酸棗樹針",今人用天門冬苗代之,非是真也。唐本注云:白棘,莖白如粉,子葉與赤棘同,棘中時復有之,亦爲難得也。

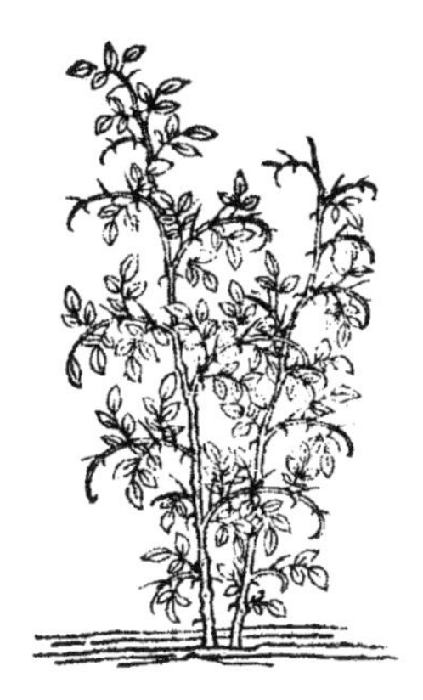

白棘

圖經曰：白棘，棘鍼也。生雍州，棘刺花生道傍，今近京皆有之。棘，小棗也。叢高三四尺，花、葉、莖、實都似棗，而有赤、白二種。蘇恭云："白棘，莖白如粉，子葉與赤棘同，赤棘中時復有之，亦爲難得耳。"然有鉤、直二種，直者宜入補藥，鉤者入癰腫藥。鍼，採無時。花，冬至後百二十日採。實，四月採。又棗針，療喉痺不通藥中亦用。陳子昂《觀玉篇》云："在張掖郡時，有人以仙人杖爲白棘，同旅皆信之。"二物都不相類，不知何故疑惑若此。其説見枸杞條。

【**外臺秘要：**治齒蟲腐：棘針二百枚，以水三升，煮取一升，含之。　**又方：**治尿血：棘刺三升，水五升，煮取二升，分三服。

千金方：治諸惡腫失治有膿：燒棘針作灰，水服之，經宿頭出。　**又方：**蟲食齒根肉黑：燒腐棘取瀝，傅之十遍，雄黄末傅之，即愈。

子母秘録：小兒天風口噤，乳不下：白棘燒末，水服一錢匕。　**又方：**癰疽痔漏瘡及小兒丹：水煮棘根汁洗之。出《千金》。

衍義曰：白棘，一名棘鍼，一名棘刺。按，經如此甚明，諸家之意，强生疑惑，今掠不取，求其經而可矣。其白棘，乃是取其肥盛，紫色，枝上有皺薄白膜先剥起者，故曰白棘。取白之意，不過如此。其棘刺花，乃是棘上所開花也，餘無他義。今人燒枝取油，塗垢髮，使垢解。

〔箋釋〕

鼠李科植物酸棗 *Ziziphus jujuba* var. *spinosa*，其棘針應

該就是本條所言的白棘。

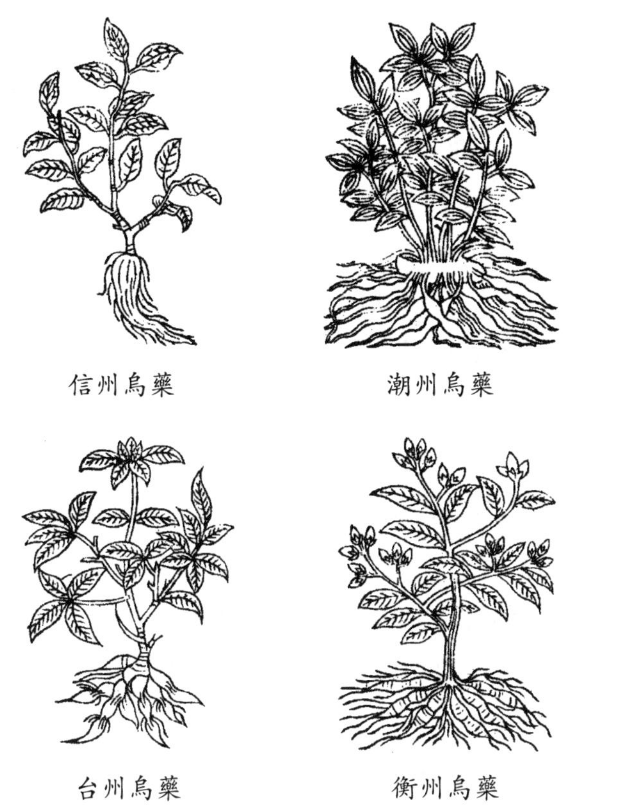

信州烏藥　潮州烏藥

台州烏藥　衡州烏藥

烏藥　味辛,温,無毒。主中惡心腹痛,蠱毒疰忤鬼氣,宿食不消,天行疫瘴,膀胱腎間冷氣攻衝背膂,婦人血氣,小兒腹中諸蟲。其葉及根,嫩時採作茶片,炙碾煎服,能補中益氣,偏止小便滑數。生嶺南邕、容州及江南。樹生似茶,高丈餘,一葉三椏,葉青陰白,根色黑褐,作車轂形,狀似山芍藥根,又似烏樟根。自餘直根者不

堪。一名旁其。八月採根。今附。

臣禹錫等謹按，日華子云：治一切氣，除一切冷，霍亂及反胃吐食瀉痢，癰癤疥癩，并解冷熱，其功不可悉載。猫、犬百病，並可摩服。

圖經曰：烏藥生嶺南邕、容州及江南，今台州、雷州、衡州亦有之，以天台者爲勝。木似茶檟，高五七尺。葉微圓而尖，作三椏，面青背白，五月開細花，黄白色，六月結實如山芍藥。而有極麁大者，又似釣樟根。然根有二種：嶺南者，黑褐色而堅硬；天台者，白而虚軟。並八月採。根以作車轂形如連珠狀者佳。或云天台出者香白可愛，而不及海南者力大。

【斗門方：治陰毒傷寒：烏藥子一合，炒令黑煙起，投於水中，煎取三五沸，服一大盞，候汗出回陽立差。

别説云：謹按，《本草圖經》及世稱以天台者爲勝，今比之衡州、洪州者，其香味唯天台者爲劣，入藥功効亦不及。但肉色頗赤，而差細小爾。用者宜廣求而比試之。

衍義曰：烏藥和來氣少，走泄多，但不甚鋼猛。與沈香同磨作湯點，治胸腹冷氣，甚穩當。

〔箋釋〕

烏藥載於《開寶本草》，《本草綱目》將其中"生嶺南邕、容州及江南"至"八月採根"歸屬於《本草拾遺》，雖不知其依據爲何，但烏藥在唐代確實已有使用。令狐楚《爲人謝問疾兼賜醫藥等狀》提到："中使張良祐至，伏奉詔書，賜臣烏藥、蓼子各一合，藥方兩紙，并借供奉醫官兩人醫臣疾者。”施肩吾《送人南遊》也有句説:“閩縣緑娥能引客,泉州烏藥好防身。”從名稱來看,這種烏藥可能與白藥、赤藥、黄藥一樣,都是秘傳的單方或者複方,一般以治百病、解毒爲主要作用。

宋代烏藥主要産於嶺南和浙江。《本草圖經》繪有四幅烏藥圖例,其中台州烏藥根膨大,略呈連珠狀,結合産地,一般認爲即是樟科烏藥 *Lindera aggregata*,但圖例所見並不是三出葉脉,可能是圖繪者疏失;潮州烏藥三出葉脉特徵明顯,應該也是同屬近緣植物;衡州烏藥則有可能是防己科樟葉木防己 *Cocculus laurifolius*;信州烏藥品種不詳。儘管《本草圖經》説烏藥“以天台者爲勝”,陳承《别説》則謂“其香味唯天台者爲劣,入藥功效亦不及”,顯然,北宋時期天台烏藥的地位尚不穩固,南宋漸漸成爲主流,不僅醫方多指定“天台烏藥”,或徑稱爲“台烏”,文人也取天台烏藥入詩,如晁説之《然公發人自天台來不以烏藥見寄》云:“石橋不得往,烏藥不寄來。空令圖畫裏,指點説天台。”

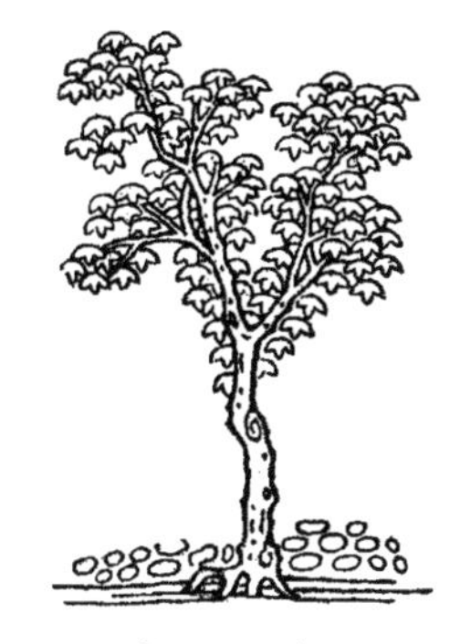
廣州没藥

没藥　**味苦,平,無毒。主破血止痛,療金瘡,杖瘡,諸惡瘡痔漏,卒下血,目中瞖暈痛,膚赤。生波斯國。似安息香,其塊大小不定,黑色。**今附。

臣禹錫等謹按,藥性論云:没藥單用

亦得。味苦、辛。能主打搕損,心腹血瘀,傷折踒跌,筋骨瘀痛,金刃所損,痛不可忍。皆以酒投飲之,良。日華子云:破癥結,宿血,消腫毒。

圖經曰:没藥生波斯國,今海南諸國及廣州或有之。木之根、之株皆如橄欖,葉青而密。歲久者,則有膏液流滴在地下,凝結成塊,或大或小,亦類安息香。採無時。今方多用治婦人内傷痛楚,又治血暈及臍腹疞刺者:没藥一物,研細,温酒調一錢,便止。又治歷節諸風,骨節疼痛,晝夜不可忍者:没藥半兩,研,虎脛骨三兩塗酥炙黄色,先擣羅爲散,與没藥同研令細,温酒調二錢,日三服,大佳。

【海藥:謹按,徐表《南州記》:生波斯國,是彼處松脂也。狀如神香,赤黑色。味苦、辛,温,無毒。主折傷馬墜,推陳置新,能生好血。凡服皆須研爛,以熱酒調服。《近效》墮胎,心腹俱痛及野雞漏痔,産後血氣痛,並宜丸散中服爾。

衍義曰:没藥大槩通滯血,打撲損疼痛,皆以酒化服。血滯則氣壅淤,氣壅淤則經絡滿急,經絡滿急,故痛且腫。凡打撲着肌肉須腫脹者,經絡傷,氣血不行壅淤,故如是。

〔箋釋〕

没藥爲橄欖科没藥樹 *Commiphora myrrha*,或同屬近緣植物的樹脂,物種非中國所有,廣州爲進口口岸,故《本草圖經》雖然繪有廣州没藥,但從圖例看,僅是象徵性説明圖,非真實物種之寫照。

墨蓋子下引《海藥本草》,末句"《近効》墮胎"云云,各本皆作小字,尚志鈞輯《海藥本草》也取爲佚文,但從《證類本草》體例看，此處更像是唐慎微引《近效方》，只是標題"近效"被誤刻成小字。

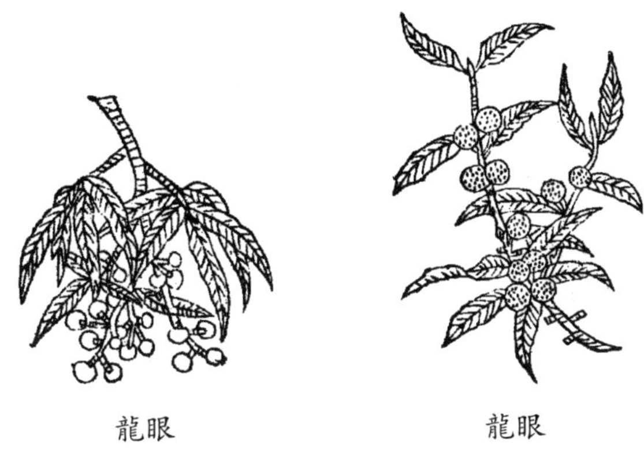

龍眼　　　　龍眼

龍眼　味甘，平，無毒。主五藏邪氣，安志厭食，除蟲去毒。久服强魂聰明，輕身不老，通神明。一名益智。其大者似檳榔。生南海山谷。

陶隱居云：廣州别有龍眼，似荔枝而小，非益智，恐彼人别名，今者爲益智爾。食之並利人。唐本注云：益智似連翹子頭未開者。味甘辛，殊不似檳榔。其苗、葉、花、根與豆蔻無别，惟子小爾。龍眼一名益智，而益智非龍眼也。其龍眼樹似荔枝，葉若林檎，花白色。子如檳榔，有鱗甲，大如雀卵，味甘酸也。今注：按此樹高二丈餘，枝葉凌冬不凋，花白色，七月始熟。一名亞荔枝。大者形似檳榔而小，有鱗甲，其肉薄於荔枝，而甘美堪食。本經云"一名益智"者，蓋甘味歸脾而能益智，非今益智子爾。臣禹錫等謹按，蜀本：龍眼，除蠱毒，去三蟲。

圖經曰：龍眼生南海山谷，今閩、廣、蜀道出荔枝處皆有之。木高二丈許,似荔枝而葉微小,凌冬不凋。春末夏初,生細白花。七月而實成,殼青黄色,文作鱗甲,形圓如彈丸,核若無患而不堅,肉白有漿,甚甘美。其實極繁,每枝常三二十枚。荔枝纔過,龍眼即熟,故南人目爲荔枝奴。一名益智,以其味甘歸脾而能益智耳。下品自有益智子,非此物也。《東觀漢記》云:"南海舊獻龍眼、荔枝,十里一置,五里一候。奔馳險阻,道路爲患。孝和時,汝南唐羌爲臨武長,縣接南海,上書言狀。帝下詔太官勿復受獻,由是而止。"其爲世所貴重久矣。今人亦甚珍之,暴乾寄遠,北中以爲佳果,亞於荔枝。

衍義曰:龍眼,經曰"一名益智",今專爲果,未見入藥,《補注》不言。《神農本草》編入木部中品,果部中復不曾收入。今除爲果之外,别無龍眼。若謂爲益智子,則專調諸氣,今爲果者,復不能也。矧自有益智條,遠不相當。故知木部龍眼,即便是今爲果者。按今注云"甘味歸脾而能益智",此説甚當。

〔箋釋〕

《南方草木狀》云:"龍眼樹如荔枝,但枝葉稍小,殼青黄色,形圓如彈丸,核如木梡子而不堅,肉白而帶漿,其甘如蜜,一朵五六十顆作穗如蒲萄然。荔枝過即龍眼熟,故謂之荔枝奴,言常隨其後也。"龍眼載《本草經》,一名益智;《廣雅》亦云:"益智,龍眼也。"由此引出益智子與龍眼同名異物的混亂,但這種混淆僅僅停留在字面上,龍眼爲無患子科植物龍眼 *Dimocarpus longan*,與薑科山薑屬益智 *Alpinia oxyphylla*,真實物種並無錯亂。

龍眼與荔枝同科,如《本草圖經》所言:"荔枝纔過,龍眼即熟,故南人目爲荔枝奴。"《佩文齋詠物詩選》載王象晉詠龍眼詩云:"來從炎徼登雕俎,滿架芳馨總莫逾。崖蜜縱甘終帶酢,江瑶雖美未全瑜。騷人賦就芳名遠,漢帝移來貝葉敷。較烈側生應不忝,何緣唤作荔枝奴。"又一首:"何緣唤作荔枝奴,豔冶丰姿百果無。琬液醇和羞沆瀣,金丸玓瓅賽璣珠。好將姑射仙人産,供作瑶池王母需。應共荔丹稱伯仲,況兼益智策勳殊。"所用典故多出本草。

安息香　味辛、苦,平,無毒。主心腹惡氣,鬼疰。出西戎。似松脂,黄黑色,爲塊。新者亦柔韌。音刃。唐本先附。

臣禹錫等謹按,蕭炳云:燒之去鬼來神。段成式酉陽雜俎云:安息香樹,出波斯國,波斯呼爲辟邪樹。長三丈,皮色黄黑,葉有四角,經寒不凋。二月開花,黄色,花心微碧,不結實。刻其樹皮,其膠如飴,名安息香,六七月堅凝乃取之。燒之通神,辟衆惡。日華子:治邪氣魍魎,鬼胎血邪,辟蠱毒,腎氣,霍亂,風痛,治婦人血噤并産後血運。

【**海藥**:謹按,《廣州記》云:生南海波斯國,樹中脂也,狀若桃膠,以秋月採之。又方云:婦人夜夢鬼交,以臭黄合爲丸,燒薰丹穴,永斷。又主男子遺精,暖腎,辟惡氣。

〔箋釋〕

安息香是安息香科植物安息香樹 *Styrax benzoin* 的樹脂。如《四聲本草》説,安息香燒之"去鬼來神",故《海藥本草》治婦人鬼交用之。"臭黄",據《本草圖經》言,雄黄之“形色似真而氣臭者名臭黄”。“丹穴”疑指陰道口，如《醫心方》卷二十八引《洞玄子》云：“女感陽氣，則丹穴津流。其狀也，涓然下逝，若幽泉之吐深谷。”

仙人杖 **味鹹，平，**一云冷。**無毒。主噦氣嘔逆，辟痁，小兒吐乳，大人吐食，並水煮服，小兒驚癇及夜啼，安身伴睡，良。又主痔病，燒爲末，服方寸匕。此是笋欲成竹時立死者，色黑如漆，五六月收之。苦桂竹多生此。**

又别一種仙人杖，味甘，小温，無毒。久服長生，堅筋骨，令人不老。作茹食之，去痰癖，除風冷。生劍南平澤。葉似苦苣，叢生。陳子昂《觀玉篇序》云：夏四月，次于張掖，河洲草木無他異者，皆仙人杖，往往叢生，予家世代服食者，昔嘗餌之，及此行也，息意兹味。戍人有薦嘉蔬者，此物存焉，豈非將欲扶吾壽也？新補。見陳藏器、日華子。

圖經曰：文具枸杞條下。

松蘿 **味苦、甘，平，無毒。主瞋怒邪氣，止虚汗，頭風，女子陰寒腫痛，療痰熱温瘧，可爲吐湯，利水道。一名女蘿。生熊耳山川谷松樹上。五月採，陰乾。**

陶隱居云：東山甚多，生雜樹上，而以松上者爲真。《毛詩》云“蔦音鳥。與女蘿，施于松上”。蔦是寄生，以桑上者爲真，不用松上者，此互有異同爾。今詳，經云：松蘿當用松上者。臣禹錫等謹按，藥性論云：松蘿，使，味苦、辛，微熱。能治寒熱，能吐胸中客痰涎，去頭瘡，主項上瘤癭。日華子云：令人得眠。

圖經:文具桑寄生條下。

〔**箋釋**〕

松蘿亦稱松上寄生,《本草綱目》集解項李時珍説:“按毛萇《詩》注云:女蘿,兔絲也。《吴普本草》:兔絲一名松蘿。陶弘景謂蔦是桑上寄生,松蘿是松上寄生。陸佃《埤雅》言:蔦是松、柏上寄生,女蘿是松上浮蔓。又言:在木爲女蘿,在草爲兔絲。鄭樵《通志》言:寄生有二種,大曰蔦,小曰女蘿。陸璣《詩疏》言:兔絲蔓生草上,黄赤如金,非松蘿也。松蘿蔓延松上,生枝正青,與兔絲殊異。羅願《爾雅翼》云:女蘿色青而細長,無雜蔓。故《山鬼》云被薜荔兮帶女蘿,謂青長如帶也。兔絲黄赤不相類。然二者附物而生,有時相結。故《古樂府》云:南山冪冪兔絲花,北陵青青女蘿樹。由來花葉同一心,今日枝條分兩處。唐樂府云:兔絲故無情,隨風任顛倒。誰使女蘿枝,而來强縈抱。兩草猶一心,人心不如草。據此諸説,則女蘿之爲松上蔓,當以二陸、羅氏之説爲的。其曰兔絲者,誤矣。”按,松蘿是松蘿科物種如松蘿 *Usnea diffracta*、長松蘿 *Usnea longissima* 之類,是附生在樹幹、山崖上的地衣體。因爲具有寄生性,所以詩人比興往往與桑寄生 *Taxillus chinensis*、菟絲 *Cuscuta chinensis* 等寄生植物混爲一談。

毗梨勒　味苦,寒,無毒。功用與菴摩勒同。出西域及嶺南交、愛等州,戎人謂之三果。

唐本注云:樹似胡桃,子形亦似胡桃,核似訶梨勒,而圓短無稜,用亦同法。唐本先附。臣禹錫等謹按,藥性論云:毗梨勒,使。能温暖腸腹,兼去一切冷氣。蕃中人以此作漿甚熱,能染鬚髮變黑色。日華子云:下氣,止瀉痢。

【海藥:謹按,《唐志》云:生南海諸國。樹不與訶梨子相似,即圓而毗也。味苦帶澁,微温,無毒。主烏髭髮,燒灰乾血效。

〔箋釋〕

《唐國史補》云:"又有三勒漿,類酒,法出波斯。三勒者謂菴摩勒、毗梨勒、訶梨勒。"毗梨勒爲使君子科植物毗黎勒 *Terminalia bellirica*。墨蓋子下《海藥本草》引"唐志"云云,其"唐志"疑爲"廣志"之訛,《海藥本草》引《廣志》佚文甚多,此其一也。

《海藥本草》云:"樹不與訶梨子相似,即圓而毗也。"按,《説文》"毗,人臍也",《集韻》"毗,隸作毗",故《本草綱目》釋名説"毗即臍也"。

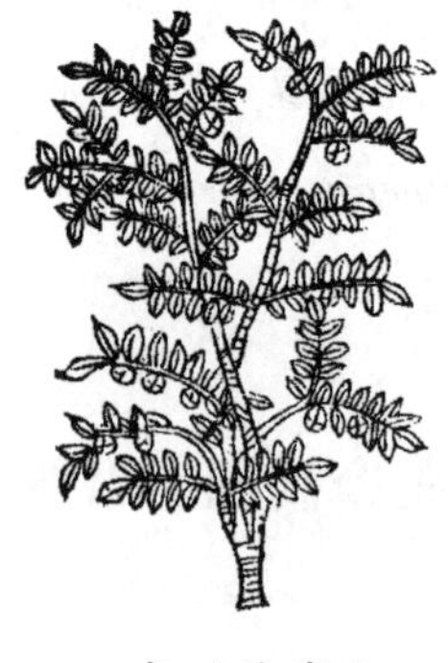

戎州菴摩勒

菴音諳。**摩勒　味苦、甘,寒,無毒。主風虛熱氣。一名餘甘。生嶺南交、廣、愛等州。**

唐本注云:樹葉細似合歡,花黄,子似李柰,青黄色,核圓作六七稜,其中人亦入藥用。今按,陳藏器本草云:菴摩勒,主補益,强氣力。合鐵粉用一斤,變白不老。

取子壓取汁,和油塗頭,生髮,去風癢,初塗髮脱,後生如漆。人食其子,先苦後甘,故曰餘甘。唐本先附。

圖經曰: 菴摩勒,餘甘子也。生嶺南交、廣、愛等州,今二廣諸郡及西川蠻界山谷中皆有之。木高一二丈,枝條甚軟。葉青細密,朝開暮斂如夜合,而葉微小,春生冬凋。三月有花,著條而生,如粟粒,微黄。隨即結實作莢,每條三兩子,至冬而熟,如李子狀,青白色,連核作五六瓣,乾即并核皆裂,其俗亦作果子噉之。初覺味苦,良久更甘,故以名也。

【海藥: 生西國。大小如枳橘子狀,梵云菴摩勒果是也。味苦、酸、甘,微寒,無毒。主丹石傷肺,上氣欬嗽。久服輕身,延年長生。凡服乳石之人,常宜服也。

衍義曰: 菴摩勒,餘甘子也。解金石毒:爲末,作湯點服。佛經中所謂菴摩勒果者是此,蓋西度亦有之。

〔箋釋〕

菴摩勒在佛經中最爲常見,形容事物清晰明白,則説“如觀掌中菴摩勒果”。如《維摩詰所説經》云:“仁者,吾見此釋迦牟尼佛土三千大千世界,如觀掌中菴摩勒果。”《南方草木狀》云:“菴摩勒,樹葉細,似合昬,花黄,子似李柰,青黄色,核圓,作六七稜。食之先苦後甘。”因爲滋味特徵,所以又名餘甘,原植物爲大戟科餘甘子 *Phyllanthus emblica*。黄庭堅有一首《更漏子》詠餘甘湯説:“菴摩勒,西土果。霜後明珠顆顆。憑玉兔,擣香塵。稱爲席上珍。號餘甘,争奈苦。臨上馬時分付。管回味,却思量。忠言君試嘗。”

鬱金香　味苦，温，無毒。主蠱野諸毒，心氣鬼疰，鵶鶻等臭。陳氏云：其香十二葉，爲百草之英。按《魏略》云：生秦國。二月、三月有花，狀如紅藍。四月、五月採花，即香也。今附。

臣禹錫等謹按，陳藏器云：鬱金香，平。入諸香藥用之。《説文》："鬱香，芳草也。十二葉爲貫，捋以煮之，用爲鬯，爲百草之英，合而釀酒，以降神也。"以此言之，則草也，不當附于木部。

【陳藏器云：味苦，平，無毒。主一切臭，除心腹間惡氣鬼疰。入諸香藥用之。生大秦國。花如紅藍花，即是香也。

〔箋釋〕

在《説文》中，"鬱"與"鬱"爲兩字，前者指芳草，後者指草木繁茂。植物"鬱金"，按照《説文》應該寫作"鬱金"，但楷化以後通常作"鬱金"，簡化則作"郁金"。本書卷九鬱金條《本草圖經》及墨蓋子下引《説文》，劉甲本皆作"鬱"；此處《本草拾遺》引《説文》，包括劉甲本在内，皆作"鬱"，其實是錯誤的。

今天所説的鬱金香爲百合科植物鬱金香 *Tulipa gesneriana*，非中國物種，文獻所載以傳言爲主，《本草綱目》鬱金香條集解項信息較爲全面，李時珍説："按鄭玄云：鬱草似蘭。楊孚《南州異物志》云：鬱金出鋋賓。國人種之，先以供佛，數日萎，然後取之。色正黄，與芙蓉花裹嫩蓮者相似，可以香酒。又《唐書》云：太宗時，伽毘國獻鬱金香，葉似麥門冬，九月花開，狀似芙蓉，其色紫碧，香聞數十步，花而不實，欲種者取根。二説皆同，但花色不同，種或不一也。《古樂府》云‘中有鬱金蘇合香’者，是此鬱金也。晉左貴嬪有《鬱金頌》云：伊有奇草，名曰鬱金。越自殊域，厥珍來尋。芳香酷烈，悅目怡心。明德惟馨，淑人是欽。”其中的部分描述，應該也指向鬱金香 *Tulipa gesneriana*。

衛矛　味苦，寒，無毒。主女子崩中下血，腹滿汗出，除邪，殺鬼毒蠱疰，中惡腹痛，去白蟲，消皮膚風毒腫，令陰中解。一名鬼箭。生霍山山谷。八月採，陰乾。

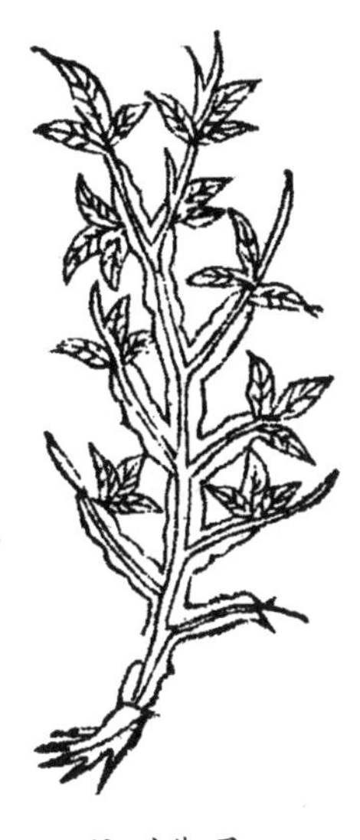

信州衛矛

陶隱居云：山野處處有。其莖有三羽，狀如箭羽，俗皆呼爲鬼箭，而爲用甚稀，用之削取皮羽。今注：醫家用鬼箭療婦人血氣，大效。臣禹錫等謹按，藥性論云：鬼箭，使，一名衛矛，有小毒。能破陳血，能落胎，主中惡腰腹痛及百邪鬼魅。日華子云：鬼箭羽，味甘、澁。通月經，破癥結，止血崩帶下，殺腹藏蟲及産後血咬肚痛。

圖經曰：衛矛，鬼箭也。出霍山山谷，今江淮州郡或有之。三月以後生莖，苗長四五尺許，其幹有三羽，狀如箭翎，葉亦似山茶，青色。八月、十一月、十二月採條莖，陰乾。其木亦名狗骨。《崔氏方》療惡疰在心，痛不可忍，有鬼箭羽湯。《集驗方》療卒暴心痛，或中惡氣毒痛，大黄湯亦用鬼箭。皆大方也。

【雷公云:凡使,勿用石茆,根頭真似鬼箭,只是上葉不同,味各别。採得後只使箭頭用,拭上赤毛,用酥緩炒過用之。每修事一兩,用酥一分,炒酥盡爲度。

外臺秘要:治乳無汁:鬼箭五兩,水六升,煮取四升,一服八合,日三。亦可作灰水,服方寸匕,日三,大效。

衍義曰:衛矛所在山谷皆有之,然未嘗於平陸地見也。葉絶少,其莖黄褐色,若檗皮,三面如鋒刃。人家多燔之遣祟[1],方家用之亦少。

〔箋釋〕

衛矛是衛矛科衛矛 *Euonymus alatus*、栓翅衛矛 *Euonymus phellomanes* 之類,植物特徵非常明顯,其小枝常有 2-4 列寬闊排列的木栓翅,既像有棱的矛頭,又似箭的尾羽,所以一名衛矛,别名鬼箭,《日華子本草》徑稱爲"鬼箭羽"。李時珍釋名説:"劉熙《釋名》言齊人謂箭羽爲衛。此物幹有直羽,如箭羽、矛刃自衛之狀,故名。"

《本草經》説衛矛"除邪,殺鬼毒蠱疰",與《本草衍義》説"人家多燔之遣祟",此類殺鬼的效用,應該也是因名稱與形狀比附而來。

海桐皮 味苦,平,無毒。主霍亂中惡,赤白久痢,除甘䘌疥癬,牙齒蟲痛,並煮服及含之。水浸[2]洗目,除

---

① 祟:底本作"祟",據文意改。

② 浸:底本作"侵",據文意改。

膚赤。堪作繩索,入水不爛。出南海已南山谷。似梓一作桐。**白皮。**今附。

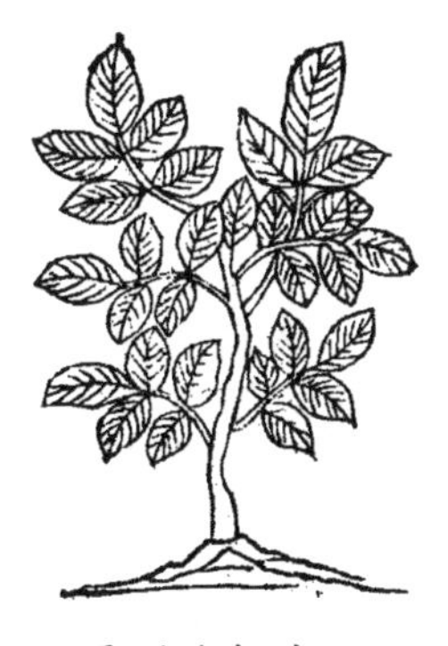
雷州海桐皮

臣禹錫等謹按,日華子云:温。治血脉麻痺疼痛及目赤。煎洗。

圖經曰:海桐皮出南海已南山谷,今雷州及近海州郡亦有之。葉如手大,作三花尖,皮若梓白皮而堅韌,可作繩,入水不爛。不拘時月採之。古方多用浸酒治風蹷。南唐筠州刺史王紹顔撰《續傳信方》著其法云:頃年予在姑熟之日,得腰膝痛不可忍,醫以腎藏風毒攻刺,諸藥莫療。因覽《傳信方》備有此驗,立修製一劑,便減五分,步履便輕,故録之耳。海桐皮二兩,牛膝、芎藭、羌活、地骨皮、五加皮各一兩,甘草半兩,薏苡人二兩,生地黄十兩,八物净洗焙乾細剉,生地黄以蘆刀子切,用綿一兩都包裹,入無灰酒二斗浸,冬二七日,夏一七日,候熟。空心食後,日午晚卧時時一盃,長令醺醺。合時不用添減,禁毒食。

【**海藥:**謹按,《廣志》云:生南海山谷中。似桐皮,黄白色,故以名之。味苦,温,無毒。主腰脚不遂,頑痺,腿膝疼痛,霍亂,赤白瀉痢,血痢,疥癬。

〔**箋釋**〕

《本草圖經》描述海桐"葉如手大,作三花尖,皮若梓白皮而堅韌",與今天植物學所稱海桐科植物海桐 *Pittosporum tobira* 葉全緣聚生枝頂完全不同,應該不是一物。不過宋代項安世詠楊梅的詩説:"吾家里曲修家木,葉如海桐實如穀。"謂楊梅的葉子與海桐相似,這種海桐則與海桐科 *Pittosporum tobira* 特徵接近。

大腹　微温,無毒。主冷熱氣攻心腹,大腸壅毒,痰膈,醋心,並以薑鹽同煎,入踈氣藥良。所出與檳榔相似,莖、葉、根、幹小異。生南海諸國。今附。

臣禹錫等謹按,日華子云:下一切氣,止霍亂,通大小腸,建脾開胃調中。

圖經:文具檳榔條下。

【孫真人云:檳榔皮,鴆鳥多栖此樹上。宜先酒洗,仍以大豆汁洗,方可用。

〔箋釋〕

古人以檳榔與大腹爲兩物,《海藥本草》引陶弘景説:"向陽曰檳榔,向陰曰大腹。"《嶺表録異》云:"檳榔,交、廣生者,非舶檳榔,皆大腹子也,彼中悉呼爲檳榔。"《本草圖經》檳榔條也説:"其大腹所出,與檳榔相似,但莖葉根幹小異,并皮收之,謂之大腹檳榔。或云檳榔難得真者,今賈人貨者,多大腹也。"所以劉克莊《次林卿檳榔韻》有句説:"扶留葉嫩供湯使,大腹形同混僞真。"其實檳榔與大腹都是椶櫚科植物檳榔 *Areca catechu*,因爲一部分從馬來半島舶來,一部分是閩南、兩廣栽培,遂强作分别,將本地所産貶爲"大腹"。

紫藤　味甘,微温,有小毒。作煎如糖,下水良。花

挼碎拭酒醋白腐壞;子作角,其中人熬令香,著酒中,令不敗,酒敗者用之亦正。四月生紫花可愛,人亦種之。江東呼爲招豆藤,皮著樹,從心重重有皮。今附。

【**陳藏器云**:主水癊病。京都人亦種之,以飾庭池。

〔**箋釋**〕

紫藤即豆科紫藤 *Wisteria sinensis*,是常見的園林植物。沈括認爲即是《蜀都賦》中提到的黄環,《夢溪筆談》説:"黄鐶即今之朱藤也,天下皆有。葉如槐,其花穗懸,紫色,如葛花。可作菜食,火不熟亦有小毒。京師人家園圃中作大架種之,謂之紫藤花者是也。實如皂莢,《蜀都賦》所謂青珠黄鐶者,黄鐶即此藤之根也。古今皆種以爲亭檻之飾。今人采其莖,於槐幹上接之,僞爲矮槐。其根入藥用,能吐人。"紫藤莖皮中所含紫藤苷(wistarin)及樹脂有毒,可引起嘔吐腹瀉及虚脱,故《夢溪筆談》説"能吐人"。

合歡　味甘,平,**無毒**。主安五藏,利心志,令人歡樂無憂。久服輕身明目,得所欲。**生益州山谷。**

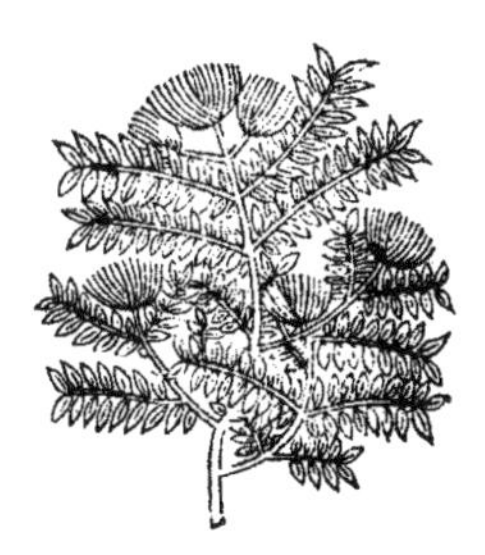

合歡

陶隱居云:按,嵇康《養生論》云"合歡蠲忿,萱草忘憂"也。詩人又有萱草,皆即今鹿葱,而不入藥用。至於合歡,俗間少識之者,當以其非療病之功稍見輕略,遂致永謝。猶如長生之法,人罕敦尚,亦爲遺棄。唐本注云:此樹生葉似皂莢、槐等,極細。五月花發，紅白色。所在山澗中有之。今東、西京第宅山池間亦有種者，名曰合歡，或曰合昏。秋實作莢，子極薄細爾。**今按**，陳藏器本草云：合歡皮殺蟲，擣爲末，和鐺下墨，生油調塗蜘蛛咬瘡。及葉並去垢。葉至暮即合，故云合昏也。**臣禹錫等謹按**，**蜀本**音義云：樹似梧桐，枝弱葉繁，互相交結。每一風來，輒似相解了，不相牽綴。樹之階庭，使人不忿。**日華子**云：夜合皮，殺蟲，煎膏消癰腫，并續筋骨。葉可洗衣垢，又名合歡樹。

圖經曰：合歡，夜合也。生益州山谷，今近京雍、洛間皆有之，人家多植於庭除間。木似梧桐，枝甚柔弱。葉似皂莢、槐等，極細而繁密，互相交結。每一風來，輒似相解了，不相牽綴。其葉至暮而合，故一名合昏。五月花發，紅白色，瓣上若絲茸，然至秋而實作莢，子極薄細。採皮及葉用，不拘時月。崔豹《古今注》曰："欲蠲人之憂，則贈以丹棘。丹棘一名忘憂。欲蠲人之忿，則贈以青裳。青裳，合歡也。故嵇康種之舍前是也。"韋宙《獨行方》：胸心甲錯，是爲肺癰，黄昏湯治：取夜合皮掌大一枚，水三升，煮取半分，再服。

【**子母秘録**：小兒撮口病：夜合花枝濃煮汁，拭口并洗。**又方**：打搕損疼痛：夜合花末，酒調，服二錢匕，妙。

衍義曰：合歡花其色如今之醮暈線，上半白，下半肉紅，散垂如絲，爲花之異。其緑葉至夜則合，又謂之夜合花。陳藏器、日華子皆曰皮殺蟲，又曰續筋骨，經中不言。

〔箋釋〕

合歡即豆科植物合歡 *Albizia julibrissin*，爲常見物種，古今没有變化。《本草衍義》説合歡花"色如今之醮暈線，上半白，下半肉紅”，“醮暈線”一詞意思不詳，《本草綱目》集解項引作“醮暈緑”，也非常見詞彙。檢宋詞中乃有使用“蘸暈”者，如蘇軾《浣溪沙》句“山色横侵蘸暈霞，湘川風静吐寒花，遠林屋散尚啼鴉”。賀鑄《浣溪沙》句“煙柳春梢蘸暈黄，井闌風綽小桃香，覺時簾幕又斜陽”。宋人詠合歡的詩也用“蘸暈”，如韓琦詩：“合昏枝老拂簷牙，紅白開成蘸暈花。最是清香合蠲忿，累旬風送入窗紗。”據《漢語大字典》，“醮”在方言中也可通“蘸”，例句用毛文錫《柳含煙》：“御溝柳，占春多。半出宫牆婀娜，有時倒景醮輕羅。麴塵波。”則“醮暈”即是“蘸暈”。按，以物浸水曰“蘸”；“暈”與色彩詞連用，爲暈染、浸潤之意，如“暈紅”“暈黄”。推測“蘸暈”可能是一種染法的名稱，合歡花花絲粉紅色，基部淺白，肉紅與淺白之間存在色彩過渡，花絲類似“蘸暈”手法染成的線，因此稱作“蘸（醮）暈線”。

《本草綱目》寫作“醮暈緑”，“緑”可能是“線”字之訛。明代人所編《情史》，解釋合歡云：“其葉色如今之蘸暈緑，至夜則合。其花半白半紅，散垂如絲。”或許就是覺得合歡花色如“醮暈緑”不通，便修改爲葉子的顔色如“醮暈緑”；但合歡葉純然緑色，並不存在顔色過渡，葉兩面也没有暈斑。楊慎的句子“合歡蘸暈緑淺，楊柳麯塵黄深”，大約也是因“蘸（醮）緑”而來。

虎杖根　微温。主通利月水，破留血癥結。

陶隱居云：田野甚多，此狀如大馬蓼，莖斑而葉圓。極主暴

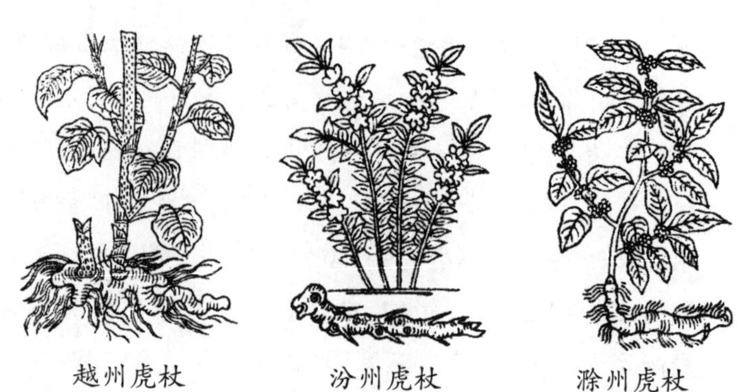

越州虎杖　汾州虎杖　滁州虎杖

瘕,酒漬根服之也。**今按,**陳藏器本草云:虎杖主風在骨節間,及血瘀,煮汁作酒服之。葉擣傅蛇咬。一名苦杖。莖上有赤點者是。**臣禹錫等謹按,蜀本圖經**云:生下濕地,作樹高丈餘,其莖赤,根黄。二月、八月採根,日乾。所在有之。**爾雅**云:蒤,虎杖。注云:似紅草而麁大,有細刺,可以染赤。**藥性論**云:虎杖,使。一名大蟲杖也。味甘,平,無毒。主治大熱煩躁,止渴利小便,壓一切熱毒,暑月和甘草煎,色如琥珀可愛,堪看,嘗之甘美。瓶置井中,令冷徹如冰,白甆器及銀器中盛,似茶啜之。時人呼爲令飲子,又且尊於茗。能破女子經候不通,擣以酒浸,常服。有孕人勿服,破血。**日華子**云:治産後惡血不下,心腹脹滿,排膿,主瘡癤癰毒,婦人血運,撲損瘀血,破風毒結氣。又名酸杖,又名班杖。

圖經曰:虎杖一名苦杖。舊不載所出州郡,今處處有之。三月生苗,莖如竹笋狀,上有赤斑點,初生便分枝丫,葉似小杏葉,七月開花,九月結實。南中出者,無花。根皮黑色,破開即黄,似柳根。亦有高丈餘者。《爾雅》云"蒤,虎杖",郭璞云"似葒草而麁大,有細刺,可以染赤"是也。二月、三月採根,暴乾。

河東人燒根灰貼諸惡瘡。浙中醫工取根,洗去皴皮,剉焙,擣篩,蜜丸如赤豆,陳米飲下,治腸痔下血,甚佳。俗間以甘草同煎爲飲,色如琥珀可愛,瓶盛置井中,令冷徹如冰,極解暑毒。其汁染米作糜餻益美。

【**雷公云**:凡使,勿用天藍并斑柚根,其二味根形味相似,用之有誤。採得後細剉,却用上虎杖葉裹一夜,出,曬乾用。

外臺秘要:治卒暴癥,腹中有物硬如石,痛刺晝夜,若不治之,百日内死:取虎杖根,勿令影臨水上,可得石餘許,洗乾擣作末,稌米五升,炊飯内攪之,好酒五㪷漬,封,候藥消飯浮,可飲一升半,勿食鮭魚、鹽,癥當出。亦可但取其一㪷乾,擣酒漬飲之,從少起,日三,亦佳。此治癥,乃勝諸大藥。

肘後方:治時疫傷寒,毒攻手足,腫疼痛欲斷方:用虎杖根剉,水煮,適寒温,以漬手足,令踝上有水尺許止之。《傷寒類要》同。

集驗方:治五淋:苦杖不計多少爲末,每服二錢,用飵飲下,不拘時候。

衍義曰:虎杖根微苦,經不言味。此草藥也。蜀本圖經言"作木高丈餘",此全非。虎杖大率皆似寒菊,然花、葉、莖、蘂差大爲異,仍莖葉有淡黑斑。自六七月旋旋開花,至九月中方已,花片四出,其色如桃花,差大,外微深。陝西山麓水次甚多。今天下暑月多煎根汁爲飲,不得甘草,則不堪飲。《藥性論》云"和甘草煎,嘗之甘美",其味甘,即是甘草之味,非虎杖也。論其攻治,則甚當矣。

〔箋釋〕

《爾雅·釋草》"蒤,虎杖",郭璞注:"似葒草而麤大,有細刺,可以染赤。"陶弘景云:"田野甚多,此狀如大馬蓼,莖斑而葉圓。"按,葒草亦見《名醫别録》,謂其"如馬蓼而大,生水傍",其原植物爲蓼科紅蓼 *Polygonum orientale*,大馬蓼則爲同屬植物酸模葉蓼 *Polygonum lapathifolium* 一類,從郭、陶對虎杖的描述來看,應該就是蓼科虎杖 *Polygonum cuspidatum*。

《救荒本草》有酸桶笋,云:"生密縣韶華山山澗邊。初發笋葉,其後分生莖叉,科苗高四五尺,莖稈似水葒莖而紅赤色,其葉似白槿葉而澀,又似山格刺菜葉,亦澀,紋脉亦粗。味甘微酸。"參考圖例,亦是本種。

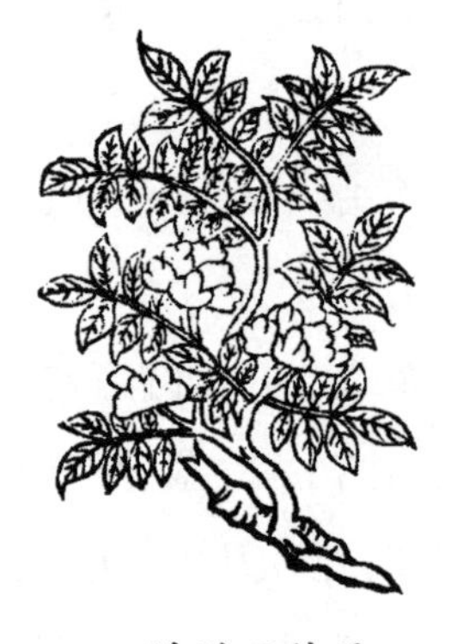
洋州五倍子

五倍子　味苦、酸,平,無毒。療齒宣疳䘌,肺藏風毒流溢皮膚,作風濕癬瘡,瘙癢膿水,五痔下血不止,小兒面鼻疳瘡。一名文蛤。在處有。其子色青,大者如拳,内多蟲。一名百蟲倉。今附。自草部,今移①。

圖經曰:五倍子,舊不著所出州土,云在處有之,今以蜀中者爲勝。生膚木葉上。七月結實,無花。其木青黄色,其實青,至熟而黄。大者如

① 今附自草部今移:底本缺,據本卷目録,五倍子下有此七字,因據補。

拳,内多蟲。九月採子,暴乾。生津液最佳。

【**陳藏器序云**:五倍子治腸虚泄痢,熟湯服。

博濟方:治風毒上攻眼,腫癢澁痛不可忍者,或上下瞼[①]皆赤爛,浮瞖、瘀肉侵睛,神効,驅風散:五倍子一兩,蔓荆子一兩半,同杵末,每服二錢,水二盞,銅、石器内煎及一盞,澄滓,熱淋洗。留滓二服,又依前煎淋洗。大能明眼目,去澁癢。

經驗後方:治小兒吐不定:五倍子二箇,一生一熟,甘草一握,用濕紙裹,炮過,同擣末,每服米泔調下半錢,立差。

丹房鏡源:五倍子佐鈆。

衍義曰:五倍子,今染家亦用。口瘡以末掺之,便可飲食。

〔箋釋〕

五倍子是綿蚜科昆蟲如角倍蚜 *Melaphis chinensis* 之類,在漆樹科植物鹽膚木 *Rhus chinensis*、青麩楊 *Rhus potaninii* 等植株上寄生,刺傷其葉或葉柄形成的蟲癭。《本草綱目》認識甚確,集解項李時珍説:"五倍子,宋《開寶本草》收入草部,《嘉祐本草》移入木部,雖知生於膚木之上,而不知其乃蟲所造也。膚木,即鹽膚子木也。詳見果部鹽麩子下。此木生叢林處者,五六月有小蟲如蟻,食其汁,老則遺種,結小球於葉間,正如蛅蟖之作雀甕,蠟蟲之作蠟子也。初起甚小,漸漸長堅,其大如拳,或小如菱,形狀圓長不等。初時青緑,久則細黄,綴於枝葉,宛若結成。其殼堅脆,其中空虚,有細蟲如蠛蠓。山人霜降前採取,蒸殺貨之,否

① 瞼:底本作"臉",據文意改。

則,蟲必穿壞,而殼薄且腐矣。皮工造爲百藥煎,以染皂色,大爲時用。他樹亦有此蟲球,不入藥用,木性殊也。"

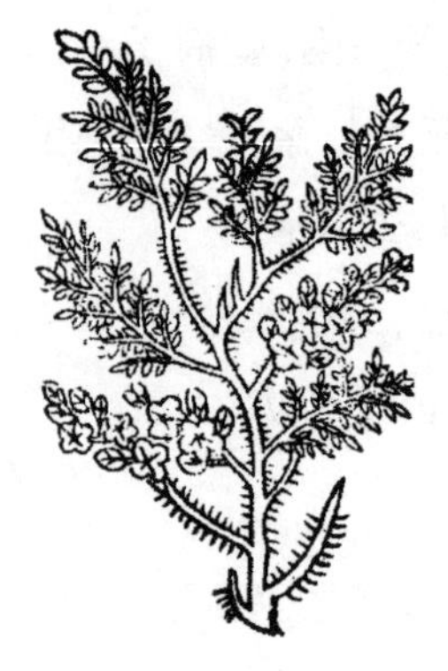
益州伏牛花

伏牛花　**味苦、甘,平,無毒。療久風濕痺,四肢拘攣,骨肉疼痛。作湯,主風眩頭痛,五痔下血。一名隔虎刺花。花黄色,生蜀地,所在皆有。三月採。**今附。自草部,今移[①]。

圖經曰:伏牛花生蜀地,所在皆有。今惟益、蜀近郡有之,多生川澤中。葉青細,似黄蘗葉而不光,莖赤有刺,花淡黄色,作穗,似杏花而小。三月採,陰乾。

〔箋釋〕

按照《開寶本草》與《本草圖經》的説法,伏牛花應該是常見物種,但文獻記載極少,原植物難於確考。《本草綱目》或根據"一名隔虎刺花",乃將《本草圖經》外類的刺虎以"虎刺"爲名併入。但《本草圖經》伏牛花在木部,刺虎爲草類,可能不是一物。後世將伏牛花的原植物考訂爲茜草科虎刺 *Damnacanthus indicus*,主要依據《植物名實圖考》伏牛花條的圖文:"伏牛花,《開寶本草》始著録,李時珍併入虎刺。今虎刺生山中林木下,葉似黄楊,層層如盤;開小白花,結紅實,淩冬不凋。俚醫亦用治風腫,未知即此木

① 今附自草部今移:底本缺,據本卷目録,伏牛花下有此七字,因據補。

否，圖以備考。”

天竺黄　味甘，寒，無毒。主小兒驚風，天弔，鎮心明目，去諸風熱，療金瘡，止血，滋養五藏。一名竹膏。人多燒諸骨及葛粉等雜之。按《臨海志》云：生天竺國。今諸竹内往往得之。今附。

臣禹錫等謹按，日華子云：平。治中風痰壅，卒失音不語，小兒客忤及癇痰。此是南海邊竹内塵沙結成者耳。

衍義曰：天竹黄自是竹内所生，如黄土，着竹成片。凉心經，去風熱，作小兒藥尤宜，和緩故也。

〔箋釋〕

本條標題“天竺黄”，引《本草衍義》作“天竹黄”；劉甲本作“天竹黄”。按，贊寧《筍譜》卷中云：“鏞竹筍出廣州，此本竹絶大，内空，容得三升許米，交、廣以來人將此作升子，量出納。其内黄可療風癇疾，名天竹黄。按，竹黄名天竹，言此竹大也。亦猶天麻、天蓼，言天大；如云雀麥、鼠莧，言小也。或曰天竺之竺，非也。”由此知此物並非因“生天竺國”得名，有鑑於此，《本草綱目》徑以“竹黄”爲標題。天竹黄是竹節間積聚的傷流液乾涸凝結形成的塊狀物，今天多取自青皮竹 *Bambusa textilis*，與《筍譜》説取自鏞竹不完全一樣。

蜜蒙花　味甘，平、微寒，無毒。主青盲膚瞖，赤澁多眵淚，消目中赤脉，小兒皶豆及疳氣攻眼。生益州川

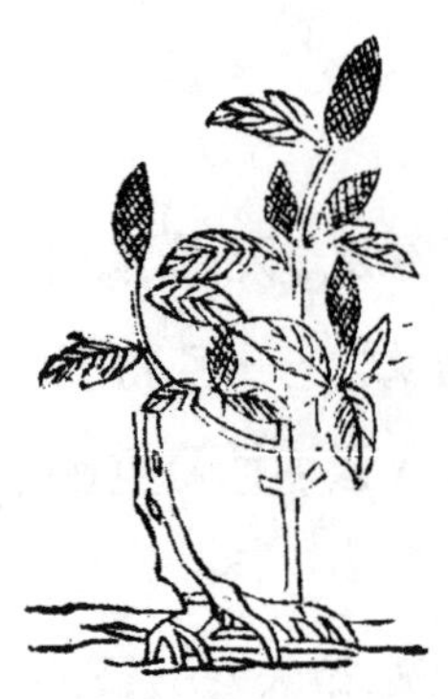
簡州蜜蒙花

谷。樹高丈餘,葉似冬青葉而厚,背色白,有細毛。二月、三月採花。今附。自草部,今移①。

圖經曰:蜜蒙花生益州川谷,今蜀中州郡皆有之。木高丈餘,葉似冬青葉而厚,背白色,有細毛,又似橘葉,花微紫色。二月、三月採花,暴乾用。此木類而在草部,不知何至於此。

【雷公云:凡使,先揀令净,用酒浸一宿,漉出候乾,却拌蜜令潤,蒸,從卯至酉,出,日乾。如此拌蒸三度,又却日乾用。每修事一兩,用酒八兩浸,待色變,用蜜半兩蒸爲度。此元名小錦花。

衍義曰:蜜蒙花,利州路甚多。葉冬亦不凋,然不似冬青,蓋柔而不光潔,不深緑,花細碎,數十房成一朵,冬生春開。此木也,今居草部,恐未盡。

〔箋釋〕

"蜜蒙花",今寫作"密蒙花",《本草綱目》釋名項説:"其花繁密蒙茸如簇錦,故名。"原植物爲醉魚草科密蒙花 *Buddleja officinalis*。《本草圖經》説:"此木類而在草部,不知何至於此。"《本草衍義》也説:"此木也,今居草部,恐未盡。"可見《開寶本草》《嘉祐本草》中蜜蒙花皆在草部,至唐慎微《證類本草》始將其調整到木部。如此看來,此處小

① 今附自草部今移:底本缺,據本卷目録,蜜蒙花下有此七字,因據補。

字“自草部,今移”,也應該是唐慎微所加。

按,蜜蒙花治眼疾,黄伯思《東觀餘論》跋唐人所摹十七帖後云:“予嘗見畢文將叔云,家有唐初人所摹此帖,來禽等四物外,又有密蒙華一種。先丞相文簡《答王黄門寄密蒙華》詩云:‘多病眼昏書懶讀,煩君遠寄密蒙華。愁無内史詞兼筆,爲寫真方到海涯。’蓋謂此也。”

天竺桂　味辛,温,無毒。主腹内諸冷,血氣脹,功用似桂,皮薄不過烈。生西胡國。今附。

圖經:文具桂條下。

【**海藥:**謹按,《廣州記》云:生南海山谷。補暖腰脚,破産後惡血,治血痢腸風,功力與桂心同,方家少用。

衍義曰:天竺桂與牡、菌桂同,但薄而已。

〔箋釋〕

《本草綱目》集解項李時珍説:“此即今閩、粤、浙中山桂也,而台州天竺最多,故名。大樹繁花,結實如蓮子狀。天竺僧人稱爲月桂是矣。”現代植物學以樟科 *Cinnamomum japonicum* 當之。浙江山中爲多,張九齡有《憶天竺桂》詩云:“湖上北山天竺寺,滿山桂子月中秋。黄英六出非凡種,肯許天香過别州。”此則似以生杭州天竺寺得名者。

折傷木　味甘、鹹,平,無毒。主傷折筋骨疼痛,散

血補血，産後血悶，止痛。酒、水煮濃汁飲之。生資州山谷。

唐本注云：藤生繞樹上，葉似茵草葉而光厚。八月、九月採莖，日乾。唐本先附。

桑花　暖，無毒。建脾澁腸，止鼻洪，吐血，腸風，崩中帶下。此不是桑椹花，即是桑樹上白癬，如地錢花樣，刀削取，入藥微炒使。新補。見日華子。

圖經：文具桑根白皮條下。

椋音良。**子木　味甘、鹹，平，無毒。主折傷，破惡血，養好血，安胎，止痛，生肉。**

唐本注云：葉似柿，兩葉相當。子細圓如牛李子，生青熟黑。其木堅重，煮汁赤色。《爾雅》云"椋，即來"是也。郭注云："椋，材中車輞。"八月、九月採木，日乾。唐本先附。

〔箋釋〕

《爾雅·釋木》"椋，即來"，郭璞注："今椋，材中車輞。"《本草綱目》認爲，《新修本草》之椋子木即是《本草拾遺》之松楊，遂合併爲一條，以"松楊"爲正名。《救荒本草》椋子樹條云："本草有椋子木，舊不載所出州土，今密縣山野中亦有之。其樹有大者，木則堅重，材堪爲車輞，初生作科條，狀類荆條，對生枝叉，葉似柿葉而薄小，兩葉相當，對生，開白花，結子細圓，如牛李子，大如豌豆，生青熟黑。"

結合所繪圖例,此當是山茱萸科植物梾木 *Cornus macrophylla*。

每始王木 味苦,平,無毒。主傷折跌筋骨,生肌破血止痛。酒、水煮濃汁飲之。生資州山谷。

唐本注云:藤生,繞樹木上生,葉似蘿摩葉。二月、八月採。唐本先附。

四十五種陳藏器餘

必栗香 味辛,温,無毒。主鬼氣,煮服之,并燒爲香。殺蟲魚,葉擣碎置上流,魚悉暴鰓。一名化木香,詹香也。葉如椿。生高山。堪爲書軸,白魚不損書也。

【海藥:主鬼疰心氣,斷一切惡氣。葉落水中,魚當暴死。

櫚木 味辛,温,無毒。主破血,血塊,冷嗽,並煮汁及熱服。出安南及南海。人作床几,似紫檀而色赤,爲枕令人頭痛,爲熱故也。

【海藥:謹按,《廣志》云:生安南及南海山谷。胡人用爲床坐,性堅好。主產後惡露衝心,癥瘕結氣,赤白漏下,並剉煎服之。

研藥 味苦,温,無毒。主霍亂,下痢,中惡,腹内不調者服之。出南海諸州。根如烏藥圓小。樹生也。

【海藥：葉如椒。主赤白痢，蠱毒，中惡，並剉煎服之。

黄龍眼　味苦，温，無毒。主解金藥、銀藥毒。以水研取半合，空心少少服，經二十許日，差。出嶺南。狀如龍眼，黄色也。

【海藥：功力勝解毒子也。

箭簳及鏃　主婦人産後腹中癢，安所卧蓆下，勿令婦人知。

元慈勒　味甘，無毒。主心病，流血，合金瘡，去腹内惡血，血痢下血，婦人帶下，明目，去障瞖、風淚、努肉。生波斯國。似龍腦香。

【海藥：慈勒樹中脂也。味甘，平。消瞖，破血，止痢，腹中惡血。今少有。

都咸子及皮葉　味甘，平，無毒。主渴，潤肺，去煩除痰，火乾作飲服之。生南方。樹如李。徐表《南州記》云：都咸樹子大如指，取子及皮作飲，極香美。

【海藥：謹按，徐表《南州記》云：生廣南山谷。味甘，平，無毒。主煩躁，心悶痰鬲，傷寒清涕，欬逆上氣，宜煎服。子食之香，大小如半夏。

〔箋釋〕

《齊民要術》卷十引《南方草木狀》云:"都咸樹,野生。如手指大,長三寸,其色正黑。三月生花色,仍連著實。七八月熟。里民啖子,及柯皮乾作飲,芳香。出日南。"從描述看,這種都咸樹似即漆樹科植物腰果 *Anacardium occidentale*。

鑿孔中木　主難産。取入鐵裹者,燒末酒服,下産也。

櫟木皮　味苦,平,無毒。根皮主惡瘡,中風犯毒露者,取煎汁洗瘡,當令膿血盡止。亦治痢。南北揔有,作柴。亦云櫪,音同也。

【千金方:治諸瘡因風致腫:以根皮三十斤,剉,以水三斛,濃煮,内鹽一把,漬瘡,當出膿血,日日爲之,差止。

省藤　味苦,平,無毒。主蚘蟲,煮汁服之。又主齒痛,打碎,口中含之。又取和米煮粥飼狗,去瘑。生南地深山。皮赤如指,堪縛物,片片自解也。

松楊木皮　味苦,平,無毒。主水痢,不問冷熱,取皮濃煎令黑,服一升。生江南林落間大樹,葉如梨。江西人呼爲凉木,松楊縣以此樹爲名也。

楊廬耳　平，無毒。主老血結塊，破血止血，煮服之。楊廬木上耳也。出南山。

故甑蔽　無毒。主石淋，燒灰末，服三指撮，用水下之。又主盜汗。書云：止鹹味。

【聖惠方：治膀胱虚熱，下砂石，澁痛，利水道。燒灰研，食前温酒調下一錢匕。

〔箋釋〕

《説文》："箅，蔽也，所以蔽甑底。"是蒸鍋中起間隔作用的竹屜。傳説舊箅可以淡鹽味，《雷公炮炙論·序》"弊箅淡鹵"，注云："常使者，甑中箅能淡鹽味。"《太平御覽》卷七百五十七引孔融《同歲論》曰："弊箅徑尺，不足以救鹽池之鹹。"

梫木　味苦，平，無毒。破産後血，煮服之。葉搗辟封蛇咬，亦洗瘡癬。樹如石榴，葉細，高丈餘。四月開花，白如雪。生江東林筤間。

象豆　味甘，平，無毒。主五野雞病，蠱毒，飛尸，喉痺。取子中人碎爲粉，微熬，水服一二匕。亦和大豆藻面去皯。生嶺南山林。作藤著樹，如通草藤，三年一熟，角如弓袋，子若雞卵，皮紫色，剖中人用之。一名榼子，一名合子。主野雞病爲上。

地主　平，無毒。主鬼氣心痛，酒煮，服一合。此土中古木腐爛者也。

腐木　主蜈蚣咬，末和醋傅之。亦漬取汁傅咬處，良。

石刺木根皮　味苦，平，無毒。主破血，因産血不盡結瘕者，煮汁服。此木上寄生，破血神驗，不可得。生南方林篔間①，江西人呼爲靳刺。亦種爲籬院，樹似棘而大，枝上有逆鉤也。

枏木枝葉　味苦，温，無毒。主霍亂，煎汁服之。木高大，葉如桑。出南方山中。郭注《爾雅》云：枏，汝占切。大木，葉如桑也。

〔箋釋〕

此引郭注《爾雅》"枏，大木，葉如桑"，今本《爾雅》無。《山海經·南山經》"虖勺之山，其上多梓枏"，郭璞注："枏，大木，葉似桑。今作楠，音南。"陳藏器恐因此致誤。

息王藤　味苦，温，無毒。主産後腹痛，血露不盡，濃煮汁服之。生嶺南山谷。冬月不凋。

① 間：底本作"巳"，據文意改。

角落木皮　味苦，温，無毒。主赤白痢，皮煮汁服之。生江西山谷。似茱萸獨莖也。

鴆鳥漿　味甘，温，無毒。主風血羸老。山人浸酒，用解諸毒，故曰鴆鳥漿。生江南林木下。高一二尺，葉陰紫色，冬不凋，有赤子如珠。

紫珠　味苦，寒，無毒。解諸毒物，癰疽，喉痺，飛尸，蠱毒，毒腫，下瘻，蛇虺蟲螫，狂犬毒，並煮汁服。亦煮汁洗瘡腫，除血長膚。一名紫荆樹。似黄荆，葉小無椏，非田氏之荆也。至秋子熟，正紫，圓如小珠。生江東林澤間。

牛領藤　味甘，温，無毒。主腹内冷，腰膝疼弱，小便白數，陽道乏，煮汁浸酒服之。生嶺南高山，形褊如牛領，取之，陰乾也。

枕材　味辛，小温，無毒。主欬嗽，痰飲積聚脹滿，鬼氣注忤，煮汁服之。亦可作浴湯，浸脚氣及小兒瘡疥。生南海山谷。作舸舡次於樟木，無藥處用之也。

鬼膊藤　味苦，温，無毒。主癰腫，擣莖、葉傅之。

藤堪浸酒，去風血。生江南林澗中。葉如梨，子如柤子，山人亦名鬼薄者也。

木戟　味辛，温，無毒。主痃癖氣在藏府。生山中。葉如梔子也。

奴柘　味苦，小温，無毒。主老血瘕，男子痃癖閃痞。取刺，和三稜草、馬鞭草作煎如稠糖，病在心食後，在臍空心服，當下惡物。生江南山野。似柘，節有刺，冬不凋。

温藤　味甘，温，無毒。主風血積冷，浸酒服之。生江南山谷，不凋，著樹生也。

鬼齒　無毒。主中惡注忤，心腹痛。此腐竹根先入地者，煮服之。亦名鬼針。爲其賊惡，隱其名爾。

鐵槌柄　無毒。主鬼打及彊鬼排突人致惡者。和桃奴、鬼箭等，丸服之。

古櫬板　無毒。主鬼氣注忤中惡，心腹痛，背急，氣喘，惡夢悸，常爲鬼神所祟撓者。水及酒和東引桃枝煎服，當得吐下。古塚中棺木也，彌古者佳，杉材最良，千歲者通神。作琴底。《爾雅》注云：杉生江南，作棺埋之不腐。

〔箋釋〕

《爾雅·釋木》“被，煔”，郭璞注：“煔似松，生江南。可以爲船及棺材，作柱埋之不腐。”按，“煔”同“杉”。又，以古塚中棺木製琴，《洞天清禄·古琴辨》“取古材造琴”條云：“自昔論擇材者曰：紙甑、水槽、木魚、鼓腔、敗棺、古樑柱、榱桷。然樑柱恐爲重物壓損紋理，敗棺少用桐木，紙甑、水槽患其薄而受濕氣太多，惟木魚、鼓腔晨夕近鐘鼓，爲金聲所入，最爲良材。”此重桐木，與《本草拾遺》説“杉材最良”有所不同。

慈母　無毒。取枝葉炙黄香，作飯，下氣止渴，令人不睡，主小兒痰痞。生山林間。葉如櫻桃而小，樹高丈餘，山人並識之。

飯籮燒作灰　無毒。主時行病後食勞，取方寸匕服。南方人謂筐也。又，籃耳，燒作灰末傅狗咬瘡。籃，竹器也。

白馬骨　無毒。主惡瘡。和黄連、細辛、白調、牛膝、雞桑皮、黄荆等，燒爲末，淋汁取，治瘰癧，惡瘡，蝕息肉。白癜風，以物揩破塗之。又單取莖葉煮汁服之，止水痢。生江東。似石榴而短小對節。

紫衣　味苦，無毒。主黄疸，暴熱目黄，沈重，下水癊，亦止熱痢，煮服之。作灰，淋取汁，沐頭長髮。此古木錦花也，石瓦皆有之。堪染褐，下水。《廣濟方》云：長髮也。

梳笓　無毒。主蝨病者，汁服。蝨病是活蝨入腹爲病，如癥瘕者。又，梳笓垢，主小兒惡氣，霍亂，水和飲之。

倒掛藤　味苦，無毒。主一切老血及産後諸疾，結痛血上欲死，煮汁服。生深山。如懸鉤有逆刺，倒掛於樹葉尖而長也。

故木砧　一名百味。無毒。主人病後食勞復，取發當時來參病人行止脚下土如錢許，男病左，女病右，和砧上垢，及鼠頭一枚，無，即以鼠屎三七，煮服之，神効。又，卒心腹痛，取砧上垢，著人鞋履底，悉穿。又，梱几上屑，燒傅吻上䫄瘡。

古厠木　主鬼魅，傳尸，温疫，魍魎神等，取木以太歲所在日時，當户燒薰之。又薰杖瘡冷風不入，以木於瘡上薰之。厠籌，主難産及霍亂，身冷轉筋，於床下燒取，熱氣徹上。亦主中惡鬼氣。此物雖微，其功可録。

桃掘　無毒。主卒心腹痛，鬼疰，破血，惡氣脹滿，煮服之，三載者良。桃性去惡，掘更辟邪，桃符與桃掘同功也。

梭頭　主失音不語，吃病者，刺手心，令痛即語，男左女右。

救月杖　主月蝕瘡及月割耳，燒爲灰，油和傅之。杖，即月蝕時，救月擊物木也。人亦取月桂子，碎，傅耳後月蝕耳瘡。今江東諸處，每至四五月後晦，多於衢路間得之，大如狸豆，破之辛香。古老相傳，是月中下也。山桂猶堪爲藥，况月桂乎，正應不的識其功耳。今江東處處有，不知北地何意獨無，爲當非月路耶？月感之矣。餘杭靈隱寺僧云種得一株，近代詩人多所論述。《漢武洞冥記》云："有遠飛雞，朝往夕還，常銜桂實，歸於南土。"所以北方無。南方月路，所以有也。

〔箋釋〕

本條因救月杖而枝蔓到月中桂樹，《太平御覽》卷九百五十七引《淮南子》云:"月中有桂樹。"傳説背後隱含的真實物象,究竟是指樟科桂,還是木犀科桂花,或者其他植物,難於究詰。月中桂子的傳説爲後出,唐詩吟詠甚多,著名者如宋之問《靈隱寺》句"桂子月中落,天香雲外飄",白居易《憶江南》句"山寺月中尋桂子,郡亭枕上看潮頭"。爲了應景,唐代杭州靈隱寺、天竺寺諸山植桂甚多,《南部新書》説:"杭州靈隱山多桂,寺僧云,此月中種也。至今中秋望夜,往往子墜,寺僧亦嘗拾得。"因此白居易《留題天竺靈隱二寺》的詩序説:"天竺嘗有月中桂子落,靈隱多海石榴花也。"皮日休也有《天竺寺八月十五日夜桂子》詩。中秋月圓夜賞玩的桂,或許就是木犀科桂花 *Osmanthus fragrans* 了。

地龍藤　味苦,無毒。主風血羸老,腹内及腰脚諸冷,食不作肌膚,浸酒服之。生天目山。蟠屈如龍,故號地龍藤。遶樹木生,似龍所生,與此頗同,小有異耳,吴中亦有也。

火槽頭　主蠍螫,横井上立愈。上立炭,主金瘡,刮取傅瘡上,止血生肉。帶之,辟邪惡鬼。帶火内水底,取得水銀著出。

〔箋釋〕

《本草綱目》以"撥火杖"爲正名,改入器物部。釋名説:"撥火之杖,燒殘之柴,同一理。"並增添功效"止小兒驚忤夜啼”。據《岣嶁神書》附方云:“用本家厨下燒殘火柴頭一箇,削平焦處,向上朱砂書云:撥火杖,撥火杖,天上五雷公,差來作神將。捉住夜啼鬼,打殺不要放。急急如律令。書畢,勿令人知,安立床前脚下,男左女右。”

重修政和經史證類備用本草卷第十四

木部下品總九十九種

一十八種神農本經白字。

七種名醫别録墨字。

二十一種唐本先附注云"唐附"。

一十七種今附皆醫家嘗用有效,注云"今附"。

九種新補

一種新定

二十六種陳藏器餘

凡墨蓋子已下並唐慎微續證類

巴豆

蜀椒目、葉、崖椒(續注)。

皂莢鬼皂莢(續注)。

訶梨勒隨風子(附)。唐附。

柳華葉、實、子、汁(附)。

楝實即金鈴子也。根(附)。皮(續注)。

椿木葉樗木(附)。唐附。樗白皮(續注)。

郁李人根(附)。

莽草

無食子唐附。

黄藥根今附。

雷丸
白楊皮唐附。
蘇方木唐附。
桐葉花、梧桐皮、油(續注)。
釣樟根皮樟材(續注)。
南燭枝葉今附。
梓白皮葉(附)。
石南實(附)。
黃環
溲音搜。疏音踈。
椰子皮今附。漿(附)。
小天蓼今附。
莢蒾唐附。
紫真檀
南藤今附。

槲音斛。若唐附。皮(附)。
桄榔子今附。
櫸樹皮葉、山櫸(續注)。
胡椒唐附。
千金藤今附。
無患子今附。
橡實唐附。櫟樹皮(續注)。
木天蓼唐附。子(續注)。
益智子今附。
鼠李
枳音止。椇音矩。唐附。
小蘗唐附。
紫荊木今附。
烏臼木唐附。子(續注)。

鹽麩子樹白皮、根白皮(今附)。葉上毬子(續注)。

杉材杉菌(附)。
楓柳皮唐附。
樺木皮今附。
榧實
扶移木新補。
藥實根

接骨木唐附。
赤爪側絞切。木唐附。
榼藤子今附。
欒荊唐附。子(續注)。
木鼈子今附。
釣藤

欒華	蔓椒
感藤新補。	赤檉木今附。即三春柳是也。
突厥白今附。	賣子木唐附。
婆羅得今附。	甘露藤新補。
大空唐附。	椿莢新定。
水楊葉唐附。	楊櫨木唐附。
櫄子新補。	楠材
柘木新補。	柞木皮新補。
黄櫨新補。	椶櫚子皮(附)。新補。
木槿新補。	芫花本在草部,今移。

二十六種陳藏器餘

栟櫚木	楸木皮	没離梨	柯樹皮	敗扇
楤根	橉木灰	椰桐皮	竹肉	桃竹笋
罌子桐子	馬瘍木	木細辛	百家筯	檮木皮
刀鞘	芙樹	丹桎木皮	結殺	杓
車家雞棲木	檀	石荆	木黎蘆	瓜蘆
諸木有毒				

巴豆　味辛,温,生温熟寒,有大毒。主傷寒温瘧寒熱,破癥瘕結聚堅積,留飲痰澼,大腹水脹,蕩練五藏六腑,開通閉塞,利水穀道,去惡肉,除鬼毒蠱疰邪物,殺蟲魚,療女子月閉,爛胎,金瘡膿血,不利丈夫陰,殺班猫

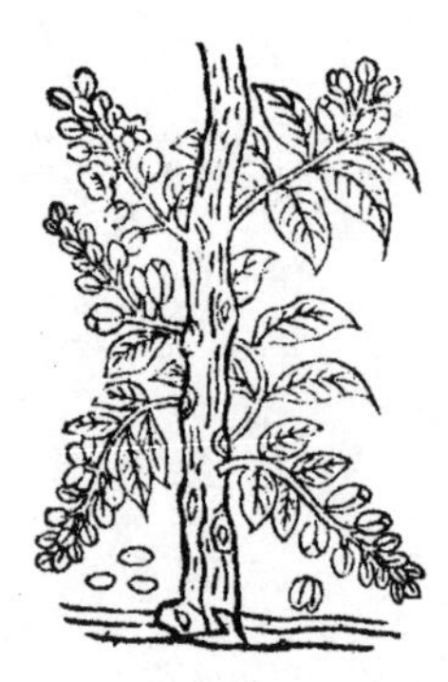
戎州巴豆

毒。可練餌之，益血脉，令人色好，變化與鬼神通。一名巴椒。**生巴郡川谷。八月採，陰乾。用之去心、皮。**芫花爲之使，惡蘘草，畏大黄、黄連、藜蘆。

陶隱居云：出巴郡。似大豆，最能瀉人，新者佳。用之皆去心、皮乃秤。又熬令黄黑，別擣如膏，乃和丸散爾。道方亦有練餌法，服之乃言神仙。人吞一枚便欲死，而鼠食之，三年重三十斤，物性乃有相耐如此爾。唐本注云：樹高丈餘，葉似櫻桃葉，頭微赤，十二月葉漸凋，至四月落盡，五月葉漸生，七月花，八月結實，九月成，十月採。其子三枚共蔕，各有殼裹。出眉州、嘉州者良。今按，陳藏器本草云：巴豆，主癥癖痃氣，痞滿，腹内積聚冷氣血塊，宿食不消，痰飲吐水。取青黑大者，每日空腹服一枚，去殼，勿令白膜破，乃作兩片，并四邊不得有損缺，吞之，以飲壓令下，少間腹内熱如火，痢出惡物。雖痢不虚，若久服，亦不痢。白膜破者棄之。生南方。樹大如圍，極高，不啻一丈也。臣禹錫等謹按，藥性論云：巴豆，使。中其毒，用黄連汁、大豆汁解之。忌蘆笋、醬、豉、冷水，得火良。殺班猫、蛇虺毒。能主破心腹積聚結氣，治十種水腫，痿痺，大腹，能落胎。日華子云：通宣一切病，泄壅滯，除風補勞，建脾開胃，消痰破血，排膿消腫毒，殺腹藏蟲，治惡瘡息肉及疥癩丁腫。凡合丸散，炒不如去心膜煑五度，換水各煮一沸。

圖經曰：巴豆出巴郡川谷，今嘉、眉、戎州皆有之。木高一二丈，葉如櫻桃而厚大，初生青，後漸黄赤，至十二月葉漸凋，二月復漸生，至四月舊葉落盡，新葉齊生，即花發成穗，微黄色。五六月結實作房，生青，至八月熟而黄，類白豆蔻，漸漸自落，即收之。一房有三瓣，一瓣有實一粒，一房共實三粒也。戎州出者，殻上有縱文隱起如線，一道至兩三道，彼土人呼爲金線巴豆，最爲上等，它處亦稀有。

【**雷公云**：凡使，巴之與豆及剛子，須在子細認，勿誤用，殺人。巴顆小緊實，色黄；豆即顆有三稜，色黑；若剛子，顆小似棗核，兩頭尖。巴與豆即用，剛子勿使。凡修事，巴豆敲碎，以麻油并酒等可煑巴豆了，研膏後用，每脩事一兩，以酒、麻油各七合，盡爲度。

聖惠方：治中風口喎：巴豆七枚，去皮爛研。喎左塗右手心，喎右塗左手心，仍以煖水一盞安向手心，須臾即便正，洗去藥并頻抽掣中指。　**又方**：治牙疼：用巴豆一粒，煨至黄熟，去殻，用蒜一瓣，切一頭，作蓋，剜去中心，可安巴豆在内，以蓋子合之，用綿裹，隨患處左右塞耳中。

外臺秘要：文仲方，主唯腹大動摇水聲，皮膚黑，名曰水蠱：巴豆九十枚去心、皮，熬令黄，杏人六十枚去皮、尖，熬令黄，二味擣丸如小豆大，水下一丸，以利爲度。勿飲酒。

千金方：主大人、小兒風瘙癮瘮，心迷悶方：巴豆二兩，槌破，以水七升，煮取三升，以帛染拭之。　**又方**：治寒癖宿食，久飲不消，大便秘：巴豆人一升，清酒五升，煮三日三夜，研令大熟，合酒微火煎之，丸如胡豆大，每服一丸，水下。欲吐者，服二丸。　**又方**：治喉痺，已死有餘氣者：巴豆去皮，針線穿，嚥入喉中，牽出。

千金翼：治小兒身腫，并手足腫兼癮瘮：巴豆五十枚去皮、心，以水二升，煎取一升，用綿於湯中隨手拭之。

經驗方：鄭獬侍御傳，治氣痢：巴豆一兩去皮、心，熬細研，取熟猪肝和丸，空心米飲下，量力加減服之。牛肝尤佳。如食素人，以蒸餅丸服。　**又方**：治耳卒聾：巴豆一粒，蠟裹，針刺令通透用，塞耳中。　**又方**：治箭鏃入骨不可拔：取巴豆微熬，與蜣蜋同研，塗所傷處，斯須痛定，微癢，忍之，待極癢不可忍，便撼動箭鏃，即拔之，立出。夏侯鄲云：初在潤州得方，箭鏃出後，速以生肌膏傅之。説者云兼治瘡。鄲得方，後至洪州，旅舍主人妻患背瘡，呻吟，鄲遽用此方試之，愈。

勝金：治喉閉，纏喉風：巴豆兩粒，紙緊角可通得入鼻，用刀子切斷兩頭，殼子將針穿作孔，子内鼻中，久即差。

十全方：治疥瘡：巴豆十粒，火炮過黄色，去皮膜，右順手研如麵，入酥少許，膩粉少許，同研匀，爪破，以竹篦子點藥，不得落眼裏及外腎上。如熏刺着外腎，以黄丹塗，甚妙。

初虞方：治藥毒秘効：巴豆去皮不出油，馬牙消等分，合研成膏，冷水化一彈子許，服，差。

賈相公進過牛經：牛有卒疫，動頭打肋者：以巴豆兩箇，去皮擣末，生油二兩，淡漿水半升，灌之，差。

〔**箋釋**〕

巴豆爲大戟科植物巴豆 *Croton tiglium*，古今品種没有變化。此物因産地得名，《范子計然》云："巴菽出巴郡。"

蜀地亦有産出，故《五十二病方》寫作“蜀菽”。至於《本草經》别名“巴椒”，次條蜀椒亦名“巴椒”，陶弘景覺得費解，有云：“巴椒有毒不可服，而此爲一名，恐不爾。”按，巴豆條的“巴椒”應是“巴菽”或“巴叔”之訛。馬王堆醫書《雜療方》寫作“巴叔”，《淮南子》作“巴菽”，《廣雅》云：“巴尗，巴豆也。”

古代傳説巴豆能肥鼠，《淮南子·説林訓》云：“魚食巴菽而死，鼠食之而肥。”《博物志》云：“鼠食巴豆三年，重三十斤。”《南方草木狀》也説：“鼠食巴豆，其大如㹠。”陶弘景亦相信此説，引《博物志》云云，並感歎説：“物性乃有相耐如此爾。”這如果不是誤傳的話，恐别有原因。巴豆油 croton oil 中所含巴豆醇二酯 phorbol diester 有致癌或促癌作用，可誘發小鼠、大鼠胃癌、肝癌。所謂巴豆肥鼠，或許是鼠類荷瘤後體態畸形，古人錯誤觀察，以訛傳訛。至於礜石條説“今礜石殺鼠，蠶食而肥也”，恐怕是因爲巴豆之錯誤觀察附會出來的“經驗之談”。

如栝樓、檳榔等諸條一樣，《雷公炮炙論》將巴豆分别爲“巴之與豆及剛子”三物，此方術之士不欲外人窺破秘密，故意散佈混淆視聽的言論。《本草綱目》半信半疑，乃以雌雄解釋之。釋名項説：“其説殊乖。蓋緊小者是雌，有稜及兩頭尖者是雄。雄者峻利，雌者稍緩也。用之得宜，皆有功力；用之失宜，參、术亦能爲害，況巴豆乎。”

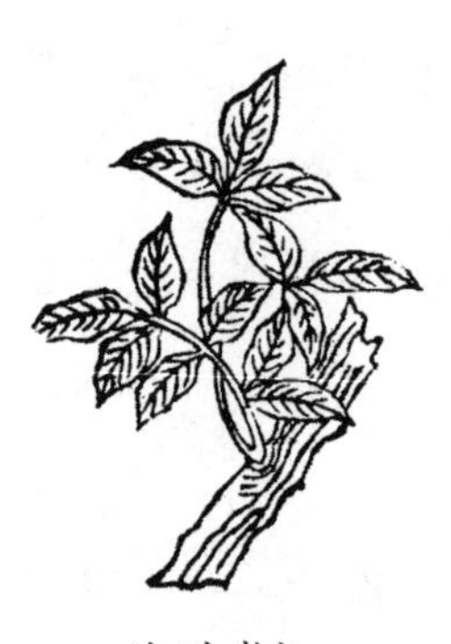

施州崖椒

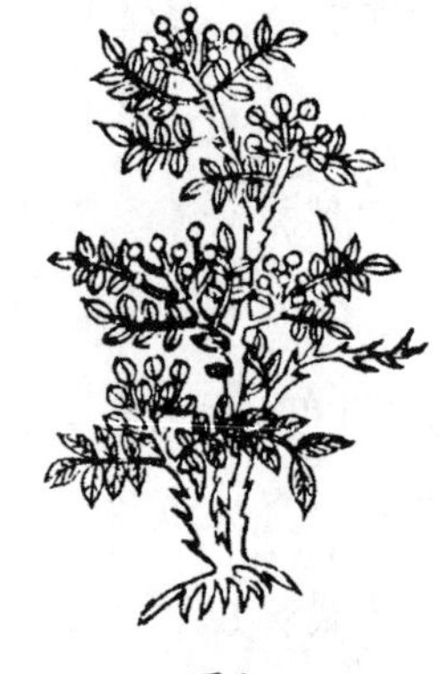

蜀椒

蜀椒　味辛，温、大熱，有毒。主邪氣欬逆，温中，逐骨節皮膚死肌，寒濕痺痛，下氣，除六腑寒冷，傷寒温瘧大風汗不出，心腹留飲宿食，腸澼下痢，洩精，女子字乳餘疾，散風邪瘕結，水腫黄疸，鬼疰蠱毒，殺蟲魚毒。久服之，頭不白，輕身增年。開腠理，通血脉，堅齒髮，調關節，耐寒暑，可作膏藥。多食令人乏氣，口閉者殺人。一名巴椒，一名蓎音唐。藙。音毅。生武都川谷及巴郡。八月採實，陰乾。杏人爲之使，畏款冬。

陶隱居云：出蜀都北部，人家種之，皮肉厚，腹裏白，氣味濃。江陽、晉原及建平間亦有而細赤，辛而不香，力勢不如巴郡。巴椒有毒不可服，而此爲一名，恐不爾。又有秦椒，黑色，在中品中。凡用椒，皆火微熬之令汗出，謂爲汗椒，令有勢力。椒目，冷，别入藥用，不得相雜。唐本注云：椒目，味苦，寒，無毒。主水腹脹滿，利小便。今椒出金州西城者最善。臣禹錫等謹按，爾雅疏云：檓者，大椒之别名。郭云：今椒樹叢生實大者，名爲檓。

《詩·唐風》云:椒聊且。陸機云:椒樹似茱萸,有針刺,葉堅而滑,蜀人作茶,吴人作茗,皆合煮其葉以爲香。今成皋諸山間有椒,謂之竹葉椒,其樹亦如蜀椒,少毒,熱,不中合藥也。可著飲食中,又用蒸雞、豚最佳香。東海諸島上亦有椒樹,枝葉皆相似,子長不圓,甚香,其味似橘皮,島上獐、鹿食此椒葉,其肉自然作椒橘香。**藥性論**云:蜀椒,使,畏雄黄。又名陸撥,有小毒。能治冷風頑[①],頭風下淚,腰脚不遂,虚損留結,破血,下諸石水,能治嗽,主腹内冷而痛,除齒痛。**又云:**椒目,使,治十二種水氣。味苦、辛,有小毒。主和巴豆、昌蒲、松脂,以蠟溶爲筒子,内耳中,抽腎氣虚,耳中如風水鳴,或如打鍾磬之聲,卒暴聾,一日一易,若神驗。**日華子**云:漢椒,破癥結,開胃,治天行時氣温疾,産後宿血,治心腹氣,壯陽,療陰汗,暖腰膝,縮小便。椒目,主膀胱急。**又云:**椒葉,熱,無毒。治賁㹠,伏梁氣及内外腎釣,并霍亂轉筋。和艾及葱研,以醋湯拌署並得。

圖經曰:蜀椒生武都川谷及巴郡,今歸、峽及蜀川、陝洛間人家多作園圃種之。高四五尺,似茱萸而小,有針刺,葉堅而滑,可煑飲食,甚辛香。四月結子,無花,但生於葉間,如小豆顆而圓,皮紫赤色。八月採實,焙乾。此椒江淮及北土皆有之,莖實都相類,但不及蜀中者皮肉厚、腹裹白、氣味濃烈耳。服食方單服椒紅補下,宜用蜀椒也。韋宙《獨行方》治諸瘡中風者:生蜀椒一升,取少麪合溲裹椒,勿令漏氣,分作兩裹,於煻灰火中燒熟,及熱出之,刺頭作孔,當瘡上罯著,使椒氣射入瘡中,冷則易

① 頑:底本如此,疑"頑"字後脱"痺"字,當爲"能治冷風頑痺"。

之。須臾瘡中出水,及遍體出汗,即差。施州又有一種崖椒,彼土人四季採皮入藥,云味辛,性熱,無毒。主肺氣上喘兼欬嗽,并野薑篠末,酒服錢匕,甚効。忌鹽下。又有蔓椒條云:"生雲中川谷及丘冢間,採莖根煮釀酒。"陶隱居云:"俗呼爲樛,似椒藙音黨。小,不香耳。"今亦無復分别,或云即金椒是也。藙子出閩中、江東,其木似樗,莖間有刺,子辛辣如椒。主遊蠱,飛尸及腹冷。南人淹藏以作果品,或以寄遠。《吴越春秋》云:"越以甘蜜丸欓與黨同。報吴增封之禮。"然則藙之相贈尚矣。

【雷公云:一名南椒。凡使,須去目及閉口者不用。其椒子先須酒拌,令濕蒸,從巳至午,放冷密蓋,除向下火,四畔無氣後取出,便入甆器中盛,勿令傷風用也。

食療云:温。粒大者,主上氣咳嗽,久風濕痺。又,患齒痛,醋煎含之。又,傷損成瘡中風:以麪裹作餛飩,灰中炮之,使熟斷開口,封其瘡上,冷易熱者,三五度易之。亦治傷損成弓風。又,去久患口瘡,去閉口者:以水洗之,以麵拌,煮作粥,空心吞之三五匙,飯壓之。再服,差。又,椒,温,辛,有毒。主風邪腹痛,痺寒,温中,去齒痛,堅齒髮,明目,止嘔逆,滅瘢,生毛髮,出汗,下氣,通神,去老,益血,利五藏,治生産後諸疾,下乳汁。久服令人氣喘促。十月勿食,及閉口者大忌。子細黑者是。秦椒白色也。

聖惠方:治因熱取凉睡,有蚰入口中挽不出:用刀破蚰尾,内生椒三二粒,裹著,須臾即出。

外臺秘要:治瘡腫:生椒末、麵、釜下土末之,以大醋和傅之。

千金方：有人陰冷，漸漸冷氣入陰囊，腫滿，恐死，日夜疼悶不得眠：取生椒，擇之令净，以布帛裹著丸囊，令厚半寸，須臾熱氣大通，日再易之，取消，差。

肘後方：治金瘡中風：蜀椒，量瘡口大小，用麵作餛飩，煻[①]火中炮令熟，開一孔，當瘡上掩之引風出，可作數枚，以差替换之，妙。　**又方**：蚰毒：以閇口椒并葉擣，傅之止。

孫真人云：十月勿食椒，食之損氣傷心，令人多忘。　**又方**：治心腹俱痛：以布裹椒，薄注上火，熨令椒汗出，良。

斗門方：治腹内虚冷，久服駐顔：用生椒，擇去不拆者，除其黑子，用四十粒，以漿水浸經一宿，盡令口合，空心新汲水下。去積年冷，煖藏腑，久服則能駐顔，黑髪，明目，令人思飲食，妙。

勝金方：治好食生茶：用椒末不限多少，以糊丸如梧子大，茶下十丸。

深師方：治手足皴裂：椒四合，水煮之，去滓漬之，半食頃，出令燥，須臾復浸，乾，塗羊、猪髓腦，極妙。

姚和衆：治小兒水瀉、嬭疳：椒一分，去目爲末，酥調之，少少傅腦上，日可三度。

譚氏：治小兒水瀉椒紅散，及人年五十已上患瀉：用椒二兩，醋二升，煮醋盡，慢火焙乾爲末，甆器貯之，每服二錢匕，酒或米飲下之。　**又方**：治漆瘡：漢椒湯洗之，即愈。

援神契：椒薑禦瘟，補益聰明。

衍義曰：蜀椒須微炒使汗出，又須去附紅黄殼。去殼之

① 煻：底本作"糖"，據文意改。

法：先微炒，乘熱入竹筒中，以梗舂之，播取紅。如未盡，更揀，更舂，以盡爲度。凡用椒須如此。其中子謂之椒目，治盜汗尤功。將目微炒，擣爲極細末，用半錢匕，以生猪上脣煎湯一合，調，臨睡服，無不效。蓋椒目能行水，又治水蠱。

〔箋釋〕

《孝經援神契》言"椒薑禦濕"，本意可能是調味之用。此爲芸香科花椒屬植物的果實，因爲物種和産地不同，名目甚多，漢代以秦椒、蜀椒爲大宗，大抵以花椒 *Zanthoxylum bungeanum* 爲主流。

對比《本草經》所記秦椒、蜀椒功效，秦椒"久服輕身，好顔色，耐老增年通神"，而蜀椒"久服之，頭不白，輕身增年"，因此秦椒被列爲上品，而蜀椒爲下品。按，本條陶注説："又有秦椒，黑色，在中品中。"據《新修本草》卷十四作："又有秦椒，黑色，在上品中。"故《本草經》森立之輯本取秦椒爲上品。

作爲調味品，花椒並没有明顯的毒性，或許是憚於椒强烈的麻味，被標記爲"有毒"；又將毒性歸於閉口，謂"口閉者殺人"，换言之，只要將閉口椒去掉，便能安全無虞。關於椒的毒性，有一段掌故可資談助。

據《後漢書·陳球傳》，熹平元年（172）竇太后去世，宦官曹節等不欲太后與桓帝合葬，廷尉陳球力争。這是一場朝臣與宦官的鬬争，其他大臣也是有備而來，傳中提到太尉李咸"擣椒自隨"。李咸出門前對妻子説："若皇太后不得配食桓帝，吾不生還矣。"椒便是花椒，無異辭。椒豈能成爲自殺工具？通讀後文，頗疑是《後漢書》的作者范曄在調侃李咸。

按照范曄的敘述，經過陳球慷慨陳詞，事情漸有轉機，“公卿以下，皆從球議”。然後范曄寫到：李咸始不敢先發，見球辭正，然後大言曰：“臣本謂宜爾，誠與臣意合。”會者皆爲之愧。“大言”云云似乎已經含有譏諷，“會者皆爲之愧”，究竟是會者自愧，還是爲李咸愧，説不清楚。李咸之“擣椒自隨”，恐怕不是爲了仰藥自盡，而是麻痹口腔，關鍵時候好唯唯諾諾，真是老奸巨猾。張錫純《醫學衷中參西録·例言》對此事别有説法：“嘗因胃中受凉，嚼服花椒三十粒，下嚥後即覺氣不上達，移時呼吸始復常，乃悟古人諫君恐有不測，故有擣椒自隨者。由斯觀之，用藥可不慎哉。”他的意思是椒吃得死人，恐怕不是這樣的，但大劑量或許能産生短暫的麻痹。

范曄《後漢書》没有爲李咸立傳，其他人著的後漢書則有之。袁宏《後漢紀》卷二十三説法不同，徑言“公卿不敢諫，河南尹李咸執藥上書”云云，然後“章省，上感其言，使公卿更議，詔中常侍趙忠監臨議”云云，其後接范書公卿議論、陳球的意見。對此《後漢紀》整理本有注釋説：“范書《陳球傳》以衆議在前，咸上疏在後。廷議時，陳球仗義直言，咸觀望許久，纔曰與球意合，會者皆爲之愧。《通鑑考異》曰：‘今按：史稱咸廉幹知名，在朝清忠，權幸憚之。其能擣椒自隨，必死之心已固，不當臨議畏葸不言。且若無李咸之先諫，中官擅權，無須廷議，而以馮貴人配桓帝，故當以袁《紀》爲是。'"對此不敢苟同,歷史真相固然不得而知,但范曄的敘述顯然帶有傾向性。袁宏説李咸是"執藥上書",而范曄直接點明所執的"藥"不過是花椒;若能了解所擣之"椒"基本上不會致人於死命,這就足够了。

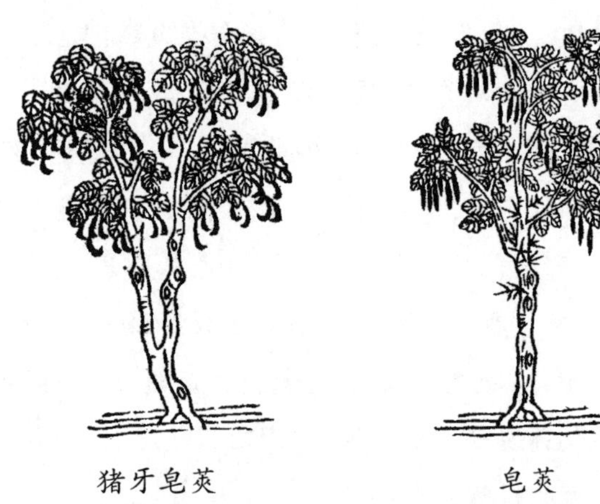

猪牙皂莢　　　　皂莢

皂莢　味辛、鹹,温,有小毒。主風痺死肌邪氣,風頭淚出,利九竅,殺精物,療腹脹滿,消穀,除欬嗽,囊結,婦人胞不落,明目,益精。可爲沐藥,不入湯。生雍州川谷及魯鄒縣。如猪牙者良。九月、十月採莢,陰乾。柏實爲之使,惡麥門冬,畏空青、人參、苦參。

陶隱居云:今處處有,長尺二者良。俗人見其皆有蟲孔而未嘗見蟲形,皆言不可近,令人惡病,殊不爾。其蟲狀如草菜上青蟲,莢微欲黑便出,所以難見爾。但取青莢生者看,自知之。唐本注云:此物有三種:猪牙皂莢最下,其形曲戾薄惡,全無滋潤,洗垢不去;其尺二寸者,麁大長虚而無潤;若長六七寸,圓厚節促直者,皮薄多肉味濃,大好。**臣禹錫等謹按,藥性論**云:皂莢,使。主破堅癥,腹中痛,能墮胎。又曰:將皂莢於酒中,取盡其精,於火内煎之成膏,塗帛,貼一切腫毒,兼能止疼痛。**陳藏器**云:鬼皂莢作浴湯,去風瘡疥癬。挼葉去衣垢,沐頭長髮①。生江南澤畔,如皂莢,高一二尺。**日華子**云:皂莢,通關節,除頭風,消痰,殺勞蟲,治骨蒸,開胃及中風口噤。入藥去皮、子,以酥炙用。

圖經曰:皂莢出雍州川谷及魯鄒縣,今所在有之,以懷、孟州者爲勝。木極有高大者。此有三種:本經云"形如猪牙者良",陶注云"長尺二者良",唐注云"長六寸,圓厚節促直者,皮薄多肉味濃,大好"。今醫家作疎風氣丸煎多用長皂莢,治齒及取積藥多用猪牙皂莢,所用雖殊,大抵性味不相遠。九月、十月採莢,陰乾用。張仲景治雜病方,欬逆上氣,唾濁,但坐不得卧,皂角丸主之:皂莢杵末,一物以蜜丸大如梧子,以棗膏和湯服一丸,日三、夜一服。崔元亮《海上方》療腹脹滿欲瘦病者:猪牙皂角相續量長一尺,微火煨,去皮、子,擣篩,蜜丸大如梧子。欲服藥,先喫煮羊肉兩臠,呷汁三兩口,後以肉汁下藥十丸,以快利爲度。覺得力,更服,以利清水即停。差後一月已來,不得食肉及諸油膩。又治熱勞:以皂莢長一尺續成者亦可,須無孔成實者,以土酥一大兩微微塗,於火上緩炙之,不得令酥下,待酥盡即擣篩,蜜丸如梧子大,每日空腹飲下十五丸,漸增至二十丸。重者不過兩劑差。其初生嫩葉芽以爲蔬茹更益人,核中白肉亦入治

① 沐頭長髮:底本作"沐髮長頭",據文意乙正。

肺藥。又,炮核,取中黄心嚼餌之,治膈痰,吞酸。又,米醋熬嫩刺針作濃煎,以傅瘡癬,有奇効。

【**雷公云**:凡使,須要赤膩肥并不蚛者,然用新汲水浸一宿了,用銅刀削上麁皮,用酥反覆炙,酥盡爲度。然出搥之,去子擣篩。皂莢一兩,酥二分。子收得,揀取圓滿堅硬不蛀者,用瓶盛,下水於火畔煮,待泡熟,剥去硬皮一重了,取向裏白嫩肉兩片,去黄,其黄消人腎氣。將白兩片用銅刀細切,於日中乾用。

聖惠方:治時氣三日,頭痛煩熱:用皂角燒作灰爲末,非時新汲水一中盞,生薑汁、蜜各少許,和二錢服之。先用暖水淋浴,後服藥,須臾汗出,愈。

外臺秘要:治卒中風口喎:以皂角五兩,去皮爲末,以三年大醋和,右喎塗左,左喎塗右,乾更傅之,差。　**又方**:齲齒方:擣皂角去皮,炙爲末,塗齒上,吐之。　**又方**:溺死一宿者尚活:擣皂角,紙裹,内下部,須臾出水即活。

千金方:齆鼻:炙皂角末如小豆,以竹管吹入鼻中。　**又方**:鬼魘不悟:皂莢末刀圭起死人。　**又方**:難産:吞皂角子二枚,立差。

肘後方:卒腫滿身面洪:用皂角剥炙令黄,剉三升,酒一斗漬,合器煮令沸,服一升,日三服,頻作。　**又方**:小兒身上惡瘡:先以皂角水洗,拭乾,以少油麻擣爛,傅,燋即差。

經驗方:治食氣遍身黄腫,氣喘,食不得,心胸滿悶:不蛀皂角去皮及子,塗好醋,炙令焦,爲末一錢匕,巴豆七枚去油膜,二件以淡醋及研好墨爲丸如麻子大,每服三丸,食後陳橘皮湯下,日三服。隔一日增一丸,以利爲度。如常服,消酒食。

梅師方:治霍亂轉筋:皂莢末,吹一小豆入鼻中,得嚏便差。　**又方**:治卒外腎偏疼:皂莢和皮爲末,水調傅之,良。

孫真人:治咳嗽:皂莢燒研碎二錢匕,豉湯下之。　**又方**:治大小便不通,關格不利:燒皂莢細研,粥飲下三錢,立通。**又方**:傷寒無問陰陽神驗方:以皂角一挺,肥者,燒令赤,爲末,以水五合和,頓服。陰陽傷寒,以酒和服。　**又方**:治腰脚不覆地:取子一千二百箇,净洗令乾,少酥熬令香,爲末,蜜丸如梧子大,空心以蒺藜子、酸棗子湯下三十丸。　**又方**:治卒死:以末吹鼻中。　**又方**:治誤食物落鼻中及入眼不出:吹皂角取嚏。　**又方**:人好魘:以末吹鼻中。

斗門方:治卒頭痛:以皂角末吹入鼻中,令嚏則止。

簡要濟衆:治中風口噤不開,涎潮吐方:用皂角一挺去皮,塗猪脂炙令黄色,爲末,每服一錢匕,非時温酒服。如氣實脉盛,調二錢匕。如牙關不開,用白梅揩齒,口開即灌藥,以吐出風涎,差。

博濟方:治皂莢水并惡水入口内①,熱痛不止:以皂莢子燒,存性一分,沙糖半兩,先殺研皂子令細,續入沙糖匀和如膏,含之。

十全方:治牙疼:用猪牙皂角、鹽等分,燒爲末,揩疼處,良。

① 入口内:劉甲本作“入瘡内”。

靈苑方:治急喉閉,逡巡不救方:以皂莢去皮、子,生半兩爲末,每服少許,以筯頭點腫處,更以醋調藥末,厚傅項下,須臾便破,少血出,即愈。

孫尚藥:治卒中風,昏昏若醉,形體惛悶,四肢不收,或倒或不倒,或口角似利,微有涎出,斯須不治,便爲大病,故傷人也。此證風涎潮於上,膈痺氣不通,宜用救急稀涎散:猪牙皂角四挺,須是肥實不蚛,削去黑皮,晉礬一兩,光明通瑩者,二味同擣羅爲細末,再研爲散。如有患者,可服半錢,重者三字匕,温水調灌下。不大嘔吐,只是微微涎稀冷,出或一升、二升。當時惺惺次緩而調治,不可便大段吐之,恐過傷人命。累經効不能盡述。

感應神仙傳:崔言者,職隸左親騎軍,一旦得疾,雙眼昏,咫尺不辨人物,眉髮自落,鼻梁崩倒,肌膚有瘡如癬,皆爲惡疾,勢不可救。因爲洋州駱谷子歸寨使,遇一道流,自谷中出,不言名姓,授其方曰:皂角刺一二斤爲灰,蒸久曬研爲末,食上濃煎大黄湯調一錢匕,服。一旬鬢髮再生,肌膚悦潤,愈,眼目倍常明。得此方後却入山,不知所之。又鐵碪以煆金銀,雖百十年不壞,以搥皂莢,則一夕破碎。

衍義曰:皂莢,其子炒,舂去赤皮、人,將骨浸軟,煮熟,以糖漬之,可食,甚疎導五臟風熱壅。其莢不蚛肥者,微炙,爲末一兩,入生白礬末半兩,膩粉半兩。風涎潮塞氣不通,水調嗺一二錢,但過咽,則須吐涎。凡用白礬者,分隔下涎也。又暑中濕熱時,或久雨,合蒼术燒,辟温疫邪濕氣。

〔箋釋〕

史書説陶弘景"一事不知,以爲深耻",他在本條的注釋中説:"今處處有,長尺二者良。俗人見其皆有蟲孔而未嘗見蟲形,皆言不可近,令人惡病;殊不爾。其蟲狀如草菜上青蟲,莢微欲黑便出,所以難見爾。但取青莢生者看,自知之。"這應該是實際觀察所得,不同於陋儒之坐而論道。

《名醫别録》在皂莢條補充説"如豬牙者良";陶弘景有不同意見,説"長尺二者良";《新修本草》折衷之,既言"猪牙皂莢最下",又説尺二寸者"麁大長虚而無潤",而取"長六七寸,圓厚節促直者"爲優。《本草綱目》乃説皂莢有三:"皂樹高大,葉如槐葉,瘦長而尖,枝間多刺,夏開細黄花。結實有三種:一種小如豬牙;一種長而肥厚,多脂而粘;一種長而瘦薄,枯燥不粘。以多脂者爲佳。"受此影響,早期植物學家在豆科皂莢 *Gleditsia sinensis* 物種之外,另立一個新物種,即猪牙皂 *Gleditsia officinalis*。晚近經過實地調查,才發現同一株皂莢樹上,可以結出大中小三種類型的莢果。其中猪牙皂是普通皂莢樹因衰老、受傷等原因,結出發育不正常的果實,原植物都是皂莢 *Gleditsia sinensis*。

墨蓋子下以皂莢末吹鼻方甚多,如引孫真人:"治卒死:以末吹鼻中。"此可能是皂莢刺激性,類似於阿摩尼亞水、嗅鹽的"蘇醒劑作用"。

訶梨勒 **味苦,温,無毒。主冷氣,心腹脹滿,下食。生交、愛州。**

唐本注云:樹似木梡,音患。花白,子形似梔子,青黄色,皮肉相著。水摩或散服之。唐本先附。**臣禹錫等謹按,蕭炳**云:訶梨

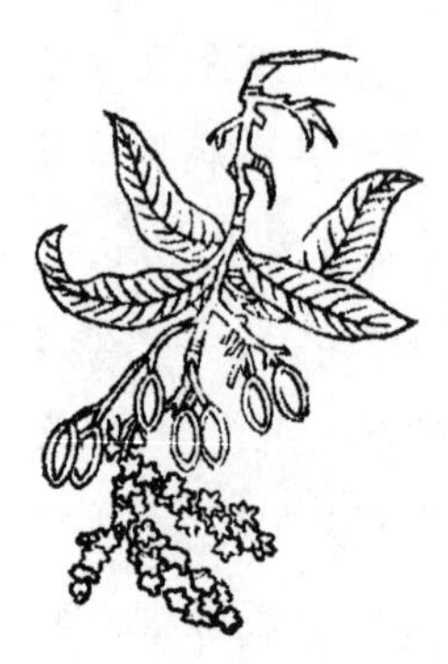
廣州訶梨勒

勒，苦、酸。下宿物，止腸澼久洩，赤白痢。波斯舶上來者，六路、黑色、肉厚者良。**藥性論**云：訶梨勒，使，亦可單用，味苦、甘。能通利津液，主破胸膈結氣，止水道，黑髭髮。**日華子**云：消痰下氣，除煩治水，調中，止瀉痢，霍亂，賁㹠腎氣，肺氣喘急，消食開胃，腸風瀉血，崩中帶下，五膈氣，懷孕未足月人漏胎，及胎動欲生，脹悶氣喘，并患痢人後分急痛，并産後陰痛，和蠟燒熏及熱煎湯熏，通手後洗。

圖經曰：訶梨勒生交、愛州，今嶺南皆有，而廣州最盛。株似木梡，花白，子似梔子，青黄色，皮肉相著。七月、八月實熟時採，六路者佳。《嶺南異物志》云：廣州法性寺佛殿前有四五十株，子極小而味不澁，皆是六路。每歲州貢，只以此寺者。寺有古井，木根蘸水，水味不鹹。每子熟時，有佳客至，則院僧煎湯以延之。其法，用新摘訶子五枚，甘草一寸，皆碎破，汲木下井水同煎，色若新茶。今其寺謂之乾明，舊木猶有六七株，古井亦在。南海風俗尚貴此湯，然煎之不必盡如昔時之法也。訶梨勒主痢，本經不載。張仲景治氣痢：以訶梨勒十枚，麵裹煻灰火中煨之，令麪黄熟，去核細研爲末，和粥飲，頓服。又，長服方：訶梨勒、陳橘皮、厚朴各三大兩，擣篩蜜丸，大如梧子，每服二十丸至三十丸。唐劉禹錫《傳信方》云：予曾苦赤白下，諸藥服遍久不差，轉爲白膿。令狐將軍傳此法：用訶梨勒三枚上好者，兩枚炮取皮，一枚生取皮，同末之，以沸漿水一兩合服之，淡水亦得。若空水痢,加一錢匕甘草末;若微有膿血,加二匕;若血多,加三匕,皆効。又取其核,入白蜜研,注目中,治風赤澁痛,神良。其子未熟時,風飄墮者,謂之隨風子,暴乾收之。彼人尤珍貴,益小者益佳。治痰嗽,咽喉不利,含三數枚,殊勝。

【**海藥云**:按,徐表《南州記》云:生南海諸國。味酸、澁,温,無毒。主五鬲氣結,心腹虚痛,赤白諸痢,及嘔吐,咳嗽,並宜使。皮其主嗽,肉炙治眼澁痛。方家使陸路訶梨勒,即六稜是也。按,波斯將訶梨勒、大腹等舶上,用防不虞。或遇大魚放涎滑水中數里,不通舡也,遂乃煮此洗其涎滑,尋化爲水,可量治氣功力者乎。大腹、訶子性熫者,是近鐺下,故中國種不生。故梵云訶梨恒雞,謂唐言天堂,未並只此也。

雷公云:凡使,勿用毗梨勒、罨梨勒、榔精勒、雜路勒,若訶梨勒,文只有六路。或多或少,並是雜路勒。毗路勒箇箇毗,雜路勒皆圓露,文或八路[①]至十三路,號曰榔精勒,多澁,不入用。凡修事,先於酒内浸,然後蒸一伏時。其訶梨勒,以刀削路,細剉焙乾用之。

外臺秘要:治一切風痰,風霍亂,食不消,大便澁:訶梨三枚,搗取皮,和酒頓服,三五度良。　**又方**:治風熱衝項熱悶:訶梨一枚以大者,芒硝,同於醋中攪令消,摩傅熱處。

經驗方:治嗽,氣嗽久者亦主之:生訶梨一枚,含之嚥汁。差後口爽,不知食味,却煎檳榔湯一椀服之,立便有味。此知連州銀坑官成密方。

① 路:底本作"露",據上下文改。

廣濟方：治嘔逆不能食：訶梨勒皮二兩，去核，熬爲末，蜜和丸如梧桐子大，空心服二十丸，日二服。

孫真人：治常患氣：以訶梨三枚，濕紙裹煨，紙乾即剥去核，細嚼，以生乳一升下之，日三服。　**又方**：治一切氣，宿食不消：訶梨一枚，入夜含之，至明嚼嚥。

集驗方：蜀沙門傳，水痢：以訶梨勒三顆，麪裹炮赤去麪，取訶梨勒皮，擣爲末，飯和爲丸，米飲空腹下三七丸，已百人見効。

子母秘録：治小兒霍亂：訶梨一枚，末，沸湯研一半，頓服，未差再服。

食醫心鏡：下氣消食：并茶青色訶梨一枚，打碎爲末，銀器中水一大升，煎三兩沸，後下訶梨，更煎三五沸，候如麴塵色，著少鹽服。

廣異記云：高仙芝大食得訶梨勒，長五寸，初置抹肚中，便覺腹中痛，因大利十餘行。初爲訶梨爲祟，待欲棄之。後問大食長老，云：此物人帶，一切病消，利者出惡物耳。仙芝甚保。天寶末被誅，遂失所在。

金光明經：《流水長者子除病品》云：熱病下藥，服訶梨勒。

衍義曰：訶梨勒，氣虚人亦宜。緩緩煨熟，少服。此物雖澁腸，而又泄氣，蓋其味苦澁。

〔箋釋〕

訶梨勒多見於佛經，今使用者爲使君子科植物訶子 *Terminalia chebula*。訶子成熟的核果卵圓形，有數條鈍棱，此言“六路”，即六棱的意思。“訶梨勒”本是譯音，《雷公炮炙論》説“勿用毗梨勒、罨梨勒、榔精勒、雜路勒”云云，罨梨勒疑即庵摩勒，與毗梨勒皆見卷十三，榔精勒、雜路勒恐是杜撰，“毗路勒箇箇毗，雜路勒皆圓露，文或八路至十三路，號曰榔精勒，多澁”，亦是故弄玄虚之語。

《本草圖經》引《嶺南異物志》“廣州法性寺佛殿前有四五十株”，按，法性寺即今光孝寺。據《壇經》，禪宗六祖慧能大師在此落髮，著名的“風動、幡動”公案即發生在此。法性寺與乾明寺本爲兩所廟宇，宋初合二爲一，故《本草圖經》説“今其寺謂之乾明”。宋方信儒《南海百詠》題法性寺云：“金碧參差兜率天，曾煎訶子試新泉。荒園廢宅無人問，門外桃花卻是禪。”清初屈大均《廣東新語》記光孝寺訶梨勒甚詳，其略云：“廣州光孝寺舊有五六十株，子小味不澀，多是六路，以進御，今皆盡矣。寺本虞翻舊苑，翻謫居時，多種蘋婆、苛子樹。宋武帝永初元年，梵僧求那羅跋跎三藏至此，指苛子樹謂衆曰：此西方訶梨勒果之林也，宜曰苛林制止。於是寺名訶林。寺中有達磨洗鉢泉，以此木根蘸水，水故不鹹。每七八月子熟，寺僧輒煎訶子湯延客，和以甘草，色若新茶，謂可變白髭髮云。訶樹不知伐自何時，今惟佛殿左有菩提一株，殿前有榕四株，門有蒲葵二株爲古物。予詩云：虞園雖是古浮圖，訶子成林久已無。一片花宫生白草，牛羊争上尉佗都。”

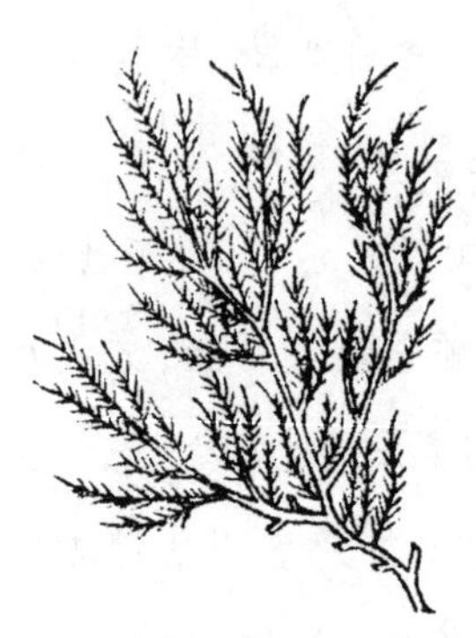

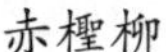

赤檉柳

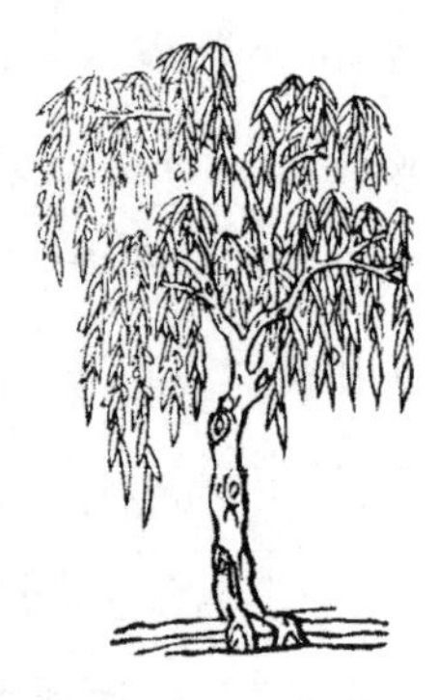

柳華

柳華　味苦，寒，無毒。主風水黄疸，面熱黑，痂疥惡瘡，金瘡。一名柳絮。

葉　主馬疥痂瘡。取煎煮以洗馬疥，立愈。又療心腹内血，止痛。

實　主潰癰，逐膿血。

子汁　療渴。生琅邪川澤。

陶隱居云：柳，即今水楊柳也。花熟，隨風狀如飛雪，陳元方以爲譬。當用其未舒時，子亦隨花飛，正應水漬汁爾。柳花亦宜貼灸瘡，皮葉療漆瘡。唐本注云：柳與水楊全不相似，水楊葉圓闊而赤，枝條短硬；柳葉狹長，青緑，枝條長軟。此論用柳，不載水楊，水楊亦有療能。本草不録樹枝及木中蟲屑。枝皮，味苦，寒，無毒。主痰熱淋，可爲吐湯。煮洗風腫癢。酒煮含，主齒痛。木中蟲屑，可爲浴湯，主風瘙癢、癮瘮，大効。此人間柳樹是也，陶云水楊非也。臣禹錫等謹按，藥性論云：苦柳華，使。主止血，治濕痺，四肢攣急，膝痛。陳藏器云：柳絮，本經以絮爲花，花即初發時黄蘂。子爲飛絮，以絮爲花，其誤甚矣。江東人通名楊柳，北人都不言楊。楊樹葉短，柳樹枝長。**日華子**云：葉，治天行熱病，丁瘡，傳尸骨蒸勞，湯火瘡，毒入腹熱悶，服金石藥人發大熱悶，并下水氣。煎膏，續筋骨，長肉止痛。牙痛煎含。枝，煎汁可消食也。

圖經曰：柳華、葉、實生琅邪川澤，今處處有之，俗所謂楊柳者也。本經以絮爲華，陳藏器云："華即初發黄蘂也，子乃飛絮也。"採無時。其枝皮及根亦入藥。葛洪治癰疽腫毒、妬乳等多用之。韋宙《獨行方》主丁瘡及反花瘡，並煎柳枝葉作膏塗之。今人作浴湯、膏藥、齒牙藥亦用其枝，爲最要之藥。按，楊、柳異類，今人謂柳爲楊柳，非也。《説文》"楊，蒲柳也"，"柳，小楊也"，其類非一。蒲柳其枝勁韌，可爲箭笴。《左傳》所謂"董澤之蒲"，又謂之"雚苻"，即上條水楊是也。今河北沙地多生此，又生水傍，葉麄而白，木理微赤，曰①杞柳。《鄭詩》云"無伐我樹杞"，陸機云："杞，柳也，其木人以爲車轂，共山淇水傍，魯國汶水傍，純生杞也。"又，《孟子》云"告子曰：以人性爲仁義，猶以杞柳爲桮棬"是也。今人取其細條，火逼令柔韌，屈作箱篋，河朔尤多。又，下有赤檉木，生河西沙地，皮赤葉細，即是今所謂檉柳者，又名春柳。《爾雅》曰"檉，河柳"，郭璞云："今河傍赤莖小楊。"陸機《詩疏》云"皮正赤如絳，一名雨師，枝、葉似松"是也。其木中脂，一名檉乳，醫方稀用，故附於此。

【**陳藏器**云：絮主止血，治小兒一日、五日寒熱，煎柳

---

① 曰：底本作"白"，據文意改。

枝浴。

外臺秘要：治黄疸：柳枝以水一斗，煮取濃汁半升，服令盡。

肘後方：治乳癰，二三日腫[1]痛不差，但堅紫色者，用煎柳根皮法云：熬令温，熨腫，一宿愈。　**又方**：湯火灼成瘡：柳皮燒灰，以粉塗之。　**又方**：取柳白皮細切，以猪脂煎取汁，傅之。

孫真人：治牙齒疼：柳枝一握，細剉，入少鹽花，漿水煎，含之，甚妙。

集驗方：治腫：柳枝如脚指大，長三尺，二十枚，水煮令極熱，以故布裹腫處，取湯熱洗之，即差。

子母秘録：小兒丹煩：柳葉一斤，水一斗，煑取三升，去滓，搨洗赤處，日七八度。

斗門方：治耳痛，有膿不出，及癰已結聚：柳根細切熟槌，封之，以帛掩，燥即易之。　**又方**：治耳卒風毒腫起：用柳蠹樹上蟲糞，以水化，取清水調白礬少許，滴入耳中，甚妙。　**又方**：治卒風毒腫，氣急痛：以柳白皮一斤，剉，以酒煮令熱，帛裹熨腫上，冷再煮易之，甚妙也。

古今録驗：治齒痛：以楊柳白皮，卷如指許大，含嚼之，以汁漬痛齒根，數過即差也。　**又方**：治牙齒風齲：以柳枝剉一升，大豆一升，合炒豆炮盡，於甆器盛之，清酒三升漬之，經三日，

① 日腫：底本作“百種”，據文意改。

含之，頻吐。

丹房鏡源云：柳膠結砂子。

別説云：謹按，絮帖灸瘡良。飛入池沼，於陰暗處爲浮萍。嘗以器盛水，置絮其中，數日覆之即成。又多積，可以桿作氈，以代羊毛，極柔軟，宜與小兒卧，益佳，以性涼也。

衍義曰：柳華，經曰"味苦"，即是初生有黄蘂者也。及其華乾，絮方出，又謂之柳絮。收之，貼灸瘡及爲茵褥。絮之下連小黑子，因風而起，得水濕處便生，如地丁之類，多不因種植，於人家庭院中自然生出，蓋亦如柳絮兼子而飛。陳藏器之説是。然古人以絮爲花，陶隱居亦曰"花隨風狀如飛雪"，誤矣。經中有實及子汁，諸家不解，今人亦不見用。**注：**釋氏謂柳爲尼俱律陀木，其子極細，如人妄因極小，妄果至大，是知小黑子得因風而起。

〔箋釋〕

柳即楊柳科植物垂柳 *Salix babylonica*，枝條細弱下垂。《本草綱目》集解項説："楊柳，縱横倒順插之皆生。春初生柔荑，即開黄蕊花。至春晚葉長成後，花中結細黑子，蕊落而絮出，如白絨，因風而飛。子著衣物能生蟲，入池沼即化爲浮萍。古者春取榆、柳之火。陶朱公種柳千樹，可足柴炭。其嫩芽可作飲湯。"柳絮是垂柳的種子，上面有白色絨毛，隨風飛散如飄絮。《世説新語·言語》云："謝太傅寒雪日内集，與兒女講論文義。俄而雪驟，公欣然曰：白雪紛紛何所似？兄子胡兒曰：撒鹽空中差可擬。兄女曰：未若柳絮因風起。"陶弘景説："花熟，隨風狀如飛雪，陳元方以爲譬。”疑即指此。但這是謝道韞的典故，陶弘景將其歸在陳紀(元方)名下，恐是誤記。

《本草衍義》注云："釋氏謂柳爲尼俱律陀木。"按，"尼俱律陀樹"亦譯作"尼拘律樹""尼拘樹""尼拘陀樹""尼俱盧陀樹"等，慧琳《一切經音義》説："此樹端直無節，圓滿可愛，去地三丈餘方有枝葉，其子微細如柳花子。唐國無此樹，言是柳樹者，非也。"原植物爲桑科印度榕 *Ficus elastica*，并非垂柳。

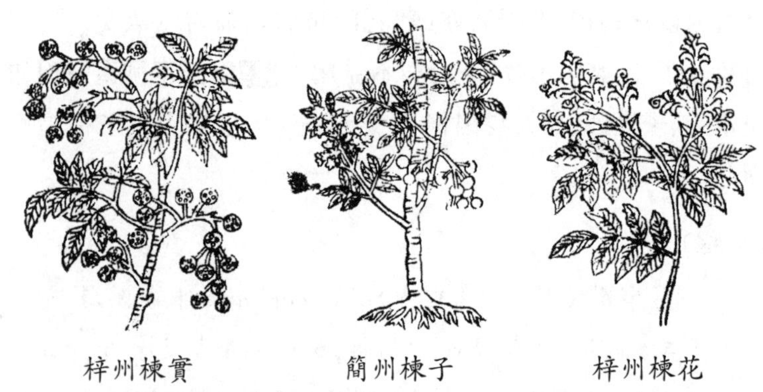

梓州楝實　　簡州楝子　　梓州楝花

楝實　**味苦，寒，**有小毒。**主温疾傷寒，大熱煩狂，殺三蟲，疥瘍，利小便水道。**

根　微寒。療蚘蟲，利大腸。生荆山山谷。

陶隱居云：處處有。俗人五月五日皆取葉佩之，云辟惡。其根以苦酒摩塗疥，甚良。煮汁作糜食之，去蚘蟲。唐本注云：此有兩種，有雄有雌。雄者根赤，無子，有毒，服之多使人吐，不能止，時有至死者；雌者根白，有子，微毒。用當取雌者。臣禹錫等

謹按，藥性論云：楝實，亦可單用，主人中大熱狂，失心躁悶，作湯浴，不入湯服。**日華子**云：楝皮，苦，微毒。治遊風熱毒，風癧惡瘡疥癩，小兒壯熱，並煎湯浸洗。服食須是生子者雌樹皮一兩，可入五十粒糯米煎煮，殺毒。瀉多以冷粥止，不瀉者以熱葱粥發。無子雄樹，能吐瀉殺人，不可悮服。

圖經曰：楝實即金鈴子也。生荆山山谷，今處處有之，以蜀川者爲佳。木高丈餘，葉密如槐而長。三四月開花，紅紫色，芬香滿庭間。實如彈丸，生青熟黄。十二月採實，其根採無時。此種有雌雄。雄者根赤，無子，有大毒；雌者根白，有子，微毒。當用雌者，俗間謂之苦楝子。韋宙《獨行方》主蟯蟲攻心如刺，口吐清水：取根剉，水煮令濃赤黑色，以汁合米煮作糜，隔宿勿食，來旦從一匕爲始，少時復食一匕半糜，便下蟯，驗。

【**雷公云**：凡採得後曬乾，酒拌浸令濕，蒸，待上皮軟，剥去皮，取肉去核。勿單用。其核碎槌，用漿水煮一伏時了用。如使肉即不使核，使核即不使肉。又花落子，謂之石茱萸。

外臺秘要方：治長蟲：楝實，淳苦酒中漬宿，以綿裹，塞穀道中三寸許，日易之。

千金方：治小兒蚘蟲：楝木皮削上蒼皮，以水煮汁飲，量大小進。　**又方**：蠷螋瘡：楝樹枝皮燒灰，和猪膏傅之。　**又方**：治小兒禿瘡及諸惡瘡。

肘後方：治瘻若著口裹：東行楝根細剉，水煮濃汁，含之數口，吐勿嚥。

經驗方：小兒殺蟲，定疼痛，抵聖散：以苦楝二兩，白蕪荑半兩，爲末，水一盞，末一錢，煎取二分，放冷，待發時服之。**又方**：治臟毒小血：以苦楝子炒令黄，爲末蜜丸，米飲下十丸至二十丸，甚妙。　**又方**：治丈夫本臟氣傷，膀胱連小腸等氣：金鈴子一百箇，湯温浸過去皮，巴豆二百箇，搥微破，麩二升，同於銅鐺内炒，金鈴子赤熟爲度，放冷取出，去核爲末。每服三錢，非時熱酒、醋湯調並得，其麩、巴豆不用也。

斗門方：治蛔蟲咬心：用苦楝皮煎一大盞服下。　**又方**：治五種蟲：以楝皮去其蒼者，焙乾爲末，米飲下二錢匕。　**又方**：治癮癬：楝皮濃煎浴。

荆楚歲時記云：《風俗[①]通》：獬豸食楝。　**又云**：蛟龍裹楝。

〔箋釋〕

《新修本草》説楝有雌雄兩種，云："此有兩種，有雄有雌。雄者根赤，無子，有毒，服之多使人吐，不能止，時有至死者；雌者根白，有子，微毒。用當取雌者。"其説雖謬，亦無關於品種，却爲後世分川楝、苦楝埋下伏筆。《本草圖經》繪有簡州楝子、梓州楝實，研究者覺得晦明軒本《證類本草》所繪簡州楝子葉全緣，而梓州楝實葉有刻缺，遂將前者指認爲楝科川楝 *Melia toosendan*，後者確定爲同屬苦楝 *Melia azedarach*。但仔細觀察圖例，所謂梓州楝實葉緣刻缺並不明顯，而且在劉甲本，以及《紹興本草》中，簡州楝子與梓州楝實的葉都繪作全緣，所以無法確認梓州楝實就是

① 俗：底本作"浴"，據文意改。

川楝 *Melia toosendan*。

墨蓋子下引《荆楚歲時記》謂“蛟龍褁楝”,劉甲本作“蛟龍畏楝”。據《爾雅翼》卷九楝條云:“荆楚之俗,五月五日,民並斷新竹笥爲筒粽,楝葉插頭,纏五絲縷江水中,以爲辟水厄。士女或楝葉插頭,五絲纏臂,謂爲長命縷。俗言屈原以此日投水,百姓競以食祭之。漢建武中,長沙人有見人自稱三閭大夫者,謂之曰:所祭甚善,常苦爲蛟龍所竊。蛟龍畏楝葉、五色絲,自今見祭,宜以五色絲合楝葉縛之。所以俗並事之。宗懍引《風俗通》以爲獬豸食楝,原將以信其志也。然則鳳凰、獬豸皆食楝,而蛟龍特畏之,是亦異矣。”則劉甲本作“畏楝”爲是。劉禹錫《武陵書懷五十韻》句“桃花迷隱跡,楝葉慰忠魂”,所詠即此。

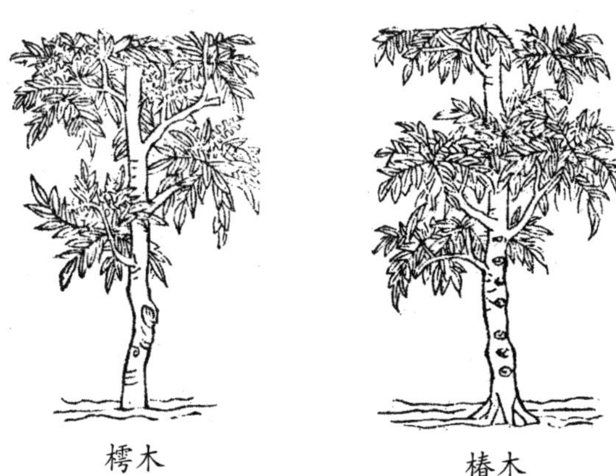

樗木　　椿木

椿木葉　味苦,有毒。主洗瘡疥,風疽,水煮葉汁用之。皮主甘䘌。

樗木　根、葉尤良。

唐本注云：二樹形相似，樗木疎，椿木實爲别也。今按，陳藏器本草云：樗木，味苦，有小毒。皮主赤白久痢，口鼻中疳䘌，去疥䘌，主鬼疰傳尸，蠱毒下血。根皮去鬼氣，取一握細切，以童兒小便二升，豉一合，宿浸，絞取汁，煎一沸，三五日一度服。葉似椿，北人呼爲山椿，江東人呼爲虎目。葉脱處有痕，如白樗，散木也。唐本先附。　臣禹錫等謹按，藥性論云：樗白皮，使，味苦，微熱，無毒。能治赤白痢，腸滑，痔疾，瀉血不住。蕭炳云：樗皮，主疳痢，得地榆同療之，根皮尤良，俗呼爲虎眼樹。本經椿木殊不相似。孟詵云：椿，温。動風，熏十二經脉、五藏六腑，多食令人神昏，血氣微。又，女子血崩及産後血不止，月信來多，可取東引細根一大握，洗之，以水一大升煑，分再服，便斷。亦止赤帶下。又，椿，俗名猪椿，療小兒疳痢，可多煮汁後灌之。又，取白皮一握，倉粳米五十粒，葱白一握，甘草三寸，炙豉兩合，以水一升，煮取半升，頓服之，小兒以意服之。枝、葉與皮功用皆同。日華子云：樗皮，温，無毒。止瀉及腸風，能縮小便。入藥蜜炙用。

圖經曰：椿木、樗木舊並不載所出州土，今南北皆有之。二木形幹大抵相類，但椿木實而葉香可噉，樗木疎而氣臭，膳夫亦能熬去其氣。北人呼樗爲山椿，江東人呼爲鬼目，葉脱處有痕，如樗蒱子，又如眼目，故得此名。其木最爲無用，《莊子》所謂“吾有大木，人謂之樗，其本擁腫，不中繩墨，小枝曲拳，不中規矩，立於途，匠者不顧”是也。並採無時。《爾雅》云“栲，山樗”，郭璞注云：“栲似樗，色小白，生山中，因名，亦類漆也。俗語云：櫄、樗、栲、漆，相似如一。”《詩·唐風》云“山有栲”，陸機疏云:"山樗與田樗無異,葉似差狹耳。吴人以其葉爲茗。許慎以栲讀爲糗,今人言栲,失其聲耳。"然則樗類之别種也。樗根煮汁,主下血及小兒疳痢。亦取白皮和倉秔米、葱白、甘草、豉同煎飲服,血痢便斷。唐劉禹錫著樗根餛飩法云:每至立秋前後即患痢,或是水穀痢兼腰疼等,取樗根一大兩擣篩,以好麪捻作餫飩子,如皂莢子大,清水煮,每日空腹服十枚。並無禁忌,神良。

【**食療**云:主疳痢,殺蛔蟲。又名臭椿。若和猪肉、熱麪頻食,則中滿,蓋壅經脉也。

雷公云:椿木根,凡使根,不近西頭者上,及不用莖葉,只用根。採出,拌生葱蒸半日,出生葱,細剉,用袋盛掛屋南畔,陰乾用。偏利溺澀也。

肘後方:治小兒頭生白秃,髮不生出:椿、楸、桃葉心取汁,傅之,大効。

經驗方:治藏毒亦白痢:香椿净洗刷,剥取皮,日乾,爲末,飲下一錢,立効。

子母秘録:治小兒疳:椿白皮日乾,二兩爲末,淘粟米去泔,研濃汁,糊和丸如梧子大。十歲三四丸,量數加減。一丸内竹筒中,吹入鼻中,三度差。服丸以飲下。

楊氏産乳:療疳痢困重:樗白皮擣麪拌作小顆子,日曬少時,又拌,凡三過,水煮至熟,加鹽、醋、酒亦得,頻服,多少量兒大小。　**又方**:《近効》療久痢及疳痢:揀樗根白皮,不限多少,常取土際不用見狗及風,細切,擣如泥,取麪捻作餛飩子,如小棗大,勿令破,熟煮吞七枚。重者不過七服,皆空肚。忌油膩、熱麪、毒物。　**又方**:疳痢曉夜無度者:取樗根濃汁一雞子殼許,和粟米泔一雞子許,灌下部,再度即差,其驗如神。小孩減用之,甚妙。

衍義曰:椿木葉,椿、樗皆臭,但一種有花結子,一種無花不實。世以無花不實,木身大,其幹端直[①]者爲椿,椿用木葉;其有花而莢,木身小,幹多迂矮者爲樗,樗用根、葉、莢。故曰未見椿上有莢者,惟樗木上有。又有樗雞,故知古人命名日,不言椿雞,而言樗雞者,以顯有雞者爲樗,無雞者爲椿,其義甚明。用椿木葉,樗木根、葉、莢者,宜依此推窮。洛陽一女子,年四十六七,躭飲無度,多食魚蟹,攝理之方蔑如也。後以飲啖過常,蓄毒在臟,日夜二三十瀉[②],大便與膿血雜下,大腸連肛門,痛不堪任。醫以止血痢藥不効,又以腸風藥,則益甚。蓋腸風則有血而無膿。凡如此已半年餘,氣血漸弱,食漸減,肌肉漸瘦。稍服熱藥,則腹愈痛,血愈下。服稍凉藥,即泄注氣羸,粥食愈減。服温平藥,則病不知。如此將朞歲,醫告術窮,垂命待盡。或有人教服人參散,病家亦不敢主當,謾與服之。纔一服,知;二服,減;三服,膿血皆定。自此不拾服,其疾遂愈。後問其方,云:治大腸風虚,飲酒過度,挾熱下痢膿血疼痛,多日不差:樗根白皮一兩,人參一兩,爲末,每用二錢匕,空心以温酒調服。如不飲酒,以温米飲代。忌油膩、濕麵、青菜、菓子、甜物、雞、猪、魚、蒜等。

〔箋釋〕

椿與樗爲兩種植物,《新修本草》以"椿木葉"立條,條内提到"樗木,根、葉尤良";《本草綱目》改用"椿樗"爲條目,併入《嘉祐本草》之"椿莢"。

---

① 直:底本作"有",據文意改。

② 瀉:底本作"謁",據文意改。

從諸家描述來看,椿與樗外形相似,但椿葉氣香可食,當爲楝科植物香椿 *Toona sinensis*,而樗木質疏鬆,氣臭,爲苦木科植物臭椿 *Ailanthus altissima*。香椿與臭椿皆是高大喬木,形狀近似,但香椿爲偶數羽狀複葉互生,臭椿爲奇數羽狀複葉。《本草圖經》所繪椿木圖與樗木圖,皆繪爲奇數羽狀複葉,二者完全看不出差别。有意思的是,除了《植物名實圖考》的椿圖爲偶數羽狀複葉外,《救荒本草》之椿樹芽、《本草品匯精要》新繪的椿莢,皆繪作奇數羽狀複葉,這可能是圖繪者觀察不仔細所致。

不僅葉形觀察不正確,對椿與樗花實的描述也很混亂。《本草衍義》云:"椿、樗皆臭,但一種有花結子,一種無花不實。世以無花不實,木身大,其幹端直者爲椿,椿用木葉;其有花而莢,木身小,幹多迂矮者爲樗,樗用根、葉、莢。故曰未見椿上有莢者,惟樗木上有。"椿莢條《嘉祐本草》也説:"樗之有花者無莢,有莢者無花,常生臭樗上,未見椿上有莢者。然世俗不辨椿、樗之異,故俗中名此爲椿莢,其實樗莢耳。"其實,香椿與臭椿皆爲頂生圓錐花序,並不存在香椿"無花不實"的情況。從圖例來看,《本草圖經》之樗木圖葉叢中依稀看得到花序,椿木圖則没有。

郁李人　味酸,平,無毒。主大腹水腫,面目四肢浮腫,利小便水道。

根　主齒齗腫,齲丘禹切。齒,堅齒,去白蟲。一名爵李,一名車下李,一名棣。生高山川谷及丘陵上。五

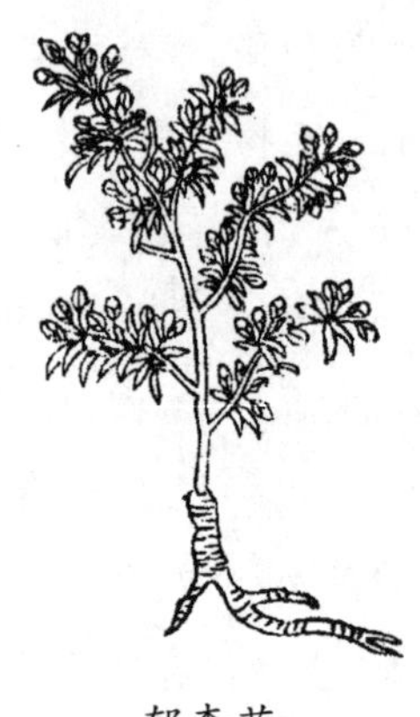
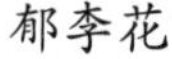

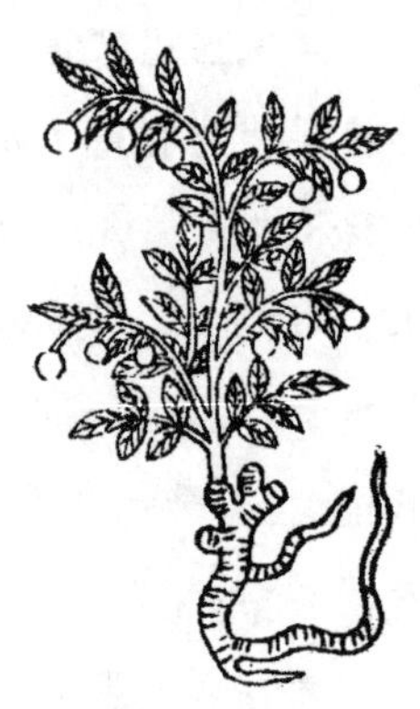
隰州郁李人

月、六月採根。

陶隱居云：山野處處有。子熟赤色，亦可噉之。**臣禹錫等謹按，蜀本**云：甚甘香，有少澁味也。又《圖經》云：樹高五六尺，葉、花及樹並似大李，惟子小若櫻桃，甘酸。**爾雅疏**云：常棣，一名棣。郭云：今山中有棣樹，子如櫻桃，可食。《詩·小雅》云：常棣之華。陸機云：許慎曰，白棣樹也，如李而小，如櫻桃，正白，今官園種之。又有赤棣樹，亦似白棣，葉如刺榆葉而微圓，子正赤，如郁李而小，五月始熟，關西、天水、隴西多有之。**藥性論**云：郁李人，臣，味苦、辛。能治腸中結氣，關格不通。根治齒痛，宣結氣，破結聚。**日華子**云：郁李人，通泄五藏，膀胱急痛，宣腰胯冷膿，消宿食，下氣。**又云**：根，凉，無毒。治小兒熱發，作湯浴，風蚛牙，濃煎含之。

圖經曰：郁李人，本經不載所出州土，但云生高山川谷及丘陵上，今處處有之。木高五六尺，枝條、花、葉皆若李，惟子小若櫻桃，赤色而味甘酸，核隨子熟。六月採根并實，取核中人用。

陸機《草木疏》云:“唐棣,即奥李也。一名雀梅,亦曰車下李。所在山中皆有。其華或白或赤。六月中成實如李子,可食。”今近京人家園圃植一種,枝莖作長條,花極繁密而多葉,亦謂之郁李,不堪入藥用。韋宙《獨行方》療脚氣浮腫,心腹滿,大小便不通,氣急喘息者:以郁李人十二分,擣碎,水研取汁,薏苡人擣碎如粟米,取三合,以汁煑米作粥,空腹飡之,佳。《必効方》療癖:取車下李人,微湯退去皮及並人者,與乾麪相拌,擣之爲餅。如猶乾和淡水,如常搜麪作餅,大小一如病人掌。爲二餅,微炙使黄,勿令至熟。空腹食一枚,當快利。如不利,更食一枚,或飲熱粥汁,以利爲度。若至午後痢不止,即以醋飯止之。利後當虚。病未盡者,量力一二日更進一服,以病盡爲限。小兒亦以意量之,不得食酪及牛馬肉等,無不効。但病重者,李人與麪相半,輕者以意減之,病減之後,服者亦任量力,累試神驗。

【**雷公云**:凡採得,先湯浸,然削上尖,去皮令净,用生蜜浸一宿,漉出陰乾,研如膏用。

食療云:氣結者,酒服人四十九粒,更瀉尤良。又破癖氣,能下四肢水。

外臺秘要:張文仲齲齒:以郁李根白皮切,水煑濃汁含之,冷即易,吐出蟲。

姚和衆:治小兒多熱不痊後:熟湯研郁李人如杏酪,一日服二合。　**又方**:治卒心痛:郁李人三七枚爛嚼,以新汲水下之,飯温湯尤妙。須臾痛止,却煎薄鹽湯熱呷之。

楊氏産乳:療身體腫滿水氣急,臥不得:郁李人一大合擣爲末,和麥麪搜作餅子與喫,入口即大便通,利氣,便差。

衍義曰：郁李人其子如御李子，至紅熟堪啗，微澁。其人，湯去皮，研極爛，入生龍腦，點赤目。陝西甚多。根煎湯，渫風蚛牙。

〔箋釋〕

《爾雅·釋木》"唐棣，移；常棣，棣"。郭璞注唐棣："似白楊，江東呼爲夫移。"注常棣："今山中有棣樹，子如櫻桃，可食。"但《説文》云："移，棠棣也。"與《爾雅》明顯不同。段注説："唐與常音同，蓋謂其花赤者爲唐棣，花白者爲棣，一類而錯舉。故許云：移，棠棣也。棣，白棣也。改唐爲棠，改常爲白。以棠對白，則棠爲赤可知。皆即今郁李之類，有子可食者。《小雅》常棣、《論語》《逸詩》唐棣，實一物也。"按，段説可參，唐棣、常棣、棠棣，所描述的應該都是薔薇科櫻屬某些植物的果實，但具體細節，仍有許多含混。

《詩經·七月》"六月食鬱及薁"，其中"鬱"與"薁"注釋家衆説不一。毛傳："鬱，棣屬；薁，蘡薁也。"棣是唐棣之類，諸家無異辭，蘡薁乃是葡萄科植物山葡萄 *Vitis bryoniifolia* 之類。《毛詩正義》看法不同："《晉宫閣銘》云：華林園中有車下李三百一十四株，薁李一株。車下李即鬱，薁李即薁，二者相類而同時熟。"按照孔穎達的意思，鬱與薁都是薔薇科植物的果實，只是具體品種不同。

本草較《詩經》《爾雅》爲晚，郁李一名爵李，一名車下李，一名棣。《廣雅·釋木》云："山李、爵某、爵李，鬱也。"對比兩書所言，應該同是一物，但其名稱之正寫，究竟是郁李還是鬱李，實在無法確定。

《詩經·何彼穠矣》"唐棣之華"句,陸璣疏:"唐棣,奥李也,一名雀梅,亦曰車下李。所在山中皆有,其花或白或赤,六月中成實,大如李,子可食。"此與陶弘景説"山野處處有。子熟赤色,亦可噉之"相合。結合本草家的描述,郁李當爲薔薇科櫻屬中矮生櫻亞屬的植物,如郁李 *Prunus japonica*、歐李 *Prunus humilis* 之類,晚近將榆葉梅 *Amygdalus triloba*、長梗扁桃 *Amygdalus pedunculata* 也作爲郁李,後兩種植株較高大,有失車下李的本義。

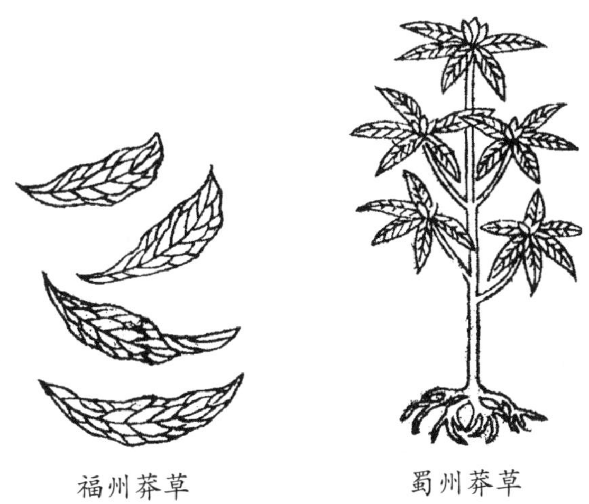

福州莽草　　蜀州莽草

莽草 **味辛**、苦,**温**,有毒。**主風頭癰腫,乳癰疝瘕,除結氣疥瘙,殺蟲魚**。療喉痺不通,乳難。頭風癢,可用沐,勿令入眼。一名葞,一名春草。生上谷山谷及冤句。五月採葉,陰乾。

陶隱居云:今東間處處皆有,葉青新烈者良。人用,擣以和米，内水中，魚吞即死浮出，人取食之無妨。莽草字亦作菵音罔。字，今俗呼爲菵草也。**臣禹錫謹按，爾雅**云：葞，春草。釋曰：藥草也，今俗呼爲菵草。郭云"一名芒草"者，所見本異也。**藥性論**云：菵草，臣。能治風疽，疝氣腫墜凝血，治瘰癧，除濕風，不入湯服。主頭瘡白秃，殺蟲。與白斂、赤小豆爲末，雞子白調如糊，熁毒腫，乾即更易上。**日華子**云：治皮膚麻痺，並濃煎湯淋。風蚛牙痛，喉痺，亦濃煎汁，含後浄漱口。

圖經曰：莽草亦曰菵草。出上谷及冤句，今南中州郡及蜀川皆有之。木若石南而葉稀，無花實。五月、七月採葉，陰乾。一説藤生，繞木石間。古方治風毒痺厥諸酒，皆用菵草。今醫家取其葉煎湯，熱含少頃間吐之，以治牙齒風蚛甚効。此木也，而《爾雅·釋草》云"葞，春草"，釋曰："藥草，莽草也。"郭璞云："一名芒草。"菵音近故爾。然謂之草者，乃蔓生者是也。

【**唐本餘**：治難産。

雷公云：凡使，採得後便取葉細剉。又，生甘草、水蓼二味並細剉之，用生稀絹袋盛毒木葉於甑中，上甘草、水蓼同蒸一日，去諸藥二件，取出曬乾用之。勿用尖有攣生者。

聖惠方：治牙齒蚛孔，疼痛及有蟲：用菵草爲末，綿裹内蚛孔中，或於痛處咬之，低頭吐津，勿嚥之，疼痛便定。　**又方**：治瘰癧發腫而堅結成核：用菵草一兩爲末，雞子白和傅於帛上，貼之，日二易之，便差。

肘後方：治癰瘡未潰：菵草末，雞子白塗紙厚貼上，燥復易，得痛良。又，風齒疼，頰腫：用五兩，水一斗，煮取五升，熱含漱吐之，一日盡。

梅師方：治齒腫痛：㭗草、郁李人各四兩，水六升，煎取二升，去滓，熱含冷吐。

周禮：翦①氏掌除蠹物，以㭗草熏之則死。

衍義曰：莽草，今人呼爲㭗草。濃煎湯，淋渫皮膚麻痺。本經一名春草。諸家皆謂爲草，今居木部，《圖經》亦然。今世所用者，皆木葉也。如石南，枝梗乾則縐，揉之，其嗅如椒。《爾雅·釋草》云"葞，春草"，釋曰："今莽草也。"與本經合，今當具言之。石南條中，陶隱居注云"似㭗草，淩冬不凋"，誠木無疑。

〔箋釋〕

《爾雅·釋草》"葞，春草"，郭璞注："一名芒草，本草云。"莽草是著名的毒草，《周禮·秋官》云："翦氏掌除蠹物。以攻禜攻之，以莽草熏之。"鄭玄注："莽草，藥物殺蟲者，以熏之則死。"這種莽草也用來捕魚，《山海經·中山經》云："（朝歌之山）有草焉，名曰莽草，可以毒魚。"《太平御覽》卷九百九十三引《萬畢術》云："莽草浮魚。"原注："取莽草葉並陳粟米合擣之，以内水，魚皆死。"陶弘景注即本於此，並補充説，這樣的魚"人取食之無妨"，意思是毒性不會沿食物鏈傳播。

令人費解者，"葞"從草，莽草、芒草、春草皆以"草"爲名，《山海經》也專門説"有草焉"，本草却在木部。通常認定的莽草原植物木蘭科窄葉茴香 *Illicium lanceolatum*，也是灌木至小喬木，與"草"相去甚遠，或許早期文獻所言莽草

① 翦：底本作"煎"，據劉甲本改。

另有其物。

無食子　味苦，溫，無毒。主赤白痢，腸滑，生肌肉。出西戎。

唐本注云：生沙磧間，樹似檉。今注：一名没石子。出波斯國。主小兒疳䘌，能黑髭髮，治陰瘡，陰汗，溫中和氣。唐本先附。臣禹錫等謹按，藥性論云：無食子，使。治大人、小兒大腹冷滑痢不禁。段成式酉陽雜俎云：無石子出波斯國，波斯呼爲摩賊樹。高六七丈，圍八九尺，葉似桃而長，三月開花，白色，心微紅。子圓如彈丸，初青，熟乃黄白。蟲蝕成孔者入藥用。其樹一年生無食子，一年生跋屢，大如指，長三寸，上有殼，中人如栗黄，可噉之。

【**海藥**：謹按，徐長《南荆記》[①]云：波斯國，大小如藥子。味溫、平，無毒。主腸虚冷痢，益血生精，烏髭髮，和氣安神，治陰毒痿。燒灰用。張仲景使治陰汗，取燒灰，先以微溫浴了，即以帛微裛後傅灰囊上，甚良。波斯每食以代果，番胡呼爲没食子，今人呼墨食子，轉謬矣。

雷公云：墨石子，凡用勿令犯銅、鐵，并被火驚者。顆小，文細，上無杴米者妙。用漿水，於砂盆中或硬青石上研令盡，却焙乾研了用，勿擣，能爲烏犀色。

千金方：治急疳蝕口鼻者：没石子爲末，吹下部，即差。

子母秘録：治産後痢：没石子一箇，燒爲末，和酒服方寸匕，冷即酒服，熱即飲下。

---

① 徐長南荆記：似爲"徐表《南州記》"之譌。

宫氣方：治小兒久痢不較①：没石子二箇切，熬令黄色，研作餛飩食之。

衍義曰：無石子，今人合他藥染髭。

〔箋釋〕

没食子應是波斯語 maxzak 或 muzak 的音譯，因“没”字而轉寫成“無”，遂以“無食子”爲正名，《本草綱目》釋名項説“梵書無與没同音”，應屬畫蛇添足。集解項李時珍説：“按《方輿志》云：大食國有樹，一年生如栗子而長，名曰蒲盧子，可食。次年則生麻茶澤，即没石子也。間歲互生，一根異産如此。《一統志》云：没石子出大食諸也。樹如樟，實如中國茅栗。”没食子是殼斗科植物没食子樹 *Quercus infectoria* 的嫩枝被没食子蜂以産卵器刺傷後，産卵其中，在孵化成幼蟲過程中，逐漸形成的蟲癭樣贅生物。

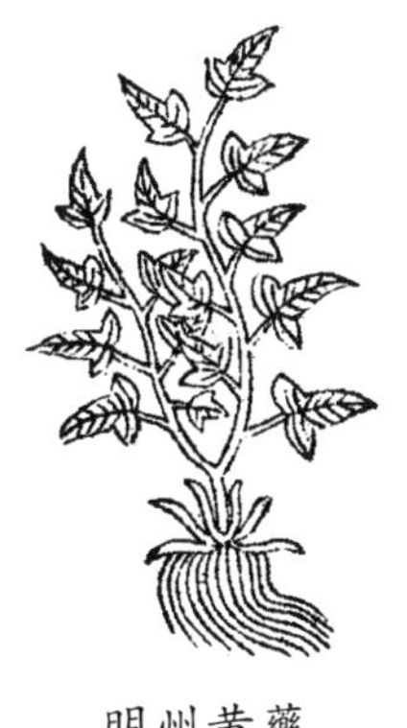

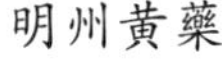

明州黄藥

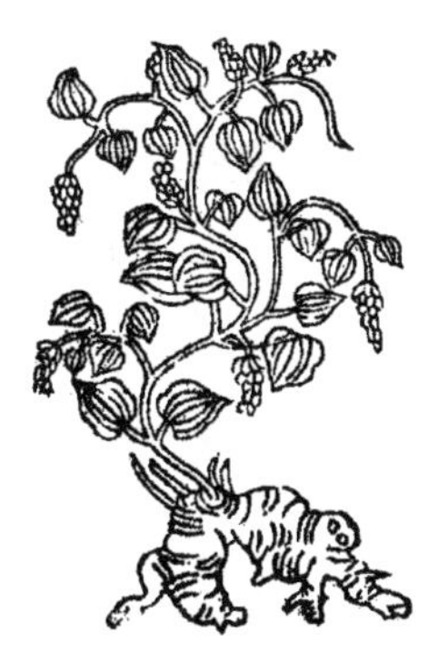

秦州紅藥

① 較：從文意看，似爲“效”字之訛。

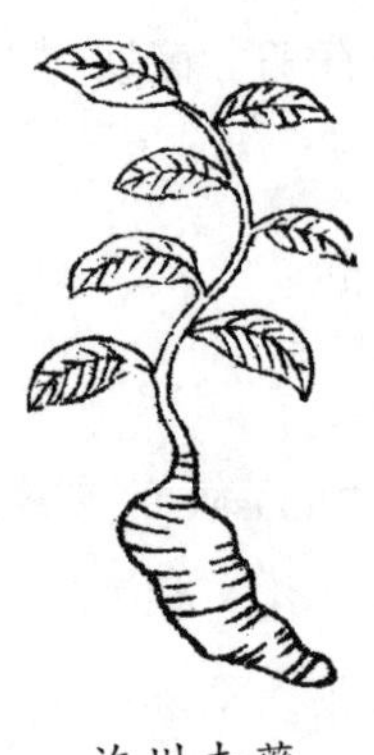
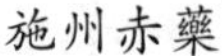

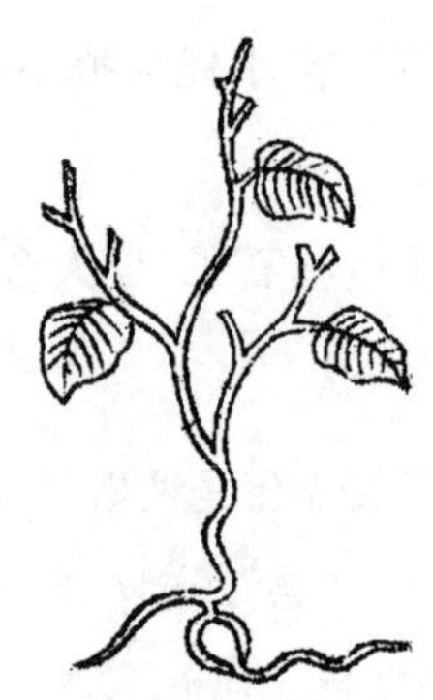
興元府苦藥

黄藥根　**味苦,平,無毒。主諸惡腫瘡瘻,喉痺,蛇犬咬毒。取根研服之,亦含亦塗。藤生,高三四尺,根及莖似小桑,生嶺南。**今附。

臣禹錫等謹按,日華子云:黄藥,涼。治馬一切疾。

圖經曰:黄藥根生嶺南,今夔、峽州郡及明、越、秦、隴州山中亦有之,以忠、萬州者爲勝。藤生,高三四尺,根及莖似小桑。十月採根。秦州出者謂之紅藥子,葉似蕎麥,枝梗赤色,七月開白花,其根初採濕時紅赤色,暴乾即黄。開州興元府又産一種苦藥子,大抵與黄藥相類。主五藏邪氣,治肺壓熱,除煩躁,亦入馬藥用。春採根暴乾。又下有藥實根條云"生蜀郡山谷",蘇恭云"即藥子也,用其核人,本經誤載根字",疑即黄藥之實。然云"生葉似杏,花紅白色,子肉味酸",此爲不同。今亦稀用,故附於此。孫思邈《千金月令》療忽生癭疾一二年者:以萬州黄藥子半斤,須緊重者爲上。如輕虚,即是佗州者,力慢,須用一倍。取無灰酒一斗,投藥其中,固濟瓶口,以糠火燒一復時,停騰,待酒冷即開。患者時時飲一盞,不令絶酒氣。經三五日後,常須把鏡自照，覺銷即停飲，不爾，便令人項細也。劉禹錫《傳信方》亦著其効，云得之邕州從事張岧。岧目擊有効，復已試，其驗如神。其方並同，有小異處，惟燒酒候香氣出外，瓶頭有津出即止，不待一宿；火仍不得太猛，酒有灰。

【**經驗方**：治咯血：黄藥、漢防己各一兩，爲末，每服一錢匕，水一盞，小麥二十粒同煎，食後温服。

斗門方：治癭氣：用黄藥子一斤浸洗净，酒一斗浸之，每日早晚常服一盞。忌一切毒物及不得喜怒。但以線子逐日度癭，知其効。

簡要濟衆：治鼻屻不止：黄藥子爲末，每服二錢匕，煎薄膠湯下，良久，以新汲水調麵末一匙頭服之。　**又方**：傅瘡藥：黄藥子四兩爲末，以冷水調傅瘡上，乾即旋傅之。

兵部手集：治鼻屻出血，兩頭不止，謂之血汗，王郎中得方：以新汲水磨黄藥子一椀，勿令絶稀，頓服，立差。

衍義曰：黄藥亦治馬心肺熱，有功。

〔箋釋〕

黄藥子及《本草圖經》提到的紅藥子、苦藥子，圖例顯示的赤藥等，大抵都是民間流傳的"解毒藥"和"萬靈藥"，各地使用的品種不一。

《爾雅·釋草》"蘦，大苦"，郭璞注："今甘草也。蔓延生，葉似荷，青黄，莖赤有節，節有枝相當。或云蘦似地黄。"《夢溪筆談》引此，認爲蘦"乃黄藥也，其味極苦，故謂之大苦，非甘草也"。《本草綱目》亦認可此説，轉引在黄藥子條釋名項下。按,沈括的意見確有道理,結合郭璞的描述,這種“藷”似即今天作黄藥子使用的薯蕷科植物黄獨 *Dioscorea bulbifera*,《本草圖經》所繪秦州紅藥或即此種。

雷丸　味苦、鹹,寒、微寒,有小毒。主殺三蟲,逐毒氣,胃中熱。利丈夫,不利女子。作摩膏,除小兒百病,逐邪氣惡風汗出,除皮中熱結積蠱毒,白蟲、寸白自出不止。久服令人陰痿。一名雷矢,一名雷實。赤者殺人。生石城山谷及漢中土中。八月採根,暴乾。荔實、厚朴爲之使,惡葛根。

陶隱居云:今出建平、宜都間。累累相連如丸。《本經》云“利丈夫”,《别録》云“久服陰痿”,於事相反。唐本注云:雷丸,竹之苓也。無有苗蔓,皆零無相連者。今出房州、金州。今注:此物性寒。《本經》云“利丈夫,不利女子”,《别録》云“久服令陰痿”者,於事相反。按,此則疎利男子元氣,不疎利女子藏氣,其義顯矣。臣禹錫等謹按,范子云:雷矢出漢中,色白者善。吴氏云:雷丸,神農:苦;黄帝、岐伯、桐君:甘,有毒;扁鵲:甘,無毒;季氏:大寒。藥性論云:雷丸,君,惡蓄根,味苦,有小毒。能逐風。芫花爲使。主癲癇狂走,殺蚘蟲。日華子云:入藥炮用。

【**雷公云:**凡使,用甘草水浸一宿了,銅刀刮上黑皮,破作四五片。又用甘草湯浸一宿後蒸,從巳至未,出,日乾。却以酒拌,如前從巳至未蒸,日乾用。

經驗前方:下寸白蟲:雷丸一味,水浸軟去皮切,焙乾爲末。每有疾者,五更初,先食炙肉少許,便以一錢匕藥,稀粥調半錢服之,服時須六衙及上半月日,蟲乃下。

〔箋釋〕

雷丸與茯苓、猪苓類似,爲多孔菌科雷丸 *Polyporus mylittae* 的菌核,多生竹林下,寄生在病竹的根部,所以《新修本草》説"雷丸,竹之苓也。無有苗蔓,皆零無相連者"。

槲音斛。**若　味甘、苦,平,無毒。主痔,止血,療血痢,止渴。取脉炙用之。**

皮　味苦。水煎濃汁,除蠱及瘻,俗用甚效。唐本先附。

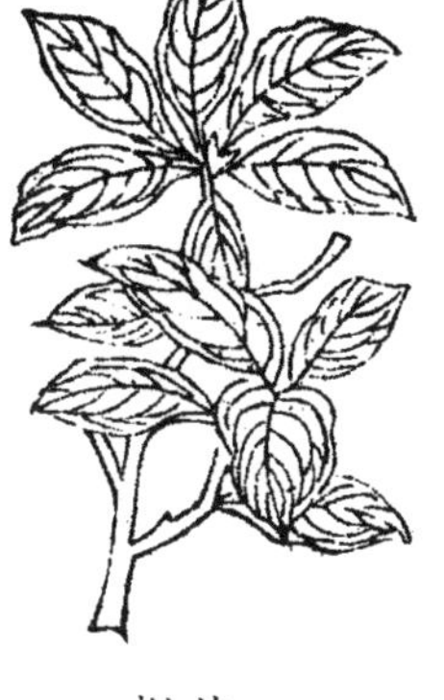

槲若

臣禹錫等謹按,藥性論云:斛皮亦可單用。主治惡瘡,煎湯洗之,良。日華子云:槲皮,味澁。能吐瘰癧,澁五藏。

圖經曰:槲若,本經不載所出州土,今處處山林多有之。木高丈餘,若即葉也。與櫟相類,亦有斗,但小不中用耳。不拘時採其葉并皮用。葛洪洗諸敗爛瘡、乳瘡,並用此皮,切三升,水一斗,煮五升,春夏冷用,秋冬温用,洗瘡,洗畢乃傅諸膏,謂之赤龍皮湯。又治毒攻下部生瘡者,槲皮合櫸,煮汁如飴糖,以導之。《千金翼方》療蠱毒:以槲木北陰白皮一大握,長五寸,以水三升,煮取一升,空腹分服,即吐蠱出也。

【**聖惠方**:治冷淋,小腸不利,莖中急痛:用斛葉擣末,每服三錢,水一盞,葱白七寸,煎六分,去滓,食前温服。　**又方**:治螻蛄瘻:用槲葉燒灰細研,以泔别浸槲葉,取洗瘡,拭之,内少許灰於瘡中。

孫真人:《備急方》孩子淋疾:槲葉三片,煎湯,服一雞子,小便當時下。

簡要濟衆:治吐血:槲葉不拘多少擣末,每服二錢,水一盞,煎取五七分,和滓服。　**又方**:若鼻中外查瘤膿血:槲葉灰,先以泔清煑榆葉,取汁洗,拭乾,内灰瘡中,良。

子母秘録:治小兒及大人赤白痢:新槲皮一斤,去黑皮,細切,以水一斗,煎取五升,去滓,更煎如膏,和酒服,立愈。

衍義曰:槲若亦有斗,但不及櫟木,雖堅而不堪充材。葉微炙,炒槐花減槲葉之半,同爲末,米飲調服,治初得腸風及血痔,熱多者尤佳。亦堪爲炭,但不及櫟木。

〔箋釋〕

此即殼斗科植物槲樹 *Quercus dentata*,《本草圖經》説"若即葉也",意即"槲若"是槲樹的葉子。按,《説文》:"秧,禾若秧穰也。"段玉裁注:"若者,擇菜也。擇菜者必去其邊皮,因之,凡可去之皮曰若。"此以禾稈皮爲"若",則槲若當指槲樹皮,未見字書以"若"訓"葉"者。

白楊樹皮　味苦,無毒。主毒風脚氣腫,四肢緩弱不隨,毒氣遊易音翼。**在皮膚中,痰癖等,酒漬服之。**

取葉圓大,蔕小,無風自動者。今按,陳藏器本草云:白楊去風痺宿血,折傷,血瀝在骨肉間,痛不可忍,及皮膚風瘙腫,雜五木爲湯，捋浸損處。北土極多，人種墟墓間，樹大皮白。或云葉無風自動，此是栘音移。楊，非白楊也。唐本先附。**臣禹錫等謹按，日華子**云：味酸，冷。治撲損瘀血，並須酒服。煎膏，可續筋骨。非尋常楊柳并松楊樹，葉如梨者是也。

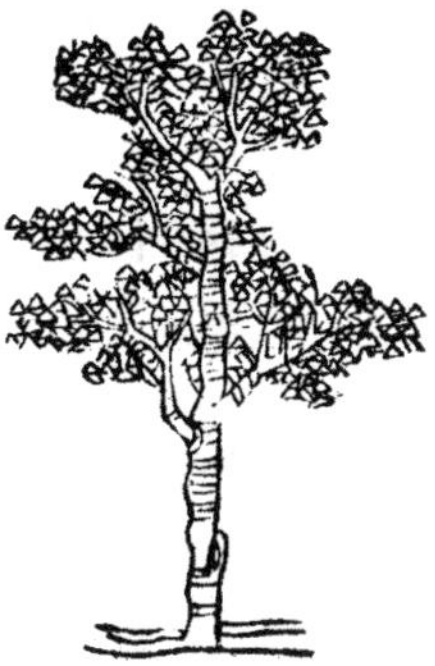

白楊

圖經曰：白楊，舊不載所出州土，今處處有之，北土尤多，人種於墟墓間。株大葉圓如梨，皮白，木似楊，故名白楊。採其皮無時。此下又有水楊條，經云："葉圓闊而赤，枝條短梗，多生水岸傍，其形如楊柳相似，以生水岸，故名水楊。"《爾雅》所謂"旄，澤柳"。其云"生水傍，形如楊柳"，即今蒲楊是也。楊柳之類亦多，崔豹《古今注》曰："白楊葉圓，青楊葉長，柳葉亦長細，栘時題切。楊圓葉弱蔕，微風則大摇，一名高飛，一曰獨摇；蒲柳生水邊，葉似青楊，亦曰蒲楊，亦曰栘柳，亦曰蒲栘焉。水楊即蒲楊也，枝莖勁韌音刃。作矢用。又有赤楊，霜降葉赤，材理亦赤也。"然今人鮮能分别之。餘並見柳華條。《必効方》療腹滿癖堅如石，積年不損者：取白楊木東南枝去蒼皮，護風細剉五升，熬令黄，以酒五升淋訖，即以絹袋盛滓，還内酒中，密封再宿，每服一合，日三。

【**雷公云**：凡使，以銅刀刮麁皮，蒸，從巳至未，出，用布袋盛，於屋東掛乾用。

外臺秘要：治口吻瘡：以嫩枝於鐵上燒作灰，脂傅之。

千金方：治妊娠下痢：白楊皮一斤，水一斗，煑取二升，分三服。

梅師方：治牙疼：白楊皮醋煎含之。

孫真人：主口瘡：以白楊枝，漿水煎，和鹽含之。

衍義曰：白楊，陝西甚多，永、耀間居人脩蓋，多此木也。然易生根，斫木時碎札入土即下根，故易以繁植，非止墟墓間，於人家舍前後及夾道往往植之，土地所宜爾。風纔至，葉如大雨聲，葉梗故如是；又謂無風自動，則無此事。嘗官永、耀間，熟見之。但風微時，當風逕者，其葉孤絶處，則往往獨搖。以其蒂細長，葉重大，微風雖過，故往來卒無已時，勢使然也。其葉面青光背白，木身微白，故曰白楊，非如粉之白。

〔箋釋〕

《爾雅·釋木》"檉，河柳；旄，澤柳；楊，蒲柳"，郝懿行云："《爾雅》檉、旄、楊，通謂之'柳'，蒲柳又謂之'楊'，是皆通名矣。"楊的種類甚多，白楊是楊柳科楊屬植物，如山楊 *Populus davidiana*、銀白楊 *Populus alba* 之類。

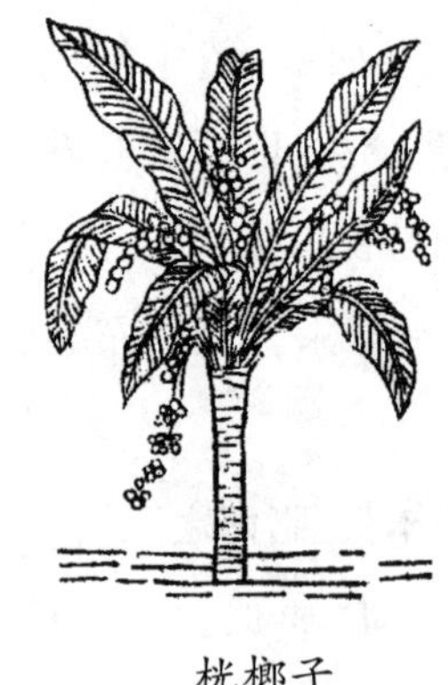

桄榔子

桄音光。**榔**音郎。**子　味苦，平，無毒。主宿血。其木似栟櫚堅硬，斫其内有麪，大者至數斛，食之不飢，其皮堪作綆。生嶺南山谷。**今附。

圖經曰：桄榔生嶺南山谷，今二廣州郡皆有之，人家亦植於庭除間。其木似栟櫚而堅硬，斫其間有麪，大者至數石，食之不飢。其皮至柔堅韌，可以作綆。其子作穗生木端，不拘時月採之。《嶺表録異》云：桄榔木，枝葉並茂，與棗、檳榔等小異。然葉下有鬚如麄馬尾，廣人採之以織巾子，其鬚尤宜鹹水浸漬，即麄脹而韌，故人以此縛舶，不用釘線。木性如竹，紫黑色，有文理，工人解之，以制博弈局。又，其木剛，作鋑鋤，利如鐵，中石更利，惟中蕉椰致敗耳。

【陳藏器云：《華陽國志》云：郡少穀，取桄榔麪，以牛酪食之。《臨海志》曰：桄榔木作鋑鋤，利如鐵，中石更利，惟中焦根破之，物之相伏如此。其中有似米粉，中作餅餌食之得飽。有櫂木，皮中亦有白粉如白米，乾擣之，水淋屑者，可作麪餅。《吴都賦》云"文欀根檀"是也。又有莎木麪，温補，久服不飢長生。嶺南山谷，大者四五圍，麪數斛，土人取次爲餅。《蜀志》曰：莎木高大，生山膚嶺。《南中八郡志》曰：莎木皮出麪，大者百斛，色黄，鳩人部落食之。《廣志》曰：樹多枝葉如鳥翼，其麪色白，樹收麪不過一斛，擋篩如麪，則不磨屑爲飯。

海藥云：謹按，《嶺表録》云：生廣南山谷。樹身皮葉與蕃棗、檳榔等小異。然葉下有髮[①]如麄馬尾，廣人用織巾子。木皮内有麵，食之極有補益。虚羸乏損，腰脚無力，久服輕身辟穀。《録異》云桄榔，蓋以此也。

〔箋釋〕

棕櫚科植物桄榔 *Arenga pinnata* 是南方熱帶植物，經濟價值甚高，其葉鞘纖維强韌耐濕耐腐，可製繩纜；砍伐後削去莖杆外緣木質，取其肉質莖髓心切片或擣碎，加水磨

① 髮：據上文，似當作"鬚"。

漿,製成桄榔澱粉,可以食用。皮日休《寄瓊州楊舍人》句“清齋净溲桄榔麪,遠信閑封豆蔻花”,所詠即此。

《本草拾遺》又提到權木和莎木麪,並引《吴都賦》“文欀根橿”。《文選》左思《吴都賦》作“文欀楨橿”,劉逵注:“文,文木也,材密緻無理,色黑如水牛角,日南有之。欀木,樹皮中有如白米屑者,乾擣之,以水淋之,可作餅,似麪,交趾盧亭有之。楨、橿,二木名。”所謂“權木”,很可能是“欀木”之誤。李時珍認爲欀木就是莎木麪,《本草綱目》以莎木麪立條,别名欀木,集解項説:“按劉欣期《交州記》云:都勾樹似栟櫚,木中出屑如桄榔麪,可作餅餌。恐即此欀木也。”此當爲棕櫚科植物西穀椰子 *Metroxylon sagu*,於開花前採伐樹幹,截段,縱向破開後,投河中浸軟,除去外皮,取其木髓部,用普通製澱粉法,經過粉碎、篩漿過濾、反復漂洗、沉澱、乾燥等過程製取澱粉,即是莎木麪。

蘇方木　味甘、鹹,平,無毒。主破血。産後血脹悶欲死者,水煮若[①]酒煮五兩,取濃汁服之,效。

唐本注云:此人用染色者。出南海、崑崙來,交州、愛州亦有。樹似菴羅,葉若榆葉而無澁,抽條長丈許,花黄,子生青熟黑。今按,陳藏器本草云:蘇方,寒。主霍亂嘔逆,及人常嘔吐,用水煎服之。破血當以酒煮爲良。唐本先附。臣禹錫等謹按,日華子云:治婦人血氣心腹痛,月候不調及蓐勞,排膿止痛,消癰

① 若:底本作“苦”,據劉甲本改。“若”表選擇,意即水煮,或用酒煮。

腫，撲損瘀血，女人失音血噤，赤白痢并後分急痛。

【**雷公云**：凡使，去上麁皮并節了。若有中心文横如紫角者，號曰木中尊色，其效倍常百等。須細剉了，重擣，拌細條梅枝蒸，從巳至申，出，陰乾用。

肘後方：治血運：蘇方三兩細剉，水五升，煮取二升，分再服，差。若無蘇方，取緋衣煮汁服亦得。

海藥云：謹按，徐表《南海記》：生海畔。葉似絳①，木若女楨。味平，無毒。主虚勞血癖氣壅滯，産後惡露不安，怯起衝心，腹中攪痛，及經絡不通，男女中風，口噤不語，宜此法：細研乳頭香，細末方寸匕，酒煎蘇方，去滓，調服，立吐惡物，差。

〔箋釋〕

《南方草木狀》云："蘇枋，樹類槐，黄花黑子，出九真。南人以染絳。漬以大庾之水，則色愈深。"此即豆科植物蘇木 *Caesalpinia sappan*，木心含有蘇木色素，可以用作染料。唐宋以後取代茜草作爲主要紅色染料，如《雲麓漫鈔》説："今之紅花，乃古之茜；而今之茜，又謂之烏紅，係用蘇方木、棗木染成，則非古之茜矣。"顧況《上古之什補亡訓傳十三章·蘇方》自注："諷商胡舶舟運蘇方，歲發扶南林邑，至齊國立盡。"詩云："蘇方之赤，在胡之舶，其利乃博。我土曠兮，我居闐兮，我衣不白兮。朱紫爛兮，傳瑞曄兮。相唐虞之維百兮。"

欅樹皮　大寒。主時行頭痛，熱結在腸胃。

① 絳：劉甲本作"降"。

陶隱居云：山中處處有。皮似檀、槐，葉如櫟、槲，人亦多識。用之削取裹皮，去上甲，煎服之。夏日作飲去熱。**唐本注**云：此樹所在皆有，多生溪澗水側。葉似樗而狹長，樹大者連抱，高數仞，皮極麁厚，殊不似檀。俗人取煮汁，以療水及斷痢。取嫩葉挼貼火爛瘡，有効。**臣禹錫等謹按，日華子**云：欅樹皮，味苦，無毒。下水氣，止熱痢，安胎，主妊娠人腹痛。**又云：**葉，冷，無毒。治腫爛惡瘡，鹽擣罯。**又云：**山欅樹皮，平，無毒。治熱毒風熁腫毒。鄉人採葉爲甜茶。

【**雷公云**：凡使，勿用三四年者，無力；用二十年已來者，心空，其樹只有半邊，向西生者是。斧剥下，去上麁皮，細剉，蒸，從巳至未，出，焙乾用。欅牛，凡採得，用銅刀取作兩片，去兩翅，用紙袋盛，於舍東掛，待乾用。

肘後方：治毒氣攻手足腫疼：以樹皮和槲皮合煑汁如飴糖，以樺皮濃[①]煮汁絞，飲之。

衍義曰：欅木皮，今人呼爲欅柳。然葉謂柳非柳，謂槐非槐。木最大者，高五六十尺，合二三人抱。湖南、北甚多，然亦下材也，不堪爲器用。嫩皮，取以緣栲栳與箕脣。

〔箋釋〕

欅即欅柳，杜甫《田舍》詩"欅柳枝枝弱，枇杷樹樹香"是也。《本草綱目》釋名項李時珍説："其樹高舉，其木如柳，故名。山人訛爲鬼柳。郭璞注《爾雅》作柜柳，云似柳，皮可煮飲也。"集解項又説："欅材紅紫，作箱、案之類甚佳。

① 濃：底本作"膿"，據文意改。

鄭樵《通志》云：欅乃榆類而奇烈，其實亦如榆錢之狀。鄉人采其葉爲甜茶。”此即榆科植物欅樹 *Zelkova serrata*。

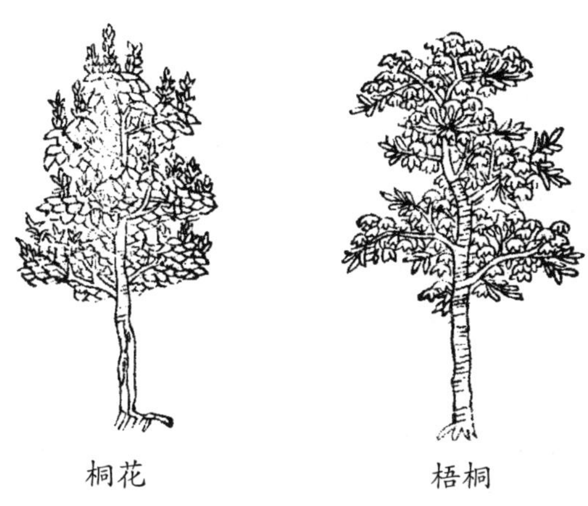

桐葉 味苦，寒，無毒。主惡蝕瘡著陰。

皮 主五痔，殺三蟲，療賁㹠氣病。

花 主傅猪瘡。飼猪，肥大三倍。生桐柏山谷。

陶隱居云：桐樹有四種：青桐葉皮青，似梧而無子；梧桐色白，葉似青桐而有子，子肥亦可食；白桐與崗桐無異，惟有花、子爾，花二月舒，黄紫色，《禮》云“桐始華”者也；崗桐無子，是作琴瑟者。今此云花，便應是白桐。白桐堪作琴瑟，一名椅桐，人家多植之。唐本注云：古本草“桐花飼猪，肥大三倍”，今云傅瘡，恐誤矣。豈有故破傷猪傅桐花者？臣禹錫等謹按，爾雅疏云：櫬，一名梧。郭云：今梧桐。《詩·大雅》云“梧桐生矣，于彼朝陽”是也。又曰：桐木，一名榮。郭云：即梧桐與櫬梧一也。藥性論云：白桐皮，能治五淋。沐髮去頭風，生髮滋潤。日華子云：

桐油,冷,微毒。傅惡瘡疥及宣水腫,塗鼠咬處,能辟鼠。

圖經曰:桐生桐柏山谷,今處處有之。其類有四種,舊注云:青桐,枝葉俱青而無子;梧桐,皮白葉青而有子,子肥美可食;白桐,有華與子,其華二月舒,黄紫色,一名椅桐,又名黄桐,則藥中所用華、葉者是也;崗桐,似白桐,惟無子,即是作琴瑟者。陸機《草木疏》云:"白桐宜爲琴瑟。雲南牂牁人績以爲布,似毛布。"是作琴瑟宜崗桐、白桐二種也。又曰:"梓實桐皮曰椅,今人云梧桐也。"《爾雅》謂之櫬,又謂之榮。是白桐、梧桐二種俱有椅名也。或曰梧桐以知日月正閏,生十二葉,一邊有六葉,從下數,一葉爲一月,至上十二葉。有閏,十三葉,小餘者,視之則知閏何月也。故曰"梧桐不生則九州異"。或云今南人作油者,乃崗桐也,此桐亦有子,頗大於梧子耳。江南有赬桐,秋開紅花,無實。有紫桐,花如百合,實堪糖煮以噉。嶺南有刺桐,葉如梧桐,花側敷如掌,枝幹有刺,花色深紅,主金瘡止血,殊効。又,梧桐白皮亦主痔,《删繁方》療腸中生痔,肛門邊有核者,猪懸蹄青龍五生膏中用之,其膏傅瘡,并酒服之。

【**子母秘録**:治癰瘡疽痔瘻惡瘡小兒丹:用皮水煎,傅。

衍義曰:桐葉,經注不指定是何桐,致難執用。今具四種桐,各有治療條,其狀列于後:一種白桐,可斵琴者,葉三杈,開白花,亦不結子。《藥性論》云:皮能治五淋,沐髮去頭風,生髮。一種荏桐,早春先開淡紅花,狀如鼓子花成筒子,子或作桐油。日華子云:桐油,冷,微毒。一種梧桐,四月開淡黄小花,一如棗花。枝頭出絲,墮地成油,霑漬衣履。五六月結桐子,今人收炒作果,動風氣。此是《月令》"清明之日,桐始華"者。一種崗桐,無花,不中作琴,體重。

〔箋釋〕

桐是一類樹木的總名,故陶弘景説"桐樹有四種",《本草綱目》同意此説,認爲《本草經》桐葉、桐花是指白桐而言。釋名項李時珍説:"本經桐葉,即白桐也。桐華成筒,故謂之桐。其材輕虚,色白而有綺文,故俗謂之白桐、泡桐,古謂之椅桐也。先花後葉,故《爾雅》謂之榮桐。或言其花而不實者,未之察也。"集解項區别桐類甚詳,有云:"陶注桐有四種,以無子者爲青桐、岡桐,有子者爲梧桐、白桐。寇注言白桐、岡桐皆無子。蘇注以岡桐爲桐。而賈思勰《齊民要術》言:實而皮青者爲梧桐,華而不實者爲白桐。白桐冬結似子者,乃是明年之華房,非子也。岡桐即油桐也,子大有油。其説與陶氏相反。以今諮訪,互有是否。蓋白桐即泡桐也。葉大徑尺,最易生長。皮色粗白,其木輕虚,不生蟲蛀,作器物、屋柱甚良。二月開花,如牽牛花而白色。結實大如巨棗,長寸餘,殼内有子片,輕虚,如榆莢、葵實之狀,老則殼裂,隨風飄揚。其花紫色者名岡桐。荏桐即油桐也。青桐即梧桐之無實者。按陳翥《桐譜》分别白桐、岡桐甚明。云:白花桐,文理粗而體性慢,喜生朝陽之地。因數而出者,一年可起三四尺;由根而出者,可五七尺。其葉圓大則尖長有角,光滑而毳。先花後葉。花白色,花心微紅。其實大二三寸,内爲兩房,房内有肉,肉上有薄片,即其子也。紫花桐,文理細而體性堅,亦生朝陽之地,不如白桐易長。其葉三角而圓,大如白桐,色青多毛而不光，且硬，微赤，亦先花後葉，花色紫。其實亦同白桐而微尖，狀如訶子而粘，房中肉黄色。二桐皮色皆一，但花、葉小異，體性堅、慢不同爾。亦有冬月復花者。"根據《本草綱目》的描述，白桐爲玄參科植物白花泡桐 *Paulownia fortunei*，紫花桐即岡桐，爲同屬毛泡桐 *Paulownia tomentosa*；油桐是大戟科植物油桐 *Vernicia fordii*，爲油料作物；梧桐爲梧桐科植物梧桐 *Firmiana platanifolia*。

《太平御覽》卷九百五十六引《遁甲經》曰："梧桐不生，則九州異君。"注云："梧桐以知日月正閏，生十二葉，一邊有六葉。從下數，一葉爲一月，至上十二葉。有閏，十三葉，小餘者，視之則知閏何月也。不生，則九州各異君，天下不同也。"

關於桐，有一點值得注意。在文人意象中，既有"知日月正閏"之神奇，又有成王剪桐葉封叔虞的傳説，製作琴瑟的材料，屬於標準的"雅物"，而本草中作爲藥物使用的桐，完全看不到"雅"的映射，而説桐花"主傅猪瘡。飼猪，肥大三倍"，此可以探究者。《新修本草》注釋説："古本草'桐花飼猪，肥大三倍'，今云傅瘡，恐誤矣。豈有故破傷猪傅桐花者？"恐怕也是因爲此而委婉提出的疑問。

胡椒　味辛，大温，無毒。主下氣温中去痰，除藏腑中風冷。生西戎。形如鼠李子，調食用之，味甚辛辣。唐本先附。

臣禹錫等謹按，日華子云：調五藏，止霍亂，心腹冷痛，壯腎氣,及主冷痢,殺一切魚、肉、鼈、蕈毒。

【**海藥云**:謹按,徐表《南州記》:生南海諸國。去胃口氣虚冷,宿食不消,霍亂氣逆,心腹卒痛,冷氣上衝。和氣,不宜多服,損肺。一云向陰者澄茄,向陽者胡椒也。

雷公云:凡使,只用内無皺殼者,用力大。漢椒使殼,胡椒使子。每修揀了,於石槽中碾碎成粉用。

食療云:治五藏風冷,冷氣心腹痛,吐清水,酒服之佳。亦宜湯服。若冷氣,吞三七枚。

孫真人:治霍亂:以胡椒三四十粒,以飲吞之。

段成式酉陽雜俎云:胡椒,出摩伽陁國,呼爲昧履支。其苗蔓生,莖極柔弱,長寸半,有細條與葉齊,條上結子,兩兩相對。其葉晨開暮合,合則裹其子於葉中。形似漢椒,至辛辣。六月採。今作胡盤肉食,皆用之也。

衍義曰:胡椒去胃中寒痰,吐水,食已即吐,甚驗。過劑則走氣。大腸寒滑亦用,須各以他藥佐之。

〔**箋釋**〕

胡椒科植物胡椒 *Piper nigrum* 的果實是常用調味品,因爲主要依賴進口,價格不菲。唐代元載貪墨,後事敗籍其家,得鍾乳五百兩,胡椒八百石,遂因此論死。宋人常以此典故入詩,如蘇軾詩:"淵明求縣令,本緣食不足。束帶向督郵,小屈未爲辱。翻然賦歸去,豈不念窮獨。重以五斗米,折腰營口腹。云何元相國,萬鍾不滿欲。胡椒銖兩多,安用八百斛。以此殺其身,何啻抵鵲玉。往者不可悔,吾其反自燭。"南宋末賈似道籍没，家中果子庫搜出糖霜數百甕，真是貪得無厭者。周密《齊東野語》感歎説："胡椒八百斛，領軍鞋一屋，不足多也。"

蓽澄茄爲胡椒科植物蓽澄茄 *Piper cubeba* 的果實，與胡椒 *Piper nigrum* 爲近緣物種，故《海藥本草》説"向陰者澄茄，向陽者胡椒也"，蓽澄茄條引《廣志》也説"嫩胡椒也"。

釣樟音章。**根皮　主金瘡止血。**

陶隱居云：出桂陽、邵陵諸處，亦呼作烏樟，方家少用，而俗人多識此。刮根皮屑以療金瘡，斷血易合，甚驗。又有一草似狼牙，氣辛臭，名地菘，人呼爲劉憤音獲。草。五月五日採，乾作屑，亦主療金瘡。言劉憤昔採用之爾。**唐本注**云：釣樟，生郴州山谷。樹高丈餘。葉似柟音南。葉而尖長，背有赤毛，若枇杷葉。八月、九月採根皮，日乾也。**臣禹錫等謹按，蕭炳**云：俗人取莖葉置門上，辟天行時疾。《别録》云：似烏藥，取根摩服，治霍亂。**日華子**云：温，無毒。治賁独脚氣水腫，煎服，并將皮煎湯，洗瘡痍風瘙疥癬。**陳藏器**云：樟材，味辛，温，無毒。主惡氣，中惡心腹痛，鬼注，霍亂，腹脹，宿食不消，常吐酸臭水。酒煮服之。無藥處用之。江東舸船，多是樟木，斫取札用之。彌辛烈者佳。亦作浴湯，治脚氣，除疥癬風癢。作履，除脚氣。縣名豫章，因木爲名也。

〔箋釋〕

《爾雅·釋木》"棆，無疵"，郭璞注："棆，楩屬，似豫章。"郝懿行義疏:"郭云'梗屬,似豫章'者,《子虚賦》云'梗柟豫章',集注:'梗,即今黄梗木也。'《西山經》云'痃陽之山,其木多櫻、柟、豫章',郭注:'豫章,大木似楸,葉冬夏青。'服虔《子虚賦》注:'豫章生七年乃可知也。'"《本草綱目》樟條集解項李時珍説:"豫、章乃二木名,一類二種也。豫即釣樟。"按,如其説,樟爲樟科植物香樟 *Cinnamomum camphora*,釣樟爲同科山胡椒屬植物釣樟 *Lindera umbellata*。

千金藤　主一切血毒諸氣,霍亂中惡,天行虚勞瘧瘴,痰嗽不利,癰腫,蛇犬毒,藥石發,癲癇,悉主之。生北地者,根大如指,色黑似漆;生南土者,黄赤如細辛。今附。

【陳藏器:有數種,南北名模不同,大略主痰相似,或是皆近於藤。主一切毒氣,其中霍亂中惡,天行虚勞瘴瘧,痰嗽不利,腫疽大毒,藥石發癲、雜疥,悉主之。生北地者,根大如指,色似漆;生南土者,黄赤如細辛。舒、廬間有一種藤似木蓼;又有烏虎藤,遶樹冬青,亦名千金藤。又,江西山林間有草生葉,頭有瘻子,似鶴膝,葉如柳,亦名千金藤。似荷葉,只錢許大,亦呼爲千金藤,一名古藤。主痢及小兒大腹。千金者,以貴爲名,豈俱一物? 亦狀異而功名同。南北所用若取的稱,未知孰是? 其中有草,今並入木部,草部亦重載也。

海藥云:謹按,《廣州記》云:生嶺南山野。陳氏云:呼爲石黄香。味苦,平,無毒。主天行時氣,能治蠱野諸毒,癰腫發背,並宜煎服。浸酒,治風輕身也。

〔箋釋〕

如《本草拾遺》所言，此物乃是"以貴爲名"，故南北各地雖同名"千金藤"，而所指代的物種各異，今則通常以防己科 *Stephania japonica* 爲千金藤。

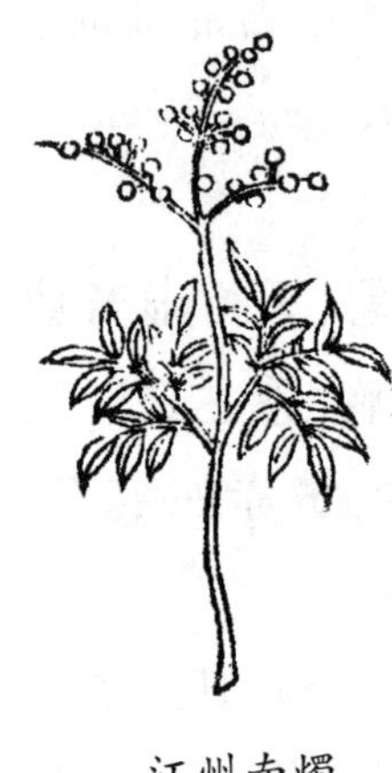

江州南燭

南燭枝葉 味苦，平，無毒。止泄除睡，强筋益氣力。久服輕身長年，令人不飢，變白去老。取莖、葉擣碎漬汁浸粳米，九浸、九蒸、九暴，米粒緊小正黑如瑿珠，袋盛之，可適遠方。日進一合，不飢，益顏色，堅筋骨，能行。取汁炊飯名烏飯，亦名烏草，亦名牛筋，言食之健如牛筋也。色赤名文燭。生高山，經冬不凋。今附。

臣禹錫等謹按，日華子云：黑飯草，益腸胃。擣汁浸蒸，曬乾服。又名南燭也。

圖經曰：南燭，本經不載所出州土，云生高山，今惟江東州郡有之。株高三五尺，葉類苦楝而小，陵冬不凋，冬生紅子作穗。人家多植庭除間，俗謂之南天燭。不拘時採其枝、葉用，亦謂之南燭草木。謹按，陶隱居《登真隱訣》載太極真人青精乾石䭀飯法：䭀，音迅。䭀之爲言殞也，謂以酒、蜜、藥草輩殞搜而暴之也。亦作𥐻，凡內外諸書，並無此字，惟施於今飯之名耳。云其種是木而似草,故號南燭草木。一名猴藥,一名男續,一名後卓,一名惟那木,一名草木之王。生嵩高、少室、抱犢、雞頭山,江左吴越至多。土人名之曰猴菽,或曰染菽,粗與真名相彷彿也。此木至難長,初生三四年,狀若菘菜之屬,亦頗似梔子,二三十年乃成大株,故曰木而似草也。凡有八名,各從其邦域所稱,而正號是南燭也。其子如茱萸,九月熟,酸美可食。葉不相對,似茗而圓厚,味小酢,冬夏常青。枝莖微紫,大者亦高四五丈,而甚肥脆,易摧折也。作飯法:以生白粳米一斛五㪷,更舂治,淅取一斛二㪷。木葉五斤,燥者用三斤亦可,雜莖皮益嘉,煮取汁,極令清冷,以潚米。米釋,炊之。潚,即溲字也。今課其時月,從四月生新葉,至八月末,色皆深;九月至三月,用宿葉,色皆淺,可隨時進退其斤兩,寧小多合。採軟枝莖皮,於石臼中擣碎。假令四五月中作,可用十許斤熟舂,以斛二斗湯漬染得一斛。以九斗淹斛二斗米,比來正爾用水漬一二宿,不必隨湯煮,漬米令上可走蝦,周時乃漉而炊之。初漬米正作緑色,既得,蒸便如紺。若一過汁漬,不得好色,亦可淘去,更以新汁漬之。灑溲皆用此汁,當令飯作正青色乃止。向所餘汁一斗,以共三過灑飯。預作高格,暴令乾。當三過蒸暴,每一燥輒以青汁搜令浥浥耳。日可服二升,勿復血食。亦以填胃補髓,消滅三蟲。《上元寶經》曰"子服草木之王,氣與神通;子食青燭之津,命不復殞",此之謂也。今茅山道士亦作此飯,或以寄遠。重蒸過食之,甚香甘也。孫思邈《千金月令》南燭煎,益髭髮及容顔,兼補暖方。三月三日採葉并蘂子,入大净瓶中,乾盛,以童子小便浸滿瓶,固濟其口,置閑處,經一周年,取開。每日一兩次,温酒服之,每酒一盞,調煎一匙,極有効驗。

【聖惠方：治一切風疾，若能久服，輕身明目，黑髭駐顔：用南燭樹，春夏取枝葉，秋冬取根皮，揀擇細剉五斤，水五斗，慢火煎取二斗，去滓，别於净鍋中慢火煎如稀餳，以甆瓶盛。温酒下一匙，日三服。　又方：治小兒誤吞銅、鐵物，在咽喉内不下：用南燭根燒，細研，熟水調一錢，下之。

〔箋釋〕

儘管陶弘景在本草中完全没有提到此物，南燭却是茅山上清派製作"神仙飯"即䬾飯的重要原料，《登真隱訣》載太極真人青精乾石䬾飯法已見《本草圖經》引録。䬾飯在唐代尚有若干神秘性，皮日休《謝潤卿惠䬾飯》詩云："傳得三元䬾飯名，大宛聞説有仙卿。分泉過屋舂青稻，拂霧彯衣折紫莖。蒸處不教雙鶴見，服來唯怕五雲生。草堂空坐無飢色，時把金津漱一聲。"詩中"青稻"指製作䬾飯特優的"青龍稻"，而"紫莖"則隱指南燭。關於南燭的名實，宋代尚有若干誤會，至《本草綱目》已昭然若揭，集解項李時珍説："南燭，吴楚山中甚多。葉似山礬，光滑而味酸澀。三月開小白花。結實如朴樹子成簇，生青，九月熟則紫色，内有細子，其味甘酸，小兒食之。按《古今詩話》云即楊桐也。葉似冬青而小，臨水生者尤茂。寒食採其葉，漬水染飯，色青而光，能資陽氣。又沈括《筆談》云：南燭草木，本草及傳記所説多端，人少識者。北人多誤以烏臼爲之，全非矣。今人所謂南天燭是矣。莖如蒴藋有節，高三四尺，廬山有盈丈者。南方至多。葉微似楝而小，秋則實赤如丹。”此即杜鵑花科烏飯樹 *Vaccinium bracteatum* 及同屬近緣植物。

無患子皮　有小毒。主澣垢，去面䵟。喉痺，研内喉中，立開。又主飛尸。子中人，燒令香，辟惡氣。其子如漆珠。生山谷大樹。一名噤婁，一名桓。今附。

臣禹錫等謹按，段成式酉陽雜俎云：昔有神巫曰瑶眊，能符劾百鬼，擒鬼，以無患木擊殺之。世人競取此木爲器，用却鬼，因曰無患。**日華子**云：無患子皮，平。

【**陳藏器云**：有小毒。主澣垢，去面皯。喉閇飛尸，研内喉中，立開。子中人，燒令香，辟邪惡氣。子黑如漆珠子。深山大樹。一名噤婁，一名桓。桓，患字聲訛也。《博物志》云：桓葉似柳，子核堅，正黑，可作香纓用，辟惡氣，浣垢。《古今注》云：程稚①問：木曰無患，何也？答曰：昔有神巫曰瑶眊，能符劾百鬼，得鬼，則以此木爲棒，棒殺之。世人相以爲器，用猒鬼，故曰無患也。《纂文》云：無患名噤婁，實好去垢。今僧家貫之爲念珠，紅底爲也。

纂文：無患，木名也。實可以去垢，核黑如璺。問：櫨木曰無患，何也？答曰：昔有神巫曰無患，此木能作符劾百鬼，則以此木爲棒殺之。世人相傳，以此木爲衆鬼所惡，競取爲器，用以厭鬼，故號無患。

衍義曰：無患子，今釋子取以爲念珠，出佛經。惟取紫紅

① 稚：劉甲本作“雅”。

色小者佳。今入藥絶少。西洛亦有之。

〔箋釋〕

《玉篇》:"槵,木名。"《集韻》:"無患也,皮子可浣。"此即無患子科植物無患子 *Sapindus mukorossi*,果實含有大量無患子皂苷,具表面活性劑作用,可以作浣洗清潔劑。《説文》:"浣,濯衣垢也。"無患子及其别名"桓",恐怕都是因"浣垢"而得名。隨後由"無患"二字引申出"無禍患"的美好聯想。東晉卞承之用無患子木作枕頭,有《無患枕贊》,序言説:"無患,木名也。言人枕之無患也。"贊語云:"長隔災氣,永集靈祉。輾轉枕之,寤寐含喜。"再因"無患"而附會殺鬼的傳説,此即《古今注》《酉陽雜俎》所説的神巫瑶眊用無患木擊殺百鬼。但無患子殺鬼,並未被道教、佛教吸納,故流傳不廣。

佛經有《木患子經》,據《法苑珠林》卷三十四引:"若欲滅煩惱障者,當貫木患子一百八,常以自隨至心無散。"佛經所言"木患子"未必即是此無患子 *Sapindus mukorossi*,但漢地習慣將此指認爲"木患子",串成念珠。《本草拾遺》言"今僧家貫之爲念珠",《本草衍義》徑謂"今釋子取以爲念珠,出佛經"。

梓白皮 **味苦,寒,**無毒。**主熱,去三蟲,**療目中疾。**葉** **擣傅猪瘡,飼猪,肥大三倍。**生河内山谷。

陶隱居云:此即梓樹之皮。梓亦有三種,當用拌素不腐者。葉療手脚火爛瘡。桐葉及此以肥猪之法未見,應在商丘子《養猪經》中。**唐本注**云：此二樹花葉，取以飼猪，並能肥大且易養。今見《李氏本草》《博物志》，但云"飼猪使肥"，今云"傅猪瘡"，並訛矣。《别録》云：皮主吐逆胃反，去三蟲，小兒熱瘡，身頭熱煩蝕瘡，湯浴之。并封傅嫩葉，主爛瘡。**臣禹錫等謹按，爾雅**云："椅，梓。"釋曰："别二名也。"郭云："即楸。"《詩·鄘風》云："椅桐梓漆。"陸機云："梓者，楸之疏理白色而生子者爲梓，梓實桐皮曰椅，則大同而小别也。"**蕭炳**云：樹似桐而葉小，花紫。**日華子**云：煎湯洗小兒壯熱，一切瘡疥，皮膚瘙癢。梓樹皮有數般，惟楸梓佳，餘即不堪。

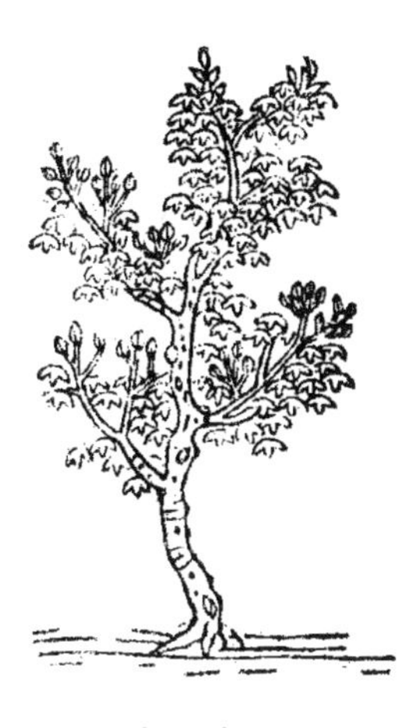

梓白皮

圖經曰：梓白皮生河内山谷，今近道皆有之。木似桐而葉小，花紫。《爾雅》云"椅，梓"，郭璞注云："即楸也。"《詩·鄘風》云"椅桐梓漆"，陸機云："梓者，楸之疏理白色而生子者爲梓，梓實桐皮曰椅，大同而小别也。"又一種鼠梓，一名楰，亦楸之屬也。江東人謂之虎梓。《詩·小雅》云"北山有楰"，陸機云："其枝葉、木理如楸，山楸之異者，今人謂之苦楸是也。"鼠李，一名鼠梓，或云即此也。然鼠李花[①]實都不相類，恐别一物而名同也。梓之入藥，當用有子者爲使。楸、梓，宫寺及人家園亭多植之。崔元亮《集驗方》療毒腫，不問硬軟：取楸葉十重薄

① 李花：底本作"花之"，據劉甲本改。

腫上，即以舊帛裹之，日三易，當重重有毒氣爲水流在葉中。如冬月，取乾葉鹽水浸良久用之。或取根皮，剉，爛擣傅之，皆効。又療上氣欬嗽，腹滿羸頓者：楸葉三斗，以水三斗，煮三十沸，去滓，煎堪丸如棗大，以竹筒内下部中，立愈。《篋中方》楸葉一味爲煎，療瘰癧瘻瘡神方：秋分前後平旦，令人持囊袋，枝上旋摘葉，内袋中。秤取十五斤，水一石，净釜中煎取三斗，又别换鍋煎取七八升，又换鍋煎取二升，即成煎，内不津器中。凡患者，先取麻油半合，蠟一分，酥一栗子許，同消如面脂。又取杏人七粒，生薑少許，同研令細，米粉二錢，同入膏中，攪令匀。先塗瘡上，經二日來乃拭却，即以篦子匀塗楸煎滿瘡上，仍用軟帛裹却。二日一度，拭却，更上新藥。不過五六上，已作頭便生肌平復，未穴者即内消。差後須將慎半年已來。採葉及煎合時，禁孝子、婦女、僧人、雞犬見之。

〔箋釋〕

梓爲常見樹種，《詩經·鄘風》云："樹之榛栗，椅桐梓漆，爰伐琴瑟。"鄭玄箋："樹此六木於宫者，曰其長大可伐以爲琴瑟，言豫備也。"陸璣《詩疏》："梓者，楸之疏理白色而生子者爲梓，梓實桐皮曰椅，大同而小别也。"《爾雅·釋木》"椅，梓"，郭璞注："即楸。"梓與楸不易區分，《説文》梓與楸互訓，一般據《本草綱目》集解項李時珍説："梓木處處有之。有三種：木理白者爲梓，赤者爲楸，梓之美文者爲椅。"將梓訂爲紫葳科植物梓樹 *Catalpa ovata*，楸訂爲同屬楸樹 *Catalpa bungei*。

橡實　味苦,微温,無毒。主下痢,厚腸胃,肥健人。其殼爲散及煮汁服,亦主痢,并堪染用。一名杼斗。槲、櫟皆有斗,以櫟爲勝。所在山谷中皆有。唐本先附。

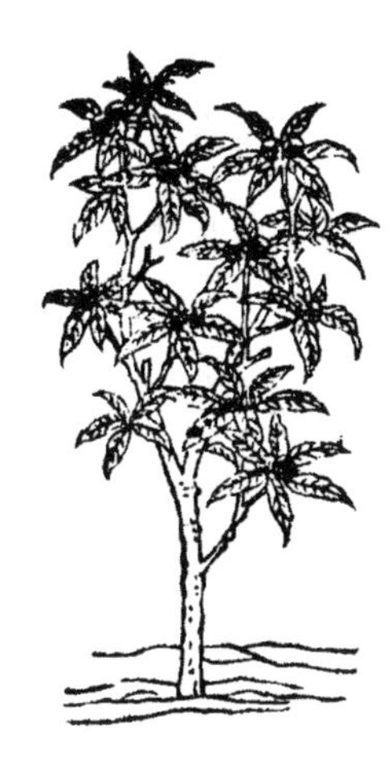
郢州橡實

臣禹錫等謹按,爾雅云:"栩,杼。"釋曰:"栩,一名杼。"郭云:"柞樹。"《詩·唐風》云:"集于苞栩。"陸機云:"今柞櫟也。徐州人謂櫟爲杼,或謂爲栩。其子爲皂,或言皂斗。其殼爲汁,可以染皂。今京洛及河内言杼斗,謂櫟爲杼。五方通語也。"**日華子**云:櫟樹皮,平,無毒。治水痢,消瘰癧,除惡瘡。橡斗子,澁腸止瀉。煮食,可止飢,禦歉歲。殼止腸風,崩中帶下,冷熱瀉痢,并染鬚髪,入藥並擣炒焦用。

圖經曰:橡實,櫟木子也。本經不載所出州土,云所在山谷皆有。今亦然。木高二三丈,三四月開黄花,八九月結實。其實爲皂斗,槲、櫟皆有斗,而以櫟爲勝。不拘時採其皮并實用。《爾雅》云"櫟,其實梂",釋曰:"櫟,似樗之木也。梂,盛實之房也。其實橡也,有梂彙自裹。"《詩·秦風》云"山有苞櫟",陸機云:"秦人謂柞櫟爲櫟。"又《唐風》云"集于苞栩",陸機云:"今柞櫟也。徐州人謂櫟爲杼,或謂之栩。今京洛及河内謂櫟亦爲杼。五方通語也。"然則柞櫟也,杼也,栩也,皆橡櫟之通名也。

【**雷公云**:凡使,去麁皮一重,取橡實蒸,從巳至未,出,剉作五片用之。

食療云：主止痢，不宜多食。

孫真人《枕中記》云：橡子非果非穀而最益人，服食未能斷穀，啖之尤佳。無氣而受氣，無味而受味，消食止痢，令人强健不極。

衍義曰：橡實，櫟木子也。葉如栗葉，在處有。但堅而不堪充材，亦木之性也。山中以椿人爲糧，然澁腸。木善爲炭，他木皆不及。其殼堪染皂，若曾經雨水者其色淡，不若不經雨水者。槲亦有殼，但少而不及櫟木所實者。

〔箋釋〕

《詩經》"集于苞栩"，又云"山有苞櫟"，關於"栩""櫟"的討論見正文，應該是殼斗科櫟屬多種植物果實的泛稱，常見物種爲麻櫟 *Quercus acutissima*。至於"苞"，《爾雅·釋言》"苞，稹也"，邢疏引孫炎曰："物叢生曰苞，齊人名曰稹。"乃草木叢生的意思。

杜甫《同谷七歌》第一首説："有客有客字子美，白頭亂髮垂過耳。歲拾橡栗隨狙公，天寒日暮山谷裏。中原無書歸不得，手脚凍皴皮肉死。嗚呼一歌兮歌已哀，悲風爲我從天來。"詩中的橡栗即是此物。《救荒本草》橡子樹條記橡實荒年救飢的食法："取子，换水浸煮十五次，淘去澀味，蒸極熟，食之。厚腸胃，肥健人，不飢。"《農政全書》亦説："玄扈先生曰：食麥橡令人健行。又曰：取子碾或舂或磨細，水淘去苦味，次淘取粗渣飼豕，甚充腸。淘取細粉，如製真粉天花粉法，與栗粉不異也。"

石南　味辛、苦，平，有毒。主養腎氣，内傷陰衰，利筋骨皮毛，療脚弱，五藏邪氣，除熱。女子不可久服，令思男。

實　殺蠱毒，破積聚，逐風痺。一名鬼目。生華陰山谷。二月、四月採葉，八月採實，陰乾。五加皮爲之使。

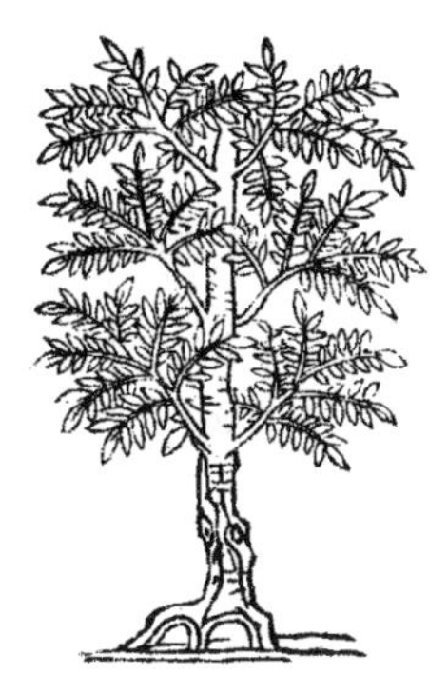

道州石南

陶隱居云：今廬江及東間皆有之。葉狀如枇杷葉。方用亦稀。唐本注云：葉似㕍草，淩冬不凋。以葉細者爲良，關中者好。爲療風邪丸散之要。其江山已南者，長大如枇杷葉，無氣味，殊不任用。今醫家不復用實。臣禹錫等謹按，蜀本云：終南斜谷近石處甚饒。今市人多以瓦韋爲石韋，以石韋爲石南，不可不審之。藥性論云：石南，臣。主除熱，惡小薊，無毒。能添腎氣，治軟脚，煩悶疼，殺蟲，能逐諸風。雖能養腎内，令人陰痿。

圖經曰：石南生華陰山谷，今南北皆有之。生於石上，株極有高大者。江湖間出，葉如枇杷葉，有小刺，陵冬不凋。春生白花成簇，秋結細紅實。關隴間出者，葉似莽草，青黄色，背有紫點，雨多則併生，長及二三寸。根横細，紫色。無花實，葉至茂密。南北人多移以植庭宇間，陰翳可愛，不透日氣。入藥以關中葉細者良。二月、四月採葉，四月採實，陰乾。《魏王花木記》曰：南方石南木，取皮中作魚羹和之尤美。今不聞用之。下有楠材條，其木頗似石南，而更高大，葉差小，其材中梁柱，今醫方亦稀用之。

衍義曰：石南葉狀如枇杷葉之小者，但背無毛，光而不皺。正二月間開花。冬有二葉爲花苞，苞既開，中有十五餘花，大小如椿花，甚細碎。每一苞約彈許大，成一毬。一花六葉，一朵有七八毬，淡白緑色，葉末微淡赤色。花既開，蘂滿花，但見蘂，不見花。花纔罷，去年緑葉盡脱落，漸生新葉。治腎衰脚弱最相宜。但京洛、河北、河東、山東頗少，人以此故少用。湖南北、江東西、二浙甚多，故多用。南實，今醫家絶可用。

〔箋釋〕

石南的名實争論甚大，諸家説法不一。《本草衍義》所描述的植物爲薔薇科石楠 *Photinia serrulata*，應該没問題，這一物種有可能就是《本草經》記載的原種。白居易詩："可憐顔色好陰凉，葉翦紅箋花撲霜。傘蓋低垂金翡翠，薰籠亂搭繡衣裳。春芽細炷千燈焰，夏蘂濃焚百和香。見説上林無此樹，只教桃柳占年芳。"通常題作"石榴樹"，據《全唐詩》卷四百三十九"一作石楠樹"。薔薇科石南幼葉微紅，初夏開花，傘房花序頂生，小花白色，有特殊氣味，果實紅色，與詩歌描述者基本吻合；而石榴葉緑色，花紅豔，完全没有香味，顯然不是。

更有意思的是，石南花的氣味被描述爲"有一種精液的味道"，據解釋，可能是石南花的揮發成分中可能含有的三甲胺 trimethylamine，與精液中所含精胺 spermine 等胺類物質結構類似所引起的。而這一現象又正好與《名醫别録》説石南"女子不可久服，令思男"吻合。石南果實頂端有花脱落的痕跡，略似眼睛，《本草經》别名"鬼目"，或許由此而來。

木天蓼　味辛，温，有小毒。主癥結積聚，風勞虚冷。生山谷中。

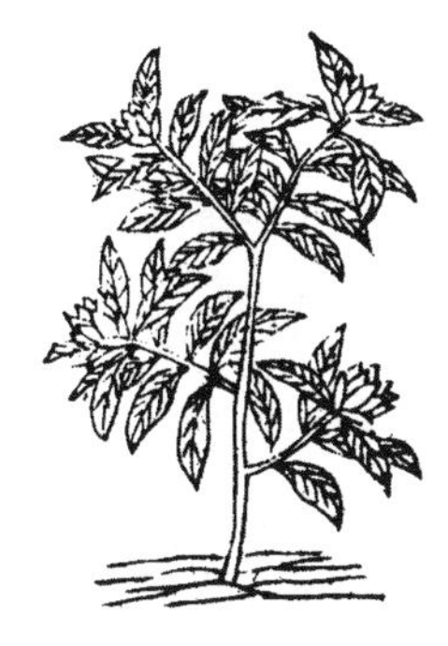

信陽軍木天蓼

唐本注云：作藤蔓，葉似柘，花白，子如棗許，無定形，中瓤似茄子，味辛，噉之以當薑、蓼。其苗藤，切，以酒浸服，或以釀酒，去風冷癥癖，大効。所在皆有，今出安州、申州。今按，陳藏器本草云：木天蓼，今時所用出鳳州。樹高如冬青，不凋，出深山。人云多服損壽，以其逐風損氣故也。不當以藤天蓼爲注，既云木蓼，豈更藤生？自有藤蓼爾。唐本先附。臣禹錫等謹按，藥性論云：天蓼子，使，味苦、辛，微熱，無毒。能治中賊風，口面喎斜，主冷痃癖氣塊，女子虚勞。

圖經曰：木天蓼味辛，温，有小毒。主癥結積聚，風勞虚冷。生山谷中。木高二三丈。三月、四月開花，似柘花。五月採子，子作毬形似𦵧。其毬子可藏，作果噉之，亦治諸冷氣。蘇恭云作藤蔓生者，自是藤天蓼也。又有一種小天蓼，生天目山、四明山，木如梔子，冬不凋。然則天蓼有三種，雖其狀不同，而體療甚相似也。

【**聖惠方：**治風，立有奇効：用木天蓼一斤，去皮，細剉，以生絹袋盛，好酒二斗浸之，春夏一七日、秋冬二七日後開。每空心日午、初夜各温飲一盞。老幼臨時加減。若長服，日只每朝一盞。

〔箋釋〕

《吴普本草》蓼實一名天蓼，所指乃是蓼科蓼屬植物中的某些種類。但本書卷二十八蓼實條《嘉祐本草》引《蜀本草圖經》云："木蓼一名天蓼，蔓生，葉似柘葉。"此處的木蓼則是本條之木天蓼。《本草綱目》集解項李時珍説："其子可爲燭，其芽可食。故陸璣云：木蓼爲燭，明如胡麻。薛田《詠蜀》詩有'地丁葉嫩和嵐采，天蓼芽新入粉煎'之句。"通常根據《本草圖經》所繪信陽軍木天蓼，將其原植物考訂爲獼猴桃科木天蓼 *Actinidia polygama*。

黄環　味苦，平，有毒。主蠱毒鬼疰鬼魅，邪氣在藏中，除欬逆寒熱。一名淩泉，一名大就。生蜀郡山谷。三月採根，陰乾。鳶尾爲之使，惡茯苓、防己。

陶隱居云：似防己，亦作車輻理解。《蜀都賦》云"青珠黄環"者，或云是大戟花，定非也。用甚稀，市人尠有識者。唐本注云：此物襄陽、巴西人謂之就葛，作藤生，根亦葛類。所云"似防己，作車輻解"者近之。人取葛根，誤得食之，吐痢不止，用土漿解乃差，此真黄環也。餘處亦稀，惟襄陽大有。本經用根，今云大戟花非也。其子作角生，似皂莢。花、實與葛同時矣。今園庭種之，大者莖徑六七寸，所在有之，謂其子名狼跋子。今太常科劒南來者，乃雞屎葛根，非也。臣禹錫等謹按，藥性論云：黄環，使，惡乾薑，大寒，有小毒。治上氣急，寒熱及百邪。

〔箋釋〕

《蜀都賦》形容蜀中物産"異類衆夥，於何不育"，具體則有"青珠黄環,碧砮芒消"之類。陶弘景認爲"青珠"即是《本草經》之青琊玕,因爲青珠是礦物,而黄環屬草木,故陶批評説:"苟取名類而種族爲乖。"但黄環究竟是何物,歷代説法不一。

根據《新修本草》所説,乃近於防己科植物千金藤 *Stephania japonica* 之類;而提到的"雞屎葛根",則似豆科紫藤 *Wisteria sinensis* 之類。沈括認爲黄環即是紫藤,《夢溪筆談》云:"黄鐶即今之朱藤也,天下皆有。葉如槐,其花穗懸,紫色,如葛花,可作菜食,火不熟亦有小毒,京師人家園圃中作大架種之,謂之紫藤花者是也。實如皂莢。《蜀都賦》所謂青珠黄鐶者,黄鐶即此藤之根也。古今皆種以爲亭檻之飾。今人采其莖,於槐幹上接之,僞爲矮槐。其根入藥用,能吐人。"此説亦非定論,《植物名實圖考》所繪的黄環圖例確實是紫藤 *Wisteria sinensis*,但吴其濬對黄環即是紫藤的説法其實有所懷疑,有云:"陶隱居云狼跋子能毒魚。今朱藤角經霜迸裂,聲厲甚,子往往墜入園池,未見魚有死者。"

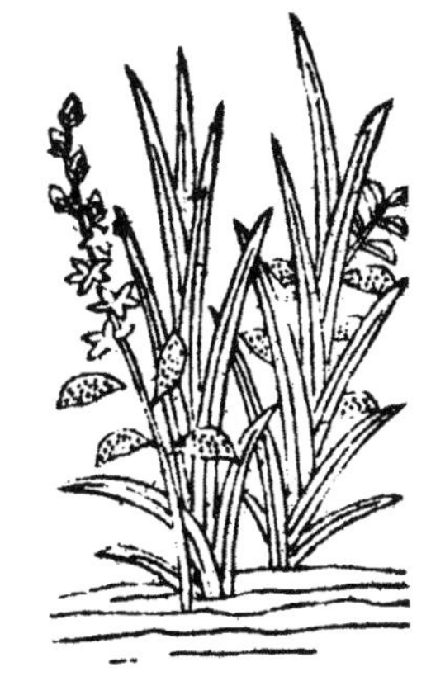
雷州益智子

益智子　味辛,温,無毒。主遺精虚漏,小便餘瀝,益氣安神,補不足,安三焦,調諸氣。夜多小便者,取二十四枚碎,入鹽同煎服,有奇驗。按,《山海經》云:生崑崙國。今附。

臣禹錫等謹按,陳藏器云:止嘔噦。

《廣志》云：葉似蘘荷，長丈餘。其根上有小枝，高八九尺，無葉萼。子叢生，大如棗。中瓣黑，皮白，核小者名益智。含之攝涎穢。出交趾。

圖經曰：益智子生崑崙國，今嶺南州郡往往有之。葉似蘘荷，長丈餘，其根傍生小枝，高七八寸，無葉，花萼作穗生其上，如棗許大。皮白，中人黑，人細者佳。含之攝涎唾。採無時。盧循爲廣州刺史，遺劉裕益智粽，裕答以續命湯，是此也。

【**齊民要術**云：益智子，鬲涎穢。

顧微《廣州記》云：益智，葉如蘘荷，莖如竹箭，子從心出。一枝有十子，子肉白滑，四破去之，或外皮蜜煮爲粽，味辛。

〔**箋釋**〕

不解益智因何得名，《本草綱目》引《仁齋直指方》云："心者脾之母，進食不止於和脾，火能生土，當使心藥入脾胃藥中，庶幾相得。故古人進食藥中，多用益智，土中益火也。"故釋名項李時珍解釋説："脾主智，此物能益脾胃故也。與龍眼名益智義同。"這一説法未免迂闊。又，《廣群芳譜》引《東坡雜記》云："海南産益智，花實皆作長穗，而分爲三節。其實熟否，以候歲之豐凶。其下節以候早禾，中上亦如之。大凶之歲則皆不實，蓋罕有三節并熟者。其爲藥治氣止水，而無益於智，智豈求之於藥？其得此名者，豈以知歲耶？"此尤其穿鑿，恐未必然者。

按，龍眼亦名益智，《廣雅·釋木》"益智，龍眼也"，《吴普本草》同。鬼目亦名益智，《太平御覽》引《廣州記》云："鬼目，益智，直爾不可噉，可爲漿也。"益智、龍眼、鬼目都是熱帶植物的果實，且皆出於蠻荒之地，王念孫《廣雅疏證》説，“益”與“智”上古音同在支部，爲疊韻字，則“益智”之名或係當地土人方言，聞者記其聲音，未必與增益智慧有何聯繫。

《本草圖經》提到的益智粽與續命湯的典故見《太平御覽》卷九百七十二引《十三國春秋》：“盧循爲廣州刺史，循遺劉裕益智粽，裕乃答以續命湯。”《北户録》云：“辯州以蜜漬益智子食之，亦甚美。”注引顔之推云：“今以密藏雜果爲粽。”段玉裁《説文解字注》因此懷疑“粽”爲“粽”之訛，蜜漬瓜實謂之“粽”，其説有理。

《資治通鑑》將故事繫在義熙元年（405），胡三省對這段盧循與劉裕間的機鋒注釋含混，只是説：“循以益智調裕，裕以續命報之，此兵機也。”《淵鑒類函》在益智粽條發揮説：“盧循遺劉裕以益智粽，益智，藥名，以之爲粽，言其智力窮也。裕報以續命湯，亦藥名，治中風不省人事，言循不省事也。”論者對盧循行爲的解讀未免求之過深。

益智粽（粽）作爲方物饋送，屬於正常舉動，《南方草木狀》云：“益智子如筆毫，長七八分，二月花色若蓮，著實。五六月熟，味辛。雜五味中，芬芳，亦可鹽曝。出交趾合浦。建安八年，交州刺史張津嘗以益智子粽餉魏武帝。”盧循不僅以益智粽（粽）贈劉裕，同時也持贈廬山惠遠法師，《太平御覽》卷九百七十二載遠公《答盧循書》云：“損餉，深抱情至。益智乃是一方異味，即於僧中行之。”盧循或者言者無意，劉裕則聽者有心，認爲盧循贈益智粽（粽）是對自己出身背景和識見水準的譏諷，於是報以續命湯。

溲音搜。**疏**音疎。　**味辛、苦，寒、微寒，無毒。主身皮膚中熱，除邪氣，止遺溺，通利水道，除胃中熱，下氣。可作浴湯。一名巨骨。生熊耳川谷及田野故丘墟地。四月採。**漏蘆爲之使。

陶隱居云：李云"溲疏一名楊櫨，一名牡荆，一名空疏。皮白中空，時時有節。子似枸杞子，冬月熟，色赤，味甘、苦。末代乃無識者。此實真也，非人籬援之楊櫨也。"李當之此說，於論牡荆，乃不爲大乖，而濫引溲疏，恐斯誤矣。又云：溲疏與空疏亦不同。掘耳疑應作熊耳。熊耳，山名，都無掘耳之號。**唐本注**云：溲疏，形似空疎，樹高丈許，白皮。其子八九月熟，色赤，似枸杞子，味苦，必兩兩相並，與空疏不同。空疏一名楊櫨子，爲莢，不似溲疏。**今注**：溲疏、枸杞雖則相似，然溲疏有刺，枸杞無刺，以此爲别爾。**臣禹錫等謹按，藥性論**云：溲疏，使。

圖經：文具枸杞條下。

〔箋釋〕

溲疏名實無考，自古與枸杞、楊櫨、牡荆等相混淆。《植物名實圖考》枸杞條附録溲疏云："溲疏，前人無確解。蘇恭云'子八九月熟，色似枸杞，必兩兩相對'，今江西山野中亦有之，葉似枸杞，有微齒，圖以備考。"此或即虎耳草科植物溲疏 *Deutzia scabra*。

鼠李　主寒熱，瘰癧瘡。

其皮　味苦，微寒，無毒。主除身皮熱毒。一名牛李，一名鼠梓，一名椑。音卑。**生田野，採無時。**

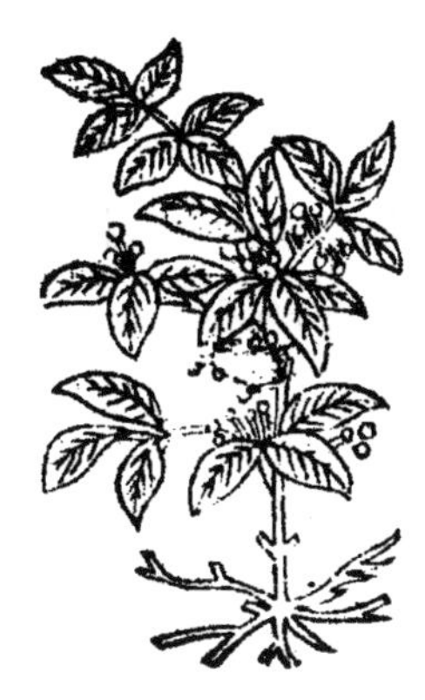
蜀州鼠李

唐本注云：此藥一名趙李，一名皂李，一名烏槎。樹皮主諸瘡，寒熱毒痺。子主牛馬六畜瘡中蟲，或生擣傅之，或和脂塗，皆效。子味苦，採取日乾，九蒸。酒漬服三合，日再，能下血及碎肉，除疝瘕積冷氣，大良。皮、子俱有小毒。臣禹錫等謹按，日華子云：味苦，凉，微毒。治水腫。皮主風痺。

圖經曰：鼠李即烏巢子也。本經不載所出州土，但云生田野，今蜀川多有之。枝葉如李，子實若五味子，色瑿黑，其汁紫色，味甘、苦，實熟時採，日乾。九蒸，酒漬服，能下血。其皮採無時。一名生李。劉禹錫《傳信方》主大人口中疳瘡并發背，萬不失一：用山李子根，亦名牛李子，薔薇根野外者佳，各細切五升，以水五大斗，煎至半日已來，汁濃，即於銀、銅器中盛之，重湯煎至一二升，看稍稠，即於甆瓶子中盛，少少温含咽之，必差。忌醬、醋、油膩、熱麪，大約不宜食肉。如患發背，重湯煎令極稠，和如膏，以帛塗之瘡上，神効。襄州軍事柳岸妻竇氏患口疳十五年，齒盡落，齗亦斷壞，不可近，用此方遂差。

【**食療云**：微寒。主腹脹滿。其根有毒，煮濃汁含之治𧏾齒，并疳蟲蝕人脊骨者，可煮濃汁灌之，良。其肉，主脹滿穀脹，和麵作餅子，空心食之，少時當瀉。其煮根汁，亦空心服一盞，治脊骨痏。

衍義曰：鼠李即牛李子也。木高七八尺，葉如李，但狹而不澤。子於條上四邊生，熟則紫黑色，生則青。葉至秋則落，子[1]尚在枝。是處皆有，故經不言所出處。今關陝及湖南、江南北甚多。木皮與子兩用。

〔箋釋〕

《爾雅·釋木》"楰，鼠梓"，郭璞注："楸屬也，今江東有虎梓。"又云"休，無實李"，郭璞注："一名趙李。"與本草鼠李皆是一類。《救荒本草》女兒茶條云："女兒茶，一名牛李子，一名牛筋子。生田野中。科條高五六尺，葉似郁李子葉而長大，稍尖，葉色光滑，又似白棠子葉，而色微黄緑，結子如豌豆大，生則青，熟則黑茶褐色。其葉味淡、微苦。"此即鼠李科植物鼠李 *Rhamnus utilis* 及同屬近緣物種。按，鼠李爲單性花，雌雄異株，雌花簇生於葉腋或小枝的下部，核果球形，成熟時黑色，此即《本草衍義》所説"子於條上四邊生，熟則紫黑色，生則青"。《本草綱目》集解項李時珍説"其實附枝如穗"，也是此意。

椰子皮　**味苦，平，無毒。止血，療鼻衄，吐逆霍亂，煑汁服之。**

殼中肉　**益氣去風。**

漿　**服之主消渴，塗頭益髮令黑。生安南。樹如椶**

① 落子：底本作"子落"，據文意乙正。

櫚，子殼可爲器。《交州記》曰：椰子中有漿，飲之得醉。今附。

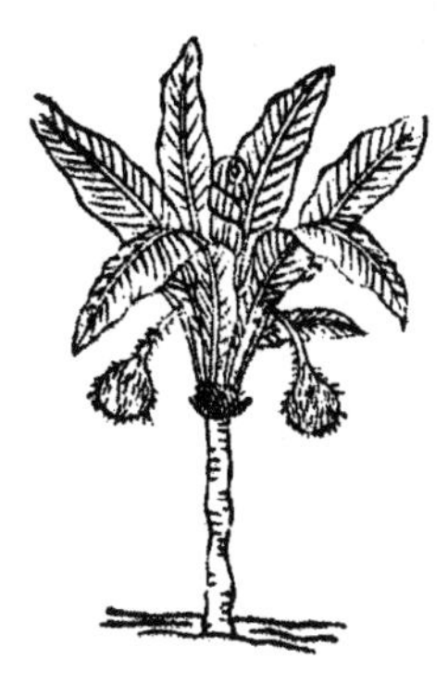
椰子

臣禹錫等謹按，日華子云：皮入藥炙用。

圖經曰：椰子出安南，今嶺南州郡皆有之。木似桄榔，無枝條，高數丈，葉在木末如束蒲，實大如瓠，垂於枝間，如挂物。實外有麁皮，如椶包；次有殼，圓而且堅；裏有膚至白如猪肪，厚半寸許，味亦似胡桃；膚裏有漿四五合如乳，飲之，冷而氛醺。人多取殼爲器，甚佳。不拘時月採其根皮用。南人取其肉，糖飴漬之，寄至北中作果，味甚佳也。

【**陳藏器：**理水。《廣志》曰[①]：汁有餘清如水，美如蜜，可食之。

海藥云：謹按，《交州記》云：生南海，狀若海椶。實名椰子，大如椀許大，外有麁皮，如大腹子、豆蔻之類。内有漿似酒，飲之不醉。主消渴，吐血，水腫，去風熱。雲南者亦好。武侯討雲南時，並令將士剪除椰樹，不令小邦有此異物。多食動氣也。

衍義曰：椰子開之，有汁如乳，極甘香，自別是一種氣味。中又有一塊瓤，形如瓜蔞，上有細壟起，亦白色，但微虚，紋若婦人裙褶，其味亦如其汁。又，著殼一重白肉，剮取之，皆可與瓤、糖煎爲果汁，色如白酒，其味如瓤。然謂之酒者，好事者當日强名之。取其殼爲酒器，如酒中有毒，則酒沸起。今人皆漆其裏，

① 曰：底本作“白”，據文意改。

則全失用椰子之意。

〔箋釋〕

椶櫚科植物椰子 *Cocos nucifera* 是南方熱帶物種,中原人士罕見,再加上形態特殊,遂有若干傳説。如《南方草木狀》云:"椰樹,葉如栟櫚,高六七丈,無枝條。其實大如寒瓜,外有麄皮,次有殼,圓而且堅。剖之,有白膚,厚半寸,味似胡桃而極肥美。有漿,飲之得醉。俗謂之越王頭,云昔林邑王與越王有故怨,遣俠客刺,得其首,懸之於樹,俄化爲椰子。林邑王憤之,命剖以爲飲器,南人至今效之。當刺時,越王大醉,故其漿猶如酒云。"梅堯臣《李獻甫於南海魏侍郎得椰子見遺》句"魏公番禺歸,逢子蕪江口。贈以越王頭,還同月支首。割鮮爲飲器,津漿若美酒",即用此意。《海藥本草》引《交州記》云:"武侯討雲南時,並令將士剪除椰樹,不令小邦有此異物。"這條傳説有所謂"民族沙文主義"的傾向,所以很少被人提起。沈佺期《題椰子樹》"不及塗林果,移根隨漢臣",説椰子不能如塗林安石榴一樣移栽中土。詩中隱含的情緒,與諸葛武侯恨"小邦有此異物"的心態約略相近。

枳音止。**椇**音矩。　**味甘,平,無毒。主頭風,小腹拘急。一名木蜜。其木皮,温,無毒。主五痔,和五藏。以木爲屋,屋中酒則味薄,此亦奇物。**

唐本注云:其樹徑尺,木名白石,葉如桑柘。其子作房似珊瑚,核在其端,人皆食之。唐本先附。臣禹錫等謹按,蜀本云:字或單作枸，音矩。云木名，出蜀，近酒能薄酒味，江南人呼謂之木蜜也。

圖經：文具接骨木條下。

【**食療云**：多食發蛔蟲。昔有南人修舍用此，悮有一片落在酒甕中，其酒化爲水味。

荆楚歲時記云：《詩》有椇羞。《廣雅》枳椇實如珊瑚，十一月採，是白石木子，山中多有之。鹽荷裹一冬儲備，又以辟蟲毒。

〔**箋釋**〕

《詩經·南山有臺》“南山有枸，北山有楰”，毛傳：“枸，枳枸。”陸璣《詩疏》云：“枸樹山木，其狀如櫨，一名枸骨。高大如白楊，所在山中皆有，理白可爲函板。枝柯不直，子著枝端，大如指，長數寸，噉之甘美如飴。八九月熟，江南特美。今官園種之，謂之木蜜。古語云枳枸來巢，言其味甘，故飛鳥慕而巢之。本從南方來。能令酒味薄。若以爲屋柱，則一屋之酒皆薄。”此即鼠李科植物枳椇 *Hovenia acerba* 及北枳椇 *Hovenia dulcis*。漿果狀核果近球形，成熟時黄褐色或棕褐色，果序軸明顯膨大，食用者爲膨大的果序軸，滋味甘美。

小天蓼　味甘，温，無毒。主一切風虚羸冷，手足疼痺，無論老幼輕重，浸酒及煑汁服之十許日，覺皮膚間風出如蟲行。生天目山、四明山。樹如梔子，冬不凋，野獸食之。更有木天蓼，出山南，大樹，今市人貨之。云久服促壽，當是其逐風損氣故也。本經有木天蓼，即是此也。蘇注云：藤生，子辛。與木又異，應是復有藤天蓼。江淮南山間，有木天蓼，作藤著樹，葉如梨，光而薄，子如棗，辛、甘。大主風血羸瘅，腰脚疼冷。取皮釀酒，即是蘇引爲天蓼注者。夫如是，則有三天蓼，俱能逐風，其中優劣，小者最爲勝。今附。

圖經：文具木天蓼條下。

小蘗　味苦，大寒，無毒。主口瘡疳䘌，殺諸蟲，去心腹中熱氣。一名山石榴。

唐本注云：其樹枝葉與石榴無别，但花異，子細黑圓如牛李子爾。生山石間，所在皆有，襄陽峴山東者爲良。陶於蘗木附見二種，其一是此。陶云皮黄，其樹乃皮白。今太常所貯乃葉多刺者，名白刺蘗，非小蘗也。今注：陳藏器本草云：凡是蘗木皆皮黄，今既不黄，而自然非蘗。小蘗如石榴，皮黄，子赤如枸杞子，兩頭尖，人剉枝以染黄。若云子黑而圓，恐是别物，非小蘗也。唐本先附。

圖經：文具蘗木條下。

莢蒾音迷。　**味甘、苦，平，無毒。主三蟲，下氣消穀。**

唐本注云：葉似木槿及似榆，作小樹，其子如溲疏，兩兩相並,四四相對,而色赤味甘。煮樹枝汁和作粥,甚美,以飼小兒殺蚘蟲。不入方用。陸機《草木疏》名擊迷,一名羿先。蓋檀、榆之類也。所在山谷有之。**今按,**陳藏器本草云:莢蒾,主六畜瘡中蛆,煮汁作粥灌之,蛆立出。皮堪爲索。生北土山林間。唐本先附。

〔箋釋〕

《詩經·鶴鳴》"爰有樹檀"句,陸璣疏云:"檀木皮正青,滑澤,與繫迷相似,又似駁馬。駁馬梓榆,其樹皮青白駁犖,遥視似馬,故謂之駁馬。故里語曰:斫檀不諦得繫迷,繫迷尚可得駁馬。繫迷一名挈榼,故齊人諺曰:上山斫檀,挈榼先殫。"《新修本草》作"擊迷",即是繫迷,其原植物當爲椴樹科扁擔桿(娃娃拳)*Grewia biloba*,與現代植物學指認的五福花科莢蒾 *Viburnum dilatatum* 不同。

紫荆木　味苦,平,無毒。主破宿血,下五淋,濃煮服之。今人多於庭院間種者,花豔可愛。今附。

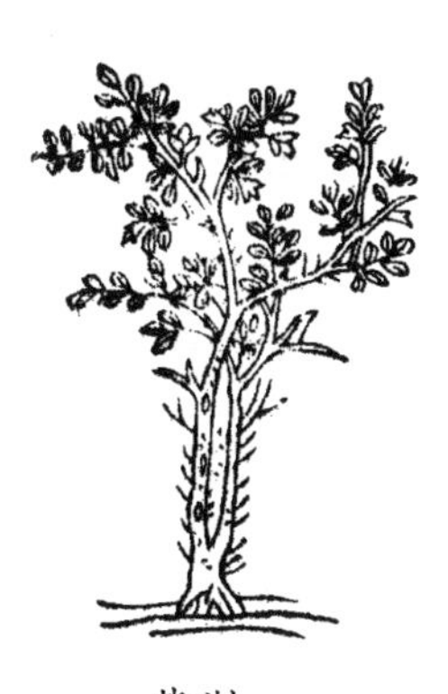

紫荆

臣禹錫等謹按,陳藏器云:紫珠,寒。主解諸毒物,癰疽喉痺,飛尸蠱毒,腫下瘻,蛇虺、蟲、蠶、狂犬等毒,並煮汁服。亦煮汁洗瘡腫,除血長膚。一名紫荆。樹似黄荆,葉小無椏,非田氏之荆也。至秋子熟,正紫,圓如小珠。生江東,林澤間有之。**日華子**云:紫荆木,通小腸。皮、梗同用,花功用亦同。

圖經曰：紫荆，舊不著所生州郡，今處處有之，人多於庭院間種植。木似黄荆，葉小無椏，花深紫可愛，或云田氏之荆也。至秋子熟，如小珠，名紫珠。江東林澤間尤多。

衍義曰：紫荆木春開紫花，甚細碎，共作朵生，出無常處，或生於木身之上，或附根土之下，直出花。花罷葉出，光緊，微圓。園圃間多植之。

〔箋釋〕

從《本草衍義》的描述看，紫荆爲豆科紫荆屬植物紫荆 *Cercis chinensis* 之類，毫無問題。《嘉祐本草》將《本草拾遺》紫珠併在紫荆條下。按，豆科紫荆當是莢果，種子甚小，與陳藏器説"圓如小珠"不符；若按照"樹似黄荆，葉小無椏"推斷，《本草拾遺》的紫珠，或是馬鞭草科紫珠屬植物如紫珠 *Callicarpa bodinieri* 之類。

又可注意者，《本草拾遺》謂"非田氏之荆也"，《本草圖經》則説"或云田氏之荆也"。據《太平御覽》卷四百二十一引《續齊諧記》云："田真兄弟三人，家巨富，而殊不睦。忽共議分財，金銀珍物各以斛量，田業生資平均如一，惟堂前一株紫荆樹，花葉美茂，共議欲破爲三，人各一分，待明就截之。爾夕，樹即枯死，狀火燃，葉萎枝摧，根莖焦悴。真至，攜門而往之，大驚，謂語弟曰：樹本同株，聞當分析，所以焦悴，是人不如樹木也。因悲不自勝，便不復解樹。樹應聲遂更青翠，華色繁美。兄弟相感，更合財産，遂成純孝之門。真以漢成帝時爲太中大夫。"此即"田氏之荆"，如李白詩"田氏倉卒骨肉分，青天白日摧紫荆"。從故事描述，看不出這種紫荆是豆科紫荆還是馬鞭草科紫珠。

除了紫珠、紫荆相混淆，宋代千屈菜科植物紫薇 *Lagerstroemia indica* 也俗稱爲紫荆。如《老學庵筆記》卷三云："僧行持，明州人，有高行而喜滑稽。嘗在餘姚法性，貧甚，有頌曰：大樹大皮裹，小樹小皮纏。庭前紫荆樹，無皮也過年。"紫薇樹皮極其平滑，看似無皮，所以俗稱"無皮樹"，詩中説紫荆樹"無皮也過年"，顯然是指紫薇而言。

紫真檀　味鹹，微寒。主惡毒，風毒。

陶隱居云：俗人摩以塗風毒諸腫亦効，然不及青木香。又主金瘡止血，亦療淋用之。唐本注云：此物出崑崙盤盤國也。雖不生中華，人間遍有之也。臣禹錫等謹按，日華子云：紫真檀無毒。

【**陳藏器云**：檀樹如檀，出海南。本功外，心腹痛，霍亂，中惡，鬼氣，殺蟲。

外臺秘要：止血、止痛至妙。凡裹縛瘡，用故布帛，不寬不急，如繫衣帶即好。

千金方：治一切腫：以紫檀細碎，大醋和傅腫上。

梅師方：治金瘡止血：急刮真紫檀末，傅之。

烏臼木根皮　味苦，微温，有毒。主暴水，癥結積聚。生山南平澤。

唐本注云：樹高數仞，葉似梨、杏，花黄白，子黑色。今按，陳藏器本草云：烏臼葉好染皂。子多取壓爲油，塗頭令黑變白，爲燈極明。服一合，令人下痢，去陰下水。唐本先附。臣禹錫等謹按，日華子云：烏臼根皮，凉。治頭風，通大小便。以慢火炙令脂汁盡，黄乾後用。又云：子，凉，無毒。壓汁梳頭可染髮，炒作湯下水氣。

【斗門方：治大便不通：用烏臼木方停一寸來，劈破，以水煎取小半盞，服之立通。不用多喫。其功神聖，兼能取水。

衍義曰：烏臼葉如小杏葉，但微薄而緑色差淡。子，八九月熟，初青後黑，分爲三瓣。取子出油，然燈及染髮。

〔箋釋〕

烏桕一名鵶臼，《本草綱目》釋名項李時珍説："烏桕，烏喜食其子，因以名之。陸龜蒙詩云'行歇每依鵶臼影，挑頻時見鼠姑心'是矣。鼠姑，牡丹也。云其木老則根下黑爛成臼，故得此名。"集解項又説："南方平澤甚多。今江西人種植，採子蒸煮，取脂澆燭貨之。子上皮脂，勝於人也。"此即大戟科植物烏桕 *Sapium sebiferum*，其果實含有蠟質和液狀油脂，可以供食用，亦作燭照明，如胡寅《上元寄向令豐之》有句"官松有明不敢斫，烏桕作燭供清愁"。

南藤 味辛，温，無毒。主風血，補衰老，起陽，强腰脚，除痺，變白，逐冷氣，排風邪。亦煮汁服，亦浸酒，冬

月用之。生依南樹,故號南藤。莖如馬鞭有節,紫褐色。一名丁公藤。生南山山谷。《南史》:解叔謙,鴈門人,母有疾,夜於庭中稽顙祈告,聞空中云:得丁公藤治即差。訪醫及本草皆無。至宜都山中,見一翁伐木,云是丁公藤,療風,乃拜泣求得之及漬酒法,受畢,失翁所在。母疾遂愈。今附。

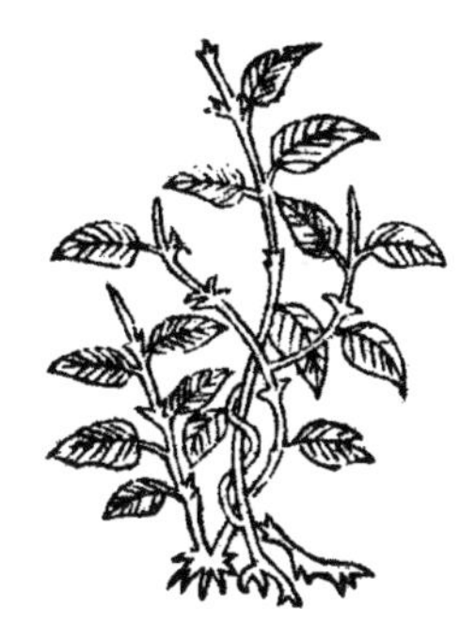
泉州南藤

圖經曰:南藤即丁公藤也。生南山山谷,今出泉州、榮州。生依南木,故名南藤。苗如馬鞭有節,紫褐色,葉如杏葉而尖。採無時。此下又有千金藤云:"生北地者根大如指,色黑似漆。生南土者,黄赤如細辛。"又有榼藤子,生廣南山林間,木如通草藤,三年方熟,紫黑色。一名象豆。今醫家並稀用,故但附於其類。

【**陳藏器云**:氣味辛烈,亦磨服之,變白不老。出藍田。八月採,日乾用。

〔**箋釋**〕

南藤即丁公藤,爲胡椒科植物石南藤 *Piper wallichii*,此故事見《南史·孝義傳》,其略云:"解叔謙字楚梁,雁門人也。母有疾,叔謙夜於庭中稽顙祈福,聞空中語云:此病得丁公藤爲酒便差。即訪醫及本草注,皆無識者。乃求訪至宜都郡,遥見山中一老公伐木,問其所用,答曰:此丁公藤,療風尤驗。叔謙便拜伏流涕,具言來意。此公愴然，以四段與之，並示以漬酒法。叔謙受之，顧視此人，不復知處。依法爲酒，母病即差。"《太平御覽》引《齊書》、《太平廣記》引《八代談藪》内容並同，或即《南史》所本。從此類"仙賜神藥"故事的通常結構來看，似更應該有伐木老公名"丁公"，解母用之有效，丁公藤之名於是流傳云云。按，本書卷三十《名醫别録》有名無用有丁公寄，《嘉祐本草》引陳藏器云："丁公寄即丁公藤也。"《本草綱目》補充説："始因丁公用有效，因以得名。"《植物名實圖考》有論云："南藤，山中多有之。或謂之搜山虎，蓋言其疏風入筋絡也。解叔謙遇丁公，純孝所感，信矣。但丁公者，殆深山採藥之叟，非必神仙變化。"此皆可以作爲參證。

鹽麩子　味酸，微寒，無毒。除痰飲瘴瘧，喉中熱結喉痺，止渴，解酒毒黄疸，飛尸蠱毒，天行寒熱，痰嗽，變白，生毛髮。取子乾擣爲末食之，嶺南人將以防瘴。

樹白皮　主破血，止血，蠱毒，血痢，殺蚘蟲，並煎服之。

根白皮　主酒疸。擣碎，米泔浸一宿，平旦空腹温服一二升。

葉如椿，生吴、蜀山谷。子秋熟爲穗，粒如小豆，上有鹽似雪，食之酸鹹止渴。一名叛奴鹽。今附。

臣禹錫等謹按，陳藏器云：子主頭風白屑，効。日華子云：鹽麩葉上毬子,治中蠱毒、毒藥,消酒毒。根用並同。

【**陳藏器云**:蜀人爲之酸桶。《博物志》云:酸桶,七月出穗,蜀人謂之主音,穗上有鹽著,可爲羹,亦謂之酢桶矣。吴人謂之爲鹽也。

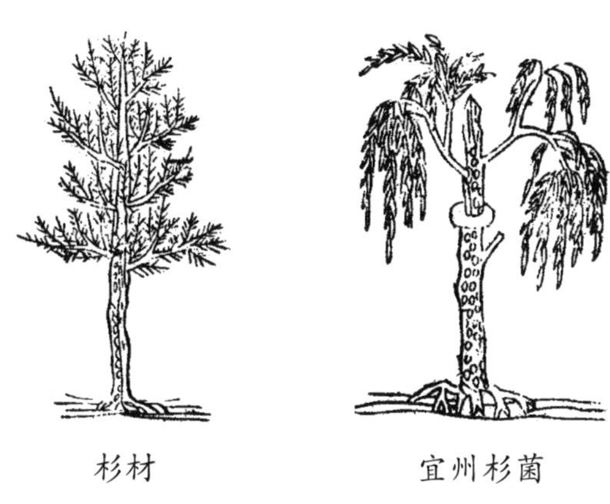

杉材　　宜州杉菌

杉材　微温,無毒。主療漆瘡。

陶隱居云:削作柹①煑,以洗漆瘡,無不即差。又有鼠查,生去地高尺餘許,煑以洗漆,多差。又有漆姑,葉細細,多生石邊,亦療漆瘡。其雞子及蟹,並是舊方。**唐本注**云:杉材木,水煮汁,浸捋脚氣腫滿。服之療心腹脹痛,去惡氣。其鼠查、漆姑有別功,列出下品。**臣禹錫等謹按,日華子**云:味辛。治風毒,賁豚,霍亂,止氣。並煎湯服,并淋洗,須是油杉及臭者良。

圖經曰:杉材,舊不載所出州土,今南中深山中多有之。

① 柹:底本作"柿",據劉甲本改。按,"柹"也是"柿"的俗字,但此處指斫木削下的零碎木片,正寫當作"柹",音"廢"。

木類松而勁直,葉附枝生,若刺針。《爾雅》云"柀,音彼。煔,與杉同。"郭璞注云:"煔似松,生江南。可以爲船及棺材,作柱埋之不腐也。"又人家常用作桶板,甚耐水。醫師取其節煮汁,浸捋脚氣,殊効。唐柳柳州纂《救三死方》云:元和十二年二月得脚氣,夜半痞絶,脅有塊,大如石,且死,因大寒,不知人三日,家人號哭。滎陽鄭洵美傳杉木湯,服半,食頃,大下三下,氣通塊散。杉木節一大升,橘葉切一大升,北地無葉,可以皮代之,大腹檳榔七枚合子碎之,童子小便三大升,共煮取一大升半,分兩服。若一服得快利,即停後服。已前三死,真死矣,會有教者,皆得不死。恐佗人不幸有類余病,故傳焉。又,杉菌,出宜州,生積年杉木上,若菌狀。云:味苦,性微温。主心脾氣疼及暴心痛。採無時。

【斗門方:治霍亂:用黄杉木劈開作片一握,以水濃煎一盞,服之,差。

衍義曰:杉,其幹端直,大抵如松,冬不凋,但葉闊成枝。廬山有萬杉寺,即此杉也。作屑煑汁,浸洗脚氣腫滿。今處處有。

〔箋釋〕

此即杉科植物杉木 *Cunninghamia lanceolata*,爲常見樹種。《爾雅·釋木》"柀,煔",郭璞注:"煔似松,生江南。可以爲船及棺材,作柱埋之不腐。"按,《説文》"檆,木也,从木煔聲",《説文繫傳》云:"即今書杉字。"而"煔",《説文》訓作"火行也",後世作"閃爍"字。"檆"筆畫繁,遂省形符作"煔",或簡化聲符,用"彡"代替。《説文》"彡,毛飾畫文也"。《中華本草》説:"杉葉纖細而平行，若羽狀，以'彡'名之，取義於象形。"可備一說。

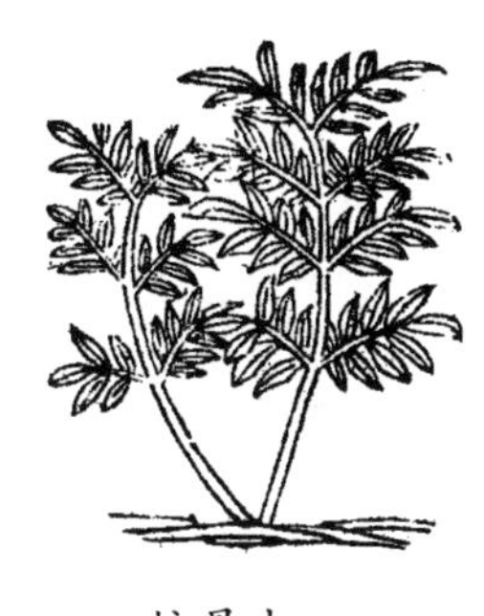
接骨木

接骨木　味甘、苦，平，無毒。主折傷，續筋骨，除風癢，齲齒，可作浴湯。

唐本注云：葉如陸英，花亦相似，但作樹高一二丈許，木輕虛無心，斫枝插便生，人家亦種之。一名木蒴藋。所在皆有之。唐本先附。臣禹錫等謹按，陳藏器云：接骨木，有小毒。根皮主痰飲，下水腫及痰瘧。煑服之，當痢下及吐，不可多服。葉主瘧。小兒服三葉，大人服七葉，並生擣絞汁服，得吐爲度。本經云無毒，誤也。

圖經曰：接骨木，舊不著所出州土，今近京皆有之。木高一二丈許。花葉都類陸英、水芹輩，故一名木蒴藋。其木輕虛無心，斫枝插土便生，人家亦種之。葉主瘧，研絞其汁飲之，得吐乃差。大人七葉，小兒三葉，不可過多也。又上[①]有枳椇條云："其木徑尺，木名白石，葉如桑柘，其子作房似珊瑚，核在其端，人多食之。"即《詩·小雅》所謂"南山有枸"是也。陸機云："枸，枝枸也。木似白楊，所在山中皆有。枝枸不直，啖之，甘美如飴。八九月熟，謂之木蜜。本從南方來。能敗酒，若以爲屋柱，則一屋之酒皆薄。"

---

① 上：劉甲本作"下"。

【**產書云**：治産後心悶，手脚煩熱，氣力欲絶，血運連心頭硬，及寒熱不禁：接骨木破之如筭子一握，以水一升，煎取半升，分温兩服。或小便數，惡血不止，服之即差。此木煮之三徧，其力一般。此是起死人方。

〔箋釋〕

根據《新修本草》描述並結合《本草圖經》所繪接骨木圖例，可以確定其爲忍冬科接骨木屬植物接骨木 *Sambucus williamsii*。《本草圖經》在此條提到枳椇，爲鼠李科植物枳椇 *Hovenia acerba* 及北枳椇 *Hovenia dulcis*。從行文邏輯看，確實不明白《本草圖經》爲何枝蔓到枳椇。

楓音風。**柳皮　味辛，大熱，有毒。主風，齲齒痛。出原州。**

唐本注云：葉似槐，莖赤根黄，子六月熟，緑色而細。剥取莖皮用之。唐本先附。

【**陳藏器云**：性澁。止水痢。蘇云"下水腫"，腫非澁藥所治，有殊，蘇爲誤矣。又云有毒，轉明其謬。水煎止痢爲最。

梅師方：治中熱遊及火燒，除外痛：以柳白皮燒爲末傅之。兼治灸瘡亦同，妙。

斗門方：治白虎風，所患不以，積年久治無効，痛不可忍者：用腦、麝不限多少，細剉焙乾，浸酒常服，以醉爲度，即差。今之寄生楓樹上者方堪用。其葉亦可制砒霜粉，尤妙矣。

赤爪側絞切。**木　味苦，寒，無毒。主水痢，風頭身癢。生平陸，所在有之。**

實　味酸，冷，無毒。汁服，主水痢，沐頭及洗身上瘡癢。一名羊梂，一名鼠查。

唐本注云：小樹生，高五六尺，葉似香葇，子似虎掌爪，大如小林檎，赤色。出山南申、安、隨等州。唐本先附。

【**陳藏器云**：陶注於松條中"鼠查一名羊梂，即赤爪也，煮汁洗漆瘡効"。《爾雅》云"櫟，其實梂"，有梂草，自裹其子房生爲梂。又爪木一名羊梂，一名鼠查梂，此乃名同耳。梂以小查面赤，人食之。生高原。

〔箋釋〕

檢《本草經集注》松條，並没有文字涉及鼠查，杉材條陶注云："又有鼠查，生去地高尺餘許，煑以洗漆，多差。"故此條陳藏器云"陶注於松條"當爲"陶注於杉條"之訛。

樺木皮　味苦，平，無毒。主諸黄疸，濃煑汁飲之，良。堪爲燭者，木似山桃，取脂燒，辟鬼。今附。

臣禹錫等謹按，陳藏器云：晉中書令王珉《傷寒身驗方》中作"檴"字。濃煑汁冷飲，主傷寒時行，熱毒瘡特良。今之豌豆瘡也。

【**靈苑方**：治乳痛，癰初發腫痛，結硬欲破膿：令一服，差。以北來真樺皮，無灰酒服方寸匕，就之卧，及覺，已差。

衍義曰：樺木皮燒爲黑灰，合他藥治肺風毒。及取皮上有紫黑花匀者，裹鞍、弓、鐙。

〔箋釋〕

《嘉祐本草》引陳藏器提到王珉《傷寒身驗方》，據《隋書·經籍志》，梁有《療傷寒身驗方》一卷，當即是此。王珉是王獻之堂弟，亦工書法，與獻之先後爲中書令，遂呼王獻之爲"大令"，珉爲"小令"。本條引《傷寒身驗方》謂"樺"字寫作"檴"。《本草綱目》釋名項説："畫工以皮燒煙熏紙，作古畫字，故名檴，俗省作樺字也。"

榼藤子　味澁、甘，平，無毒。主蠱毒，五痔，喉痺及小兒脱肛，血痢，並燒灰服。瀉血，宜服一枚，以刀剜内瓤，熬研爲散，空腹熱酒調二錢，不過三服必効。又宜入澡豆，善除䵟䵴。其殼用貯丹藥，經載不壞。按，《廣州記》云：生廣南山林間，樹如通草藤也。三年方始熟，紫黑色。一名象豆。今附。

臣禹錫等謹按，日華子云：治飛尸，入藥炙用。

圖經：文具南藤條下。

衍義曰：榼藤子紫黑色，微光，大一二寸，圓褊。治五痔有功，燒成黑灰，微存性，米飲調服。人多剔去肉作藥瓢垂腰間。

〔箋釋〕

《南方草木狀》卷中云："榼藤，依樹蔓生，如通草藤也。其子紫黑色。一名象豆。三年方熟。其殼貯藥，歷年不壞。生南海。解諸藥毒。"《廣東新語》云："盒藤，其莢有白子數枚，殻扁，狀如盒子，水浸數日，炒食之，味佳。”此即豆科榼藤 *Entada phaseoloides*，莢果木質，長達 1 米，寬 8–12 釐米，成熟時逐節脱落，每節有一顆種子，近圓形，直徑 4–6 釐米，即如《本草衍義》言可以“剔去肉作藥瓢垂腰間”。

榧音匪。**實　味甘，無毒。主五痔，去三蟲，蠱毒鬼疰。生永昌。**

陶隱居云：今出東陽諸郡。食其子，療寸白蟲。**唐本注**云：此物是蟲部中彼子也。《爾雅》云“柀，杉也”。其樹大連抱，高數仞，葉似杉，其木如柏，作松理，肌細軟，堪爲器用也。**今注**：彼子與此殊類，既未知所用，退入有名無用。**臣禹錫等謹按，孟詵**云：平。多食一二升佳，不發病，令人能食消穀，助筋骨，行榮衛，明目輕身。

【**食療云**：治寸白蟲：日食七顆，七日滿，其蟲皆化爲水。

外臺秘要：治白蟲：榧子一百枚，去皮，只然啖之，能食盡佳，不然，啖五十枚亦得，經宿蟲消下。

衍義曰：榧實大如橄欖，殻色紫褐而脆，其中子有一重麁黑衣，其人黄白色，嚼久漸甘美。五痔人常如果食之，愈，過多則滑腸。

〔箋釋〕

本條《新修本草》引《爾雅·釋木》“柀，杉也”，描述説：“其樹大連抱，高數仞，葉似杉，其木如柏，作松理，肌細軟,堪爲器用也。”根據其説,此即紅豆杉科植物香榧 *Torreya grandis*。

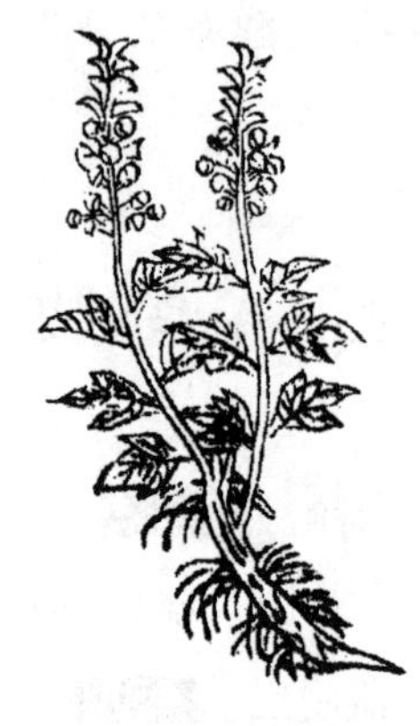
海州欒荊

欒荊　味辛、苦,温,有小毒。主大風,頭面手足諸風,癲癇狂痙,濕痺寒冷疼痛。俗方大用之,而本草不載,亦無别名,但有欒花,功用又别,非此花也。

唐本注云:按其莖葉都似石南,乾亦反卷,經冬不死,葉上有細黑點者真也,今雍州所用者是。而洛州乃用石荊當之,非也。唐本先附。臣禹錫等謹按,藥性論云:欒荊子,君,惡石膏,味甘、辛,微熱,無毒。能治四肢不遂,主通血脉,明目,益精光。决明爲使。

圖經曰:欒荊,舊不著所出州郡,今生東海及淄州、汾州。性温,味苦,有小毒。苗葉主大風,頭面手足諸風,癲狂痙痺冷病。蘇恭云:“莖葉都似石南,乾亦自反,經冬不凋,葉上有細黑點者真也。”今諸郡所上者,枝莖白,葉小圓而青色,頗似榆葉而長,冬夏不枯。六月開花,花有紫、白二種,子似大麻,四月採苗葉,八月採子。與柏油同熬,塗駝畜瘡疥或淋煤藥中用之,亦名頑荊。

衍義曰:欒荊即前所謂牡荊也,不合更立此條。況本經元無欒荊,已具蔓荊實條中。

扶栘木皮　味苦，平，有小毒。去風血，脚氣疼痺，踠損瘀血，痛不可忍。取白皮火炙，酒浸服之，和五木皮煮作湯，捋脚氣疼腫，殺瘃陟玉切。蟲風瘙。燒作灰置酒中，令味正，經時不敗。生江南山谷。樹大十數圍，無風葉動，華反而後合。《詩》云"棠棣之華，偏其反而"，鄭注云：棠棣，栘也，亦名栘楊。崔豹云：栘楊，圓葉弱蒂，微風大摇。新補。見陳藏器。

〔箋釋〕

《爾雅·釋木》"唐棣，栘"，郭璞注："似白楊，江東呼爲夫栘。"此當是薔薇科植物唐棣 *Amelanchier sinica* 之類。而《本草綱目》釋名項李時珍説："陸璣以唐棣爲郁李者，誤矣。郁李乃常棣，非唐棣也。"按照李時珍的意見，《詩經》常棣是薔薇科植物，唐棣則别是一種。集解項説："栘楊與白楊是同類二種，今南人通呼爲白楊，故俚人有'白楊葉，有風掣，無風掣'之語。"從描述來看，此栘楊則是楊樹，如楊柳科之青楊 *Populus cathayana* 之類。

又，"扶栘"，《本草綱目》寫作"枎栘"，這是用《説文》"枎疏"字的正寫。《正字通》云："枎，通用扶。扶疏，盛貌。"

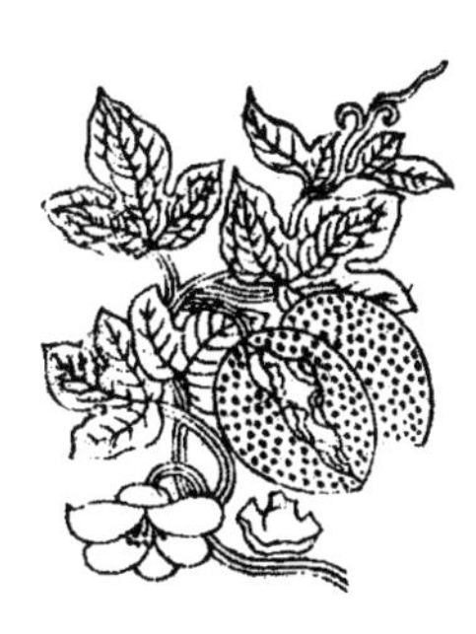
宜州木鼈子

木鼈子　味甘，温，無毒。主折傷，消結腫惡瘡，生肌，止腰痛，除粉

刺䵟黵,婦人乳癰,肛門腫痛。藤生。葉有五花,狀如署預,葉青色面光,花黄,其子似栝樓而極大,生青熟紅,肉上有刺。其核似鼈,故以爲名。出朗州及南中。七八月採之。今附。

臣禹錫等謹按,日華子云:醋摩消酒毒。

圖經云:木鼈子出朗州及南中,今湖、嶺諸州及杭、越、全、岳州亦有之。春生苗,作蔓,葉有五花,狀如山芋,青色面光,四月生黄花,六月結實,似栝樓而極大,生青熟紅,肉上有刺。其核似鼈,故以爲名。每一實,其核三四十枚,八月、九月採。嶺南人取嫩實及苗葉作茹蒸食之。

【孫用和:治痔方:以木鼈子三枚,去皮杵碎,砂盆内研如泥,以百沸湯一大椀,以上入盆器内,坐上薰之,至通手即洗,一日不過三二次。

衍義曰:木鼈子蔓生,歲一枯。葉如蒲桃,實如大栝樓,熟則紅黄色,微有刺,不能刺人。今荆南之南皆有之。九月、十月熟,實中之子曰木鼈子。但根不死,春旋生苗。其子一頭尖者爲雄。凡植時,須雌雄相合,麻縷纏定。及其生也,則去其雄者,方結實。

〔箋釋〕

《本草圖經》繪有宜州木鼈子,《本草綱目》集解項李時珍説:"木鱉核形扁礧砢,大如圍棋子。其人青緑色,入藥去油者。"此即葫蘆科木鱉子 *Momordica cochinchinensis*。

木鱉子的種子外膜可食,宋僧正覺《投食山家》有句

“秋羹木鱉有真味,午飯樹雞無俗羶”。按,《本草正》説:“木鱉子,有大毒,本草言其甘,温,無毒,謬也。今見毒狗者,能斃之於頃刻,使非大毒,而有如是乎?人若食之,則中寒發噤,不可解救。”木鱉子種仁中的皂苷確有毒性,但推考《本草正》的議論,所言木鱉子可能是指番木鱉,即馬錢科植物馬錢 *Strychnos nux-vomica* 的種子。番木鱉含有士的寧,具有極强的神經系統毒性,極小劑量即可致死。

藥實根 味辛,温,無毒。主邪氣,諸痺疼酸,續絶傷,補骨髓。一名連木。生蜀郡山谷。採無時。

唐本注云:此藥子也,當今盛用,胡名那綻,出通州、渝州。本經用根,恐誤載根字。子,味辛,平,無毒。主破血,止痢,消腫,除蠱疰蛇毒。樹生,葉似杏,花紅白色,子肉味酸甘,用其核人。

圖經:文具黄藥條下。

〔箋釋〕

《新修本草》謂此即是藥子,故本卷黄藥根條《本草圖經》説:“蘇恭云‘即藥子也,用其核人,本經誤載根字’,疑即黄藥之實。”但本條《新修本草》云:“本經用根,恐誤載根字。”意思難通,疑有缺訛,本作“本經不言用根,恐誤載根字”。

鈎藤 微寒,無毒。主小兒寒熱,十二驚癇。

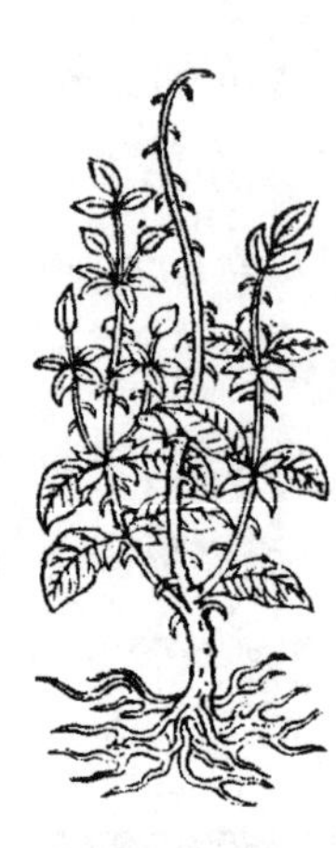
興元府釣藤

陶隱居云：出建平。亦作弔藤字。惟療小兒，不入餘方。**唐本注**云：出梁州。葉細長，莖間有刺若釣鈎者是。**臣禹錫等謹按，蜀本**云：味苦。**藥性論**云：釣藤，臣，味甘，平。能主小兒驚啼，瘈瘲熱擁。**日華子**云：治客忤胎風。

圖經曰：釣藤，本經不載所出州土，蘇恭云"出梁州"，今亦興元府有之。葉細莖長，節間有刺若釣鈎。三月採。字或作弔。葛洪治小兒方多用之。其赤湯治卒得癇：用弔藤、甘草炙各二分，水五合，煑取二合，服如小棗大，日五夜三，大良。又《廣濟》及《崔氏方》療小兒驚癇諸湯飲，皆用弔藤皮。

衍義曰：釣藤中空，二經不言之。長八九尺，或一二丈者。湖南北、江南、江西山中皆有。小人有以穴隙間致酒瓮中盜取酒，以氣吸之，酒既出，涓涓不斷。專治小兒驚熱。

〔箋釋〕

釣藤，今多作"鉤藤"，陶弘景注"亦作弔藤字"，由此知原本名"釣藤"，非筆誤。《本草綱目》釋名項説："其刺曲如釣鉤，故名。或作弔，從簡耳。"根據《本草圖經》所繪興元府釣藤圖例，其原植物爲茜草科鉤藤 *Uncaria rhynchophylla* 及同屬近緣植物。

《本草衍義》説："小人有以穴隙間致酒甕中盜取酒，以氣吸之，酒既出，涓涓不斷。"此是利用鉤藤藤莖中通所致虹吸效應盜取酒。《溪蠻叢笑》云："釣藤酒，酒以火成，不醉不籍,兩缶西東,以藤吸取,名釣藤酒。"《鞏溪詩話》云:"辰人以藤代篘酒,名釣藤,俗傳他處即不可用。或謂但恐釀造之法異耳,所在皆可。樂天《忠州春至》詩云:閑拈舊葉題詩詠,悶取藤枝引酒嘗。則巴蜀亦有之。"趙蕃《喜晴》詩句"更擬年豐酒初賤,鉤藤免飲瀝如棠",即用釣藤酒入詩。

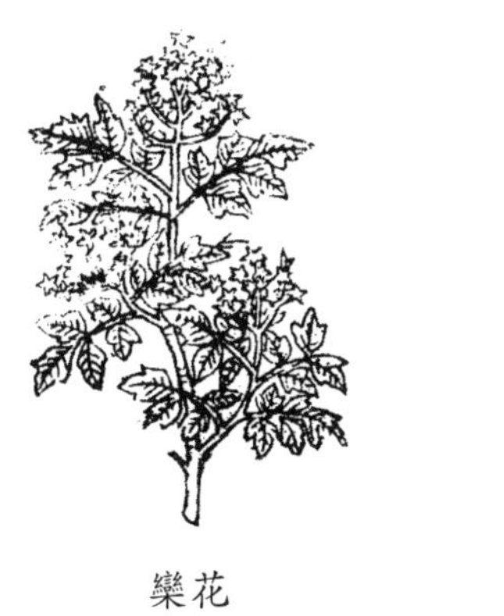
欒花

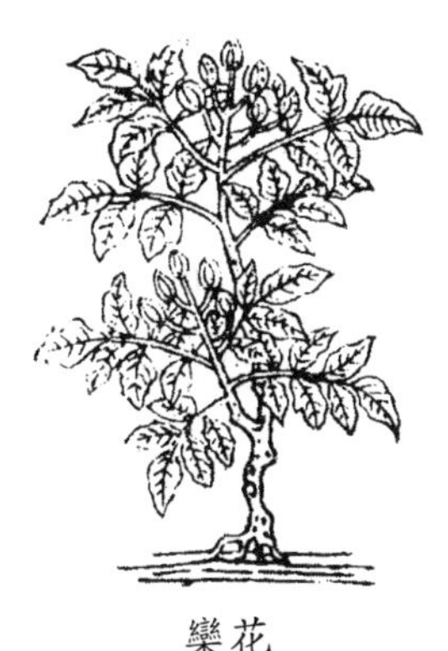
欒花

欒華 **味苦,寒,**無毒。**主目痛淚出,傷眥,消目腫。生漢中川谷。五月採。**決明爲之使。

唐本注云:此樹葉似木槿而薄細,花黄似槐而小長大,子殼似酸漿,其中有實如熟豌豆,圓黑堅硬,堪爲數珠者是也。五月、六月花可收,南人取合黄連作煎,療目赤爛,大效。花以染黄色,甚鮮好。

圖經曰:欒華生漢中川谷,今南方及都下園圃中或有之。葉似木槿而薄細,花黄似槐而稍長大,子殼似酸漿,其中有實如熟豌豆,圓黑堅,堪爲數珠者。五月採。其花亦可染黄。南人取以合黄連作煎,療目赤爛,甚效。

衍義曰:欒華,今長安山中亦有,其子即謂之木欒子,携至京都爲數珠,未見其入藥。

蔓椒　味苦,温,無毒。主風寒濕痺,歷節疼,除四肢厥氣,膝痛。一名豕椒,一名豬椒,一名彘椒,一名狗椒。生雲中川谷及丘冢間。採莖、根,煮釀酒。

陶隱居云:山野處處有,俗呼爲椴,似椒、欓,音黨。小不香爾。一名豨椒。可以蒸病出汗也。

圖經:文具蜀椒條下。

【食療:主賊風攣急。

〔箋釋〕

《本草綱目》釋名項説:"此椒蔓生,氣臭如狗、彘,故得諸名。"通常將其原植物考訂爲芸香科兩面針 *Zanthoxylum nitidum*。用豬椒釀酒,見於道書《太上靈寶五符序》,有方云:"豬椒三十斤,合釀,勝獨也。"

感藤　味甘,平,無毒,調中益氣,主五藏,通血氣,解諸熱,止渴,除煩悶,治腎釣氣。如木防己。生江南山谷。如雞卵大,斫藤斷,吹氣出一頭,其汁甘美如蜜。葉生研,傅蛇蟲咬瘡。一名甘藤。甘、感聲近,又名甜藤也。新補。見陳藏器、日華子。

赤檉木　**無毒。主剥驢馬血入肉毒,取以火炙,用熨之,亦可煮汁浸之。其木中脂,一名檉乳,入合質汗用之。生河西沙地。皮赤色,葉細。**今附。

臣禹錫等謹按,爾雅疏云:檉,一名河柳。郭云:今河傍赤莖小楊。陸機云:生水傍,皮正赤如絳。一名雨師。枝葉似松。日華子云:赤檉木,温。

圖經:文具柳華條下。

衍義曰:赤檉木又謂之三春柳,以其一年三秀也。花肉紅色,成細穗。河西者,戎人取滑枝爲鞭,京師亦甚多。

〔箋釋〕

《爾雅·釋木》"檉,河柳",郭璞注:"今河旁赤莖小楊。"《詩經·皇矣》"其檉其椐",陸璣疏:"檉,河柳,生水旁,皮正赤如絳。一名雨師。枝葉如松。"《爾雅翼》云:"檉,河柳。郭璞以爲河旁赤莖小楊也。其皮正赤如絳,而葉細如絲,婀娜可愛。天之將雨,檉先起氣以應之,故一名雨師,而字從聖。"柳華條《本草圖經》云:"赤檉木,生河西沙地。皮赤葉細,即是今所謂檉柳者,又名春柳。"《本草綱目》集解項李時珍説:"檉柳小幹弱枝,插之易生。赤皮,細葉如絲,婀娜可愛。一年三次作花,花穗長三四寸,水紅色如蓼花色。南齊時,益州獻蜀柳,條長,狀若絲縷者,即此柳也。"此即檉柳科檉柳 *Tamarix chinensis* 及同屬近緣植物。宋代施樞詩:"一把輕絲拂地垂,柔梢淺淺抹燕脂。絮花吹盡枝方長,却恨春風未得知。"所詠即此。

突厥白　**味苦。主金瘡，生肉止血，補腰續筋。出突厥國，色白如灰，乃云石灰共諸藥合成之。夷人以合金瘡，中國用之。**今醫家見用經效者，潞州出焉。其根黄白色，狀似茯苓而虚軟。苗高三四尺，春夏葉如薄荷，花似牽牛而紫，上有白稜。二月、八月採根，暴乾。今附。

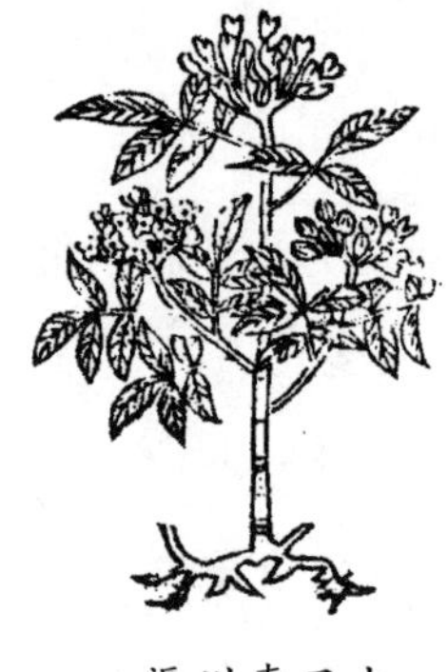
渠州賣子木

賣子木　**味甘、微鹹，平，無毒。主折傷血内溜，續絶，補骨髓，止痛，安胎。生山谷中。**

唐本注云：其葉似柿。出劒南、邛州。唐本先附。臣禹錫等謹按，今渠州歲貢作買子木①。

圖經曰：賣子木，本經不載所出州土，注云"出劒南、邛州"，今惟渠州有之，每歲土貢，謂之買子木。株高五七尺，木徑寸許。春生嫩枝條，葉尖，長一二寸，俱青緑色，枝梢淡紫色。四五月開碎花，百十枝圍簇作大朵，焦紅色。隨花便生子如椒目，在花瓣中黑而光潔，每株花裁三五大朵耳。五月採其枝葉用。

【**雷公云**：凡採得後麁擣，用酥炒，令酥盡爲度，然入用，每一兩用酥二分爲度。

婆羅得　**味辛，温，無毒。主冷氣塊，温中，補腰腎，**

---

① 子木：底本作"木子"，據下文乙正。

破痃癖，可染髭髮令黑。樹如柳，子如萆音卑。**麻。生西國。**今附。

【海藥云：謹按，徐氏云：生西海波斯國。似中華柳樹也。方家多用。

甘露藤　味甘，温，無毒。主風血氣諸病。久服調中温補，令人肥健，好顔色，止消渴，潤五藏，除腹内諸冷。生嶺南。藤蔓如筯。一名肥藤，人服之得肥也。已上二種。新補。見陳藏器、日華子。

大空　味辛、苦，平，有小毒。主三蟲，殺蟣蝨。生山谷中。取根皮作末，油和塗，蟣蝨皆死。

唐本注云：根皮赤，葉似楮，小圓厚。作小樹，抽條高六七尺。出襄州山谷，所在亦有，秦隴人名爲獨空。唐本先附。

椿莢　主大便下血。今近道處處有之。夏中生莢。樗之有花者無莢，有莢者無花，常生臭樗上，未見椿上有莢者。然世俗不辨椿、樗之異，故俗中名此爲椿莢，其實樗莢耳。新定。

衍義：文具椿木條下。

水楊葉嫩枝　味苦，平，無毒。主久痢赤白，擣和水絞取汁，服一升，日二，大效。

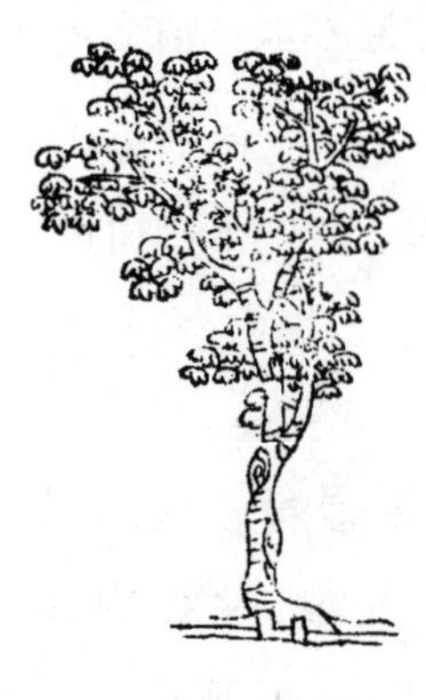
水楊葉

今注：水楊葉圓闊而赤，枝條短硬，多生水岸傍。樹與楊柳相似，既生水岸，故名水楊也。唐本先附。

圖經：文具白楊條下。

楊櫨木　味苦，寒，有毒。主疸瘻惡瘡，水煑葉汁洗瘡，立差。生籬垣間。一名空疏。所在皆有。唐本先附。

欓子　味辛辣如椒。主遊蠱，飛尸著喉、口者，刺破，以子揩之令血出，當下涎沫。煮汁服之，去暴冷腹痛，食不消，殺腥物。木高大，莖有刺。新補。見陳藏器。

圖經：文具蜀椒條下。

〔箋釋〕

欓子即本書卷十三的食茱萸，按照《食療本草》的説法"閉目者名欓子，不堪食"云，應該也是芸香科吴茱萸 *Euodia rutaecarpa* 之類。

楠材　微温。主霍亂吐下不止。

陶隱居云：削作柹煮服之。窮無他藥，用此。臣禹錫等謹按，日華子云：味辛，熱，微毒。治轉筋。

衍義曰：楠材，今江南等路造船場皆此木也，緣木性堅而善居水。久則多中空,爲白蟻所穴。

柘木　味甘,温,無毒。主補虚損。取白皮及東行根白皮,煮汁釀酒,主風虚耳聾;勞損虚羸瘦,腰腎冷,夢與人交接洩精者,取汁服之。無刺者良。木主婦人崩中血結,及主瘧疾。兼堪染黄。新補。見陳藏器、日華子。

衍義曰:柘木裹有紋,亦可旋爲器。葉飼蠶曰柘蠶,葉梗,然不及桑葉。東行根及皮,煮汁釀酒,治風虚耳聾有驗。餘如經。

〔箋釋〕

《救荒本草》説:"今北土處處有之。其木堅勁,皮紋細密,上多白點,枝條多有刺,葉比桑葉甚小而薄,色頗黄淡,葉稍皆三叉,亦堪飼蠶。綿柘刺少,葉似柿葉微小,枝葉間結實,狀如楮桃而小,熟則亦有紅蕊。"此爲桑科植物柘樹 *Cudrania tricuspidata*,其葉可以飼蠶,稱爲"柘蠶"。古人用其木作弓弩,《淮南子》"烏號之弓,溪子之弩",高誘注:"以柘桑爲弩,因曰溪子之弩。"

柞木皮　味苦,平,無毒。治黄疸病,皮燒末,服方寸匕。生南方,葉細,今之作梳者是。新補。見陳藏器、日華子。

〔箋釋〕

"柞"本指櫟,《詩經》"山有苞櫟",陸璣疏:"苞櫟,秦人謂柞爲櫟,河内人謂木蓼爲櫟,椒樧之屬也。其子房生爲梂，木蓼子亦房生。”此爲殼斗科的高大喬木。至於《嘉祐本草》所言柞木，據《本草綱目》集解項李時珍説：“此木處處山中有之，高者丈餘。葉小而有細齒，光滑而韌。其木及葉丫皆有針刺，經冬不凋。五月開碎白花，不結子。其木心理皆白色。”此則是大風子科植物柞木 *Xylosma racemosum* 及同屬近緣物種，常緑喬木，幼株有枝刺。

黄櫨　味苦，寒，無毒。除煩熱，解酒疸目黄，煮服之。亦洗湯火、漆瘡及赤眼。堪染黄。生商洛山谷，葉圓木黄，川界甚有之。新補。見陳藏器、日華子。

【**楊氏産乳**：治漆瘡：煎黄櫨水汁洗之，最良。

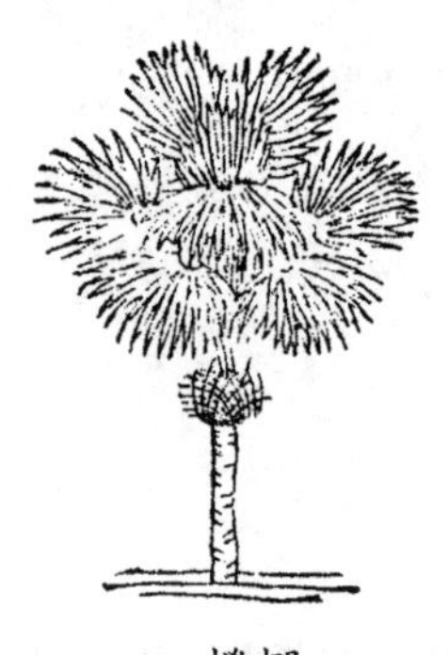

椶櫚

椶櫚子　平，無毒。澁腸，止瀉痢腸風，崩中帶下及養血。

皮　平，無毒。止鼻洪吐血，破癥，治崩中帶下，腸風赤白痢。入藥燒灰用，不可絶過。新補。見陳藏器、日華子。

圖經曰：椶櫚亦曰栟櫚，出嶺南及西川，江南亦有之。木高一二丈，傍無枝條。葉大而圓，歧生枝端。有皮相重，被於四傍，每皮一匝爲一節。二旬一採，轉復生上。六七月生黄白花，八九月結實，作房如魚子，黑色。九月、十月採其皮木用。《山海經》曰“石脆一作翠。之山，其木多椶”是也。

衍義曰：樱櫚木，今人旋爲器。皮燒爲黑灰，治婦人血露及吐血，仍佐之他藥。每歲剾取樱皮，不爾束死。花如魚子，渫熟，淹爲果。

〔箋釋〕

《説文》"栟，栟櫚也"，"椶，栟櫚也，可作萆"。故《本草圖經》説"椶櫚亦曰栟櫚"，此即椶櫚科植物椶櫚 *Trachycarpus fortunei*。

本條爲《嘉祐本草》根據《本草拾遺》與《日華子諸家本草》的内容新立，唐慎微編輯《證類本草》時，可能没有注意椶櫚與栟櫚一物二名，在本卷末"二十六種陳藏器餘"中又重出"栟櫚木皮"。按照《證類本草》編輯體例，此條應該放在"椶櫚子"條墨蓋子之下。但恰好由於唐慎微的疏忽，通過對比"椶櫚子"與"栟櫚木皮"兩條，我們可以了解《嘉祐本草》是如何剪裁前代本草形成新條目的。

木槿　平，無毒。止腸風瀉血，又主痢後熱渴，作飲服之，令人得睡，入藥炒用。取汁度絲使得易絡。

花　凉，無毒。治腸風瀉血并赤白痢，炒用。作湯代茶喫，治風。新補。見陳藏器、日華子。

衍義曰：木槿如小葵，花淡紅色，五葉成一花，朝開暮斂。花與枝兩用。湖南、北人家多種植爲籬障。餘如經。

〔箋釋〕

《爾雅·釋草》"椴，木槿；櫬，木槿"，郭璞注："别二名也。似李樹，華朝生夕隕，可食。或呼日及，亦曰王蒸。"《詩經·有女同車》"顔如舜華"，陸璣疏："舜一名木槿，一名櫬，一名曰椴；齊魯之間謂之王蒸。今朝生暮落者是也。五月始花，故《月令》仲夏木槿榮。"《本草綱目》集解項李時珍説："槿，小木也。可種可插，其木如李。其葉末尖而有丫齒。其花小而豔，或白或粉紅，有單葉、千葉者。五月始開，故《逸書·月令》云仲夏之月木槿榮是也。結實輕虚，大如指頭，秋深自裂，其中子如榆莢、泡桐、馬兜鈴之仁，種之易生。嫩葉可茹，作飲代茶。今瘍醫用皮治瘡癬，多取川中來者，厚而色紅。"此即錦葵科木槿 *Hibiscus syriacus*。

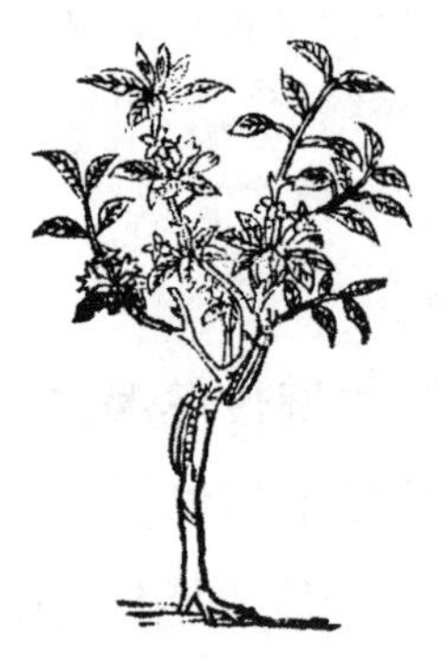
綿州芫花

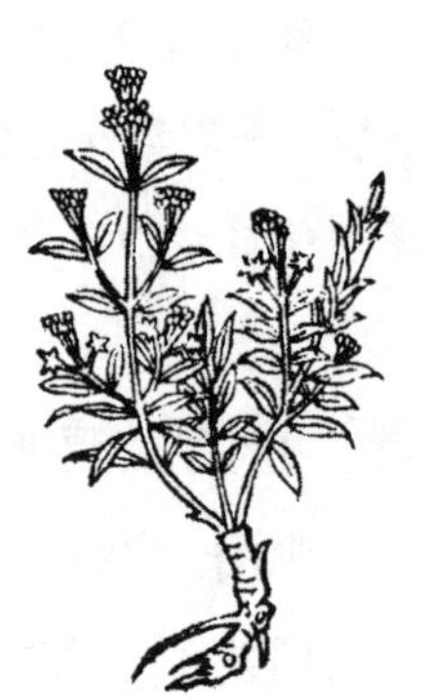
絳州芫花

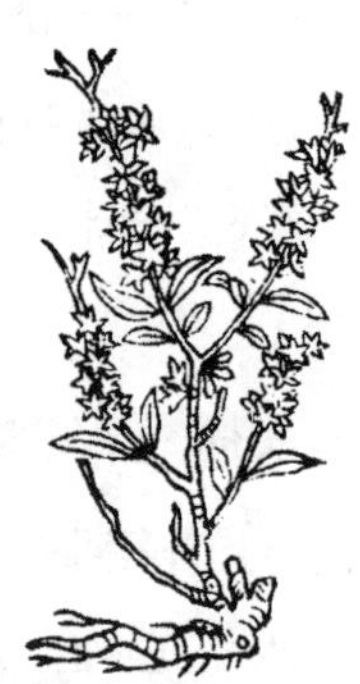
滁州芫花

芫花 味辛、苦，温、微温，有小毒。主欬逆上氣，喉鳴喘，咽腫，短氣，蠱毒，鬼瘧，疝瘕，癰腫，殺蟲魚，消胸中痰水，喜音戲。唾，水腫，五水在五藏皮膚及腰痛，下寒毒肉毒。久服令人虚。一名去水，一名毒魚，一名杜

芫。其根名蜀桑根，療疥瘡。可用毒魚。生淮源川谷。三月三日[①]**採花，陰乾。**決明爲之使，反甘草。

陶隱居云：近道處處有，用之微熬，不可近眼。臣禹錫等謹按，蜀本圖經云：苗高二三尺，葉似白前及柳葉，根皮黄似桑根。正月、二月花發，紫碧色，葉未生時收，日乾。三月即葉生花落，不堪用也。藥性論云：芫花，使，有大毒。能治心腹脹滿，去水氣，利五藏，寒痰涕唾如膠者。主通利血脉，治惡瘡，風痺濕，一切毒風，四肢攣急，不能行步，能瀉水腫脹滿。日華子云：療嗽，瘴瘧。所在有，小樹子在陂澗傍。三月中盛花，淺紫色。

圖經云：芫花生淮源川谷，今在處有之。宿根舊枝，莖紫，長一二尺。根入土深三五寸，白色，似榆根。春生苗葉，小而尖，似楊柳枝葉。二月開紫花，頗似紫荆而作穗，又似藤花而細。三月三日採，陰乾。其花須未成蘂，蔕細小，未生葉時收之。葉生花落，即不堪用。《吴普本草》云：芫花一名敗華，一名兒草，一名黄大戟。二月生葉，加厚則黑。華有紫、赤、白者，三月實落盡，葉乃生是也。而今絳州出者花黄，謂之黄芫花。漢太倉公淳于意治臨淄女子薄吾蟯音饒。瘕。蟯瘕爲病，腹大，上膚黄麁，循之戚戚然。意飲以芫花一撮，即出蟯可數升，病遂愈。張仲景治太陽中風，吐下嘔逆者，可攻，十棗湯主之：芫花熬、甘遂、大戟三物等分停，各篩末，取大棗十枚，水一升半，煑取八合，去滓，内諸藥。彊人一錢匕，羸人半匕，温服之。不下，明旦更加半匕，下後糜粥自養，病懸飲者亦主之。胡洽治水腫及支飲、澼飲：加大黄、

① 三日：底本無"三"字，據下文補。

甘草，并前五物各一兩，棗十枚，同煑如法。一方：又加芒消一兩，湯成下之。又《千金方》凝雪湯，療天行毒病七八日，熱積聚胸中，煩亂欲死，起人死擒方：取芫花一斤，以水三升，煑取一升半，漬故布薄胸上，不過再三薄，熱則除。當温四肢，護厥逆也。《吴普》又云：芫花根，一名赤芫根。神農：辛；雷公：苦，有毒。生邯鄲。八月、九月採，陰乾。久服令人洩。古方亦入藥用。《古今録驗》療暴中冷，傷寒，鼻塞喘嗽，喉中瘂塞，失音聲者：取芫花一虎口，切，暴乾，令病人以薦自縈就裹，舂芫花根令飛楊，入其七孔中。當眼淚出，口鼻皆羅莿畢畢耳。勿住，令芫根盡則止。病必於此差。

【**經驗方**：治痔瘻有頭方：用芫花入土根，不限多少，以净水洗却，入木臼擣，用少許水絞取汁，於銀、銅器内慢火煎成膏，將絲線於膏内度過，繫痔。繫時微痛，候心躁落時，以紙撚子入膏藥於竅内，永除根本。未落，不得使水。

三國志：魏初平中，有青牛先生常服芫花，年如五六十，人或親識之，謂其已百餘歲矣。

〔**箋釋**〕

《爾雅·釋木》"杬，魚毒"，與《名醫别録》芫花一名毒魚相合。原植物是瑞香科芫花 *Daphne genkwa*，所含二萜原酸酯類毒性强烈，芫花酯甲，據報導有毒魚作用。芫花是小灌木，而《爾雅》此條郭璞注："杬，大木，子似栗，生南方。皮厚汁赤，中藏卵果。"郭稱爲"大木"的"杬"另是一種喬木。《吴都賦》"緜杬杶櫨"句，劉逵注引《異物志》云："杬，大樹也。其皮厚，味近苦澀，剥乾之，正赤，煎訖，以藏衆果,使不爛敗,以增其味。豫章有之。"《齊民要術》卷六作杬子法,取杬木皮煮汁,和鹽,用漬鴨卵。繆啓愉《齊民要術校釋》認爲這種杬是山毛櫸科櫟屬植物,與瑞香科芫花無涉,其説可參。

二十六種陳藏器餘

栟櫚木皮 味苦、澁,平,無毒。燒作灰,主破血止血。初生子黄白色,作房如魚子。有小毒。破血,但戟人喉,未可輕服。皮作繩,入土千歲不爛。昔有人開塚得之,索已生根。此木類,嶺南有虎散、桄榔、冬葉、蒲葵、椰子、檳榔、多羅等,皆相似,各有所用。栟櫚一名椶櫚,即今川中椶櫚。

【海藥云:謹按,徐表《南州記》云:生嶺南山谷。平、温。主金瘡疥癬,生肌止血,並宜燒灰使用。其實黄白色,有大毒,不堪服食也。

楸木皮 味苦,小寒,無毒。主吐逆,殺三蟲及皮膚蟲。煎膏,粘傅惡瘡,疽瘻癰腫疳,野雞病。除膿血,生肌膚,長筋骨。葉,擣傅瘡腫。亦煑湯,洗膿血。冬取乾葉湯揉用之。《范汪方》諸腫癰潰,及内有刺不出者,取楸葉十重貼之。生山谷間,亦植園林,以爲材用。與梓樹本同末異,若栢葉之有松身,蘇敬以二木爲一,誤也,其分析在解紛條中矣。

圖經:文具梓白皮條下。

【**海藥云**:微温。主消食,澁腸,下氣及上氣咳嗽,並宜入面藥。

聖惠方:治頭極癢,不痛,出瘡:用楸葉不限多少,少搗絞汁塗之。　**又方**:治灸瘡多時不差,癢痛,出黄水:用楸葉或根皮,搗羅爲末,傅瘡上,即差。

外臺秘要:療癰腫煩困:生楸葉十重貼之,布帛裹,緩急得所,日三易。止痛消腫,食膿血,良無比,勝於衆藥。冬以先收乾者,臨時鹽湯沃潤用之。又主患癰破,下膿訖,著瓮藥塞瘡孔,瘡痛煩悶困極方:楸葉十重,去瓮藥下怗之,以布帛裹,緩急得所,日再三易之,痛悶即止。此法大良無比,勝於衆法。主癰疽潰後及凍瘡,有刺不出,甚良。冬無楸葉,當早收之,臨時以鹽湯沃之。令擇日亦佳。薄削楸白皮用之亦得。　**又方**:療口吻瘡:楸枝皮白,濕貼上,數易。

千金翼:治小兒頭髪不生:取楸葉中心,搗絞塗之。

肘後方:治瘻:煎楸枝作煎,净洗瘡子孔中,大効。

子母秘録:治小兒頭上瘡,髪不生:楸葉搗汁,塗瘡上,髪即生,兼白秃。

没離梨　味辛,平,無毒。主上氣,下食。生西南諸國,以[①]毗梨勒,上有毛少許也。

【**海藥云**:微温。主消食,澁腸,下氣及上氣咳嗽,並宜入

---

① 以:依文意應作“似”。

面藥。

柯樹皮　**味辛，平，有小毒。主大腹水病，取白皮作煎，令可丸如梧桐子大，平旦三丸，須臾又一丸。一名木奴。南人用作大舡者也。**

【**海藥云**：謹按，《廣志》云：生廣南山谷。《臨海志》云：是木奴樹，主乳氣，採皮以水煑，去滓復煉，候凝結丸得爲度。每朝空心飲下三丸，浮氣、水腫並從小便出。故波斯家用爲舡舫也。

敗扇　**主蚊子。新造屋柱下四隅埋之，蚊永不入。燒爲末，和粉粉身上，主汗。彌敗者佳。**

楤去王切[①]。**根**　**一作楤。味辛，平，小毒。主水癊。取根白皮煮汁服之，一盞當下水；如病已困，取根擣碎，坐其取氣，水自下。又能爛人牙齒，齒有蟲者，取片子許大内孔中，當自爛落。生以南山谷。高丈許，直上無枝，莖上有刺。山人折取頭茹食之，亦治冷氣。一名吻頭。**

橉良刃切[②]。**木灰**　**味甘，温，小毒。主卒心腹癥瘕堅滿痃癖。燒爲白灰，淋取汁，以釀酒，酒熟，漸漸從半**

① 此三字原在"根"後，據文意移。
② 此三字原在"灰"後，據文意移。

合温服,增至一二盞,即愈。此灰入染家用。生江南深山大樹。樹有數種,取葉厚大白花者入藥,自餘用染灰。一名橝音潭。灰。本經汗於病者,床下灰之,勿令病人知也。

楖而郢切[①]。桐皮　味甘,温,無毒。主爛絲。葉擣封蛇蟲蜘蛛咬。皮爲末服之,亦主蠶咬毒入肉者。雞、犬食欲死,煮汁灌之,絲爛即差。樹似青桐,葉有椏。生山谷。人取皮以漚絲也。

竹肉　味鹹,温,有大毒。主殺三蟲,毒邪氣,破老血。灰汁煮三度煉訖,然後依常菜茹食之。煉不熟者,戟人喉出血,手爪盡脱。生苦竹枝上如雞子,似肉臠,應別有功,人未盡識之。一名竹實也。

桃竹笋　味苦,有小毒。主六畜瘡中蛆,搗碎内之,蛆盡出。亦如皂李。葉能殺蛆蟲。南人謂之黄笋,灰汁煑可食,不爾戟人喉。其竹叢生,醜類非一。張鼎《食療》云:慈竹,夏月逢雨,滴汁著地生蓐[②]似鹿角,色白,取洗之,和薑、醬食之,主一切赤白痢,極驗。

① 此三字原在"皮"後,據文意移。

② 蓐:劉甲本作"物"。

瞿子桐子　有大毒。壓爲油，毒鼠主死。摩疥癬蟲瘡毒腫。一名虎子桐。似梧桐，生山中。

馬瘍木根皮　有小毒。主惡瘡疥癬有蟲者，爲末，和油塗之。出江南山谷。樹如櫪也。

木細辛　味苦，温，有毒。主腹内結積癥瘕，大便不利，推陳去惡，破冷氣，未可輕服，令人利下至困。生終南山。冬月不凋，苗如大戟，根似細辛。

百家筯　主狂狗咬。乞取煎汁飲之。又燒筯頭爲灰，傅吻上䳘口瘡。

檮木皮　葉煮洗蛇咬，亦可作屑傅之。檮，大木也。出江南也。

刀鞘　無毒。主鬼打，卒得取二三寸，燒末服，水下之。此是長刀鞘也，腰刀彌佳。

芺音夭①。樹　有大毒。主風痺偏枯，筋骨攣縮，癱瘓，皮膚不仁，疼冷等。取枝葉擣碎，大甑中蒸令熱，鋪

① 此二字原在“樹”後，據文意移。

著床上，展卧其中，冷更易，骨節間風盡出，當得大汗，補藥及羹粥食之，慎風冷勞復。生江南深山。葉長厚，冬月不凋，山人總識也。

丹桎木皮　主癧瘍風。取一握，去上黑，打碎煎如糖，塗風上。桎木似杉木。生江南深山。

結殺　味香。主頭風，去白屑，生髮，入膏藥用之。生西國。樹花，胡人將香油傅頭也。

杓　打人身上結筋二下，筋散矣。

車家雞棲木　無毒。主失音不語。雜方云：作灰服一升，立効也。

檀　秦皮注：蘇云"檀似秦皮"。按，檀樹，取其皮和榆皮食之，可斷穀。《爾雅》云"檀，苦茶"，其葉堪爲飲，樹體細，堪作斧柯。至夏有不生者，忽然葉開，當有大水，農人候之以則水旱，號爲水檀。又有一種，葉如檀，高五六尺，生高原，花四月開，色正紫，亦名檀，根如葛，極主瘡疥，殺蟲，有小毒也。《爾雅》無"檀，苦茶"，唯言"檟，苦茶"，郭注："樹小似梔子，冬生葉，可煮作羹。今早採者爲茶,晚採者爲茗。一名荈。蜀人呼名之苦茶。"前面已有茗、苦茶。又引《爾雅》,疑此誤矣。

〔箋釋〕

《説文》云:"檀,木也。"《詩經》多處提到"檀",如云:"無逾我園,無折我樹檀。"毛傳:"檀,强韌之木。"《論衡·狀留》云:"樹檀以五月生葉,後彼春榮之木,其材强勁,車以爲軸。"這種"檀"乃是一種質地堅韌的喬木,原植物不確,或是榆科的青檀 *Pteroceltis tatarinowii* 一類。後來檀香科的旃檀隨佛教傳入,因爲有香味,又稱"檀香",或稱"白檀",原來的檀木遂晦而不顯,如沉香條《本草圖經》所説:"檀木生江、淮及河朔山中。其木作斧柯者,亦檀香類,但不香耳。"

從本條文字看,應該是《本草拾遺》根據《新修本草》秦皮條提到"此樹似檀",遂增列檀條。陳藏器引《爾雅》"檀,苦茶",並説"其葉堪爲飲"。陳藏器顯然是看到錯誤的《爾雅》版本,將《爾雅》原文"檟"誤成"檀"。所以,從"《爾雅》無'檀,苦茶'"至段末"疑此誤矣",當是後人的批注,或者爲唐慎微引録的時候增添的按語。

石荆　欒荆注:蘇云"用當欒荆",非也。按,石荆似荆而小,生水傍,作灰汁沐頭生髮。《廣濟方》云:一名水荆,主長髮是也。

木黎蘆　漏蘆注:陶云"漏蘆一名鹿驪"。生山南,人用苗;北,人用根,功在本經。木梨蘆有毒,非漏蘆。樹生如茱萸,樹高三尺,有毒,殺蟲,山人以瘡疥用之。

爪蘆　苦菜注:陶云"又有爪蘆木似茗,取葉煎飲,通夜不寐"。按,此木一名皋蘆,而葉大似茗,味苦澁。南人煮爲飲,止渴,明目,除煩,不睡,消痰,和水當茗用之。《廣州記》曰:新平縣出皋蘆,葉大而澁。《南越志》云:龍川縣有皋蘆,葉似茗,土人謂之過羅。

〔箋釋〕

本條與卷十二皋蘆葉條重複,詳該條按語。從《本草拾遺》體例推測,檀、石荆、木黎蘆、爪蘆諸條出於該書"解紛"部分,目的在於解決陶弘景、蘇敬注釋中的疑難,一些内容遂與"拾遺"部分重複。唐慎微將之收入《證類本草》,在剪裁時疏於考慮,偶然重出。

諸木有毒　合口椒,有毒。椒白色,有毒。木耳,惡蛇蟲從下過,有毒;生楓木上者,令人笑不止;採歸色變者,有毒;夜中視光,有毒;欲爛不生蟲者,有毒。並生擣冬瓜蔓主之也。

重修政和經史證類備用本草卷第十五

人部總二十五種

一種神農本經白字。

四種名醫别録墨字。

一種今附醫家嘗用有効,注云"今附"。

八[1]種新分條

一種唐慎微續補墨蓋子下是。

一十種陳藏器餘

凡墨蓋子已下並唐慎微續證類

髮髲　亂髮　人乳汁　頭垢

人牙齒齒垽(續注)。元附天靈蓋條下,今分條。

耳塞元附天靈蓋條下,今分條。

人屎東向厠圊溺坑中青泥(附)。　人溺

溺白垽　婦人月水　浣褌汁　人精

懷姙婦人爪甲已上六種並元附人屎條下,今分條。

天靈蓋今附。　【人髭

---

① 八:劉《大觀》、柯《大觀》作"九"。

一十種陳藏器餘

人血　人肉　人胞　婦人褌襠　人膽

男子陰毛　死人枕　夫衣帶　衣中故絮

新生小兒臍中屎

髮髲音被。　味苦，温、**小寒，無毒。**主五癃關格不通，利小便水道，療小兒癇，大人痓。仍自還神化。**合雞子黄煎之，消爲水，療小兒驚熱。**

陶隱居云：李云是童男髮。神化之事，未見別方。今俗中嫗母爲小兒作雞子煎，用髮雜熬，良久得汁，與兒服，去痰熱，療百病。而用髮皆取其父梳頭亂者爾。不知此髮髲審是何物，且"髲"字書記所無，或作蒜音，人今呼斑髮爲蒜髮；書家亦呼亂髮爲"鬈"，恐"髲"即舜音也。童男之理，未或全明。唐本注云：此髮髲根也，年久者用之神効，即髮字誤矣。既有亂髮及頭垢，則闕髲明矣。又，頭垢功劣於髮髲，猶去病。用陳久者，梳及舩茹、敗天翁、蒲席皆此例。甄立言作鬆，音揔。鬆亦髲也。字書無髲字，但有髮、鬈。鬈，髮美皃，作丘權音，有聲無質，則髲爲真者也。臣禹錫等謹按，蜀本云：本經云"仍自還神化"，李云"神化之事，未見別方"。按，《異苑》云：人髮變爲鱓魚。神化之異，應此者也。日華子云：髮，温。止血悶血運，金瘡傷風，血痢，人藥燒灰，勿令絶過。煎膏，長肉消瘀血也。

【**陳藏器云：**生人髮掛菓樹上，烏鳥不敢來食其實。又，人逃走，取其髮，於緯車上却轉之，則迷亂不知所適矣。

雷公云:凡使之,是男子年可二十已來,無疾患,顔皃紅白,於頂心剪下者髮是。凡於丸散膏中,先用苦參水浸一宿,漉出入瓶子,以火煆之令通赤,放冷研用。

肘後方:治石淋:燒灰水服之,良。

傷寒類要:治黄:取燒灰,水服一寸匕,日三。

衍義曰:髮髲與亂髮自是兩等。髮髲味苦,即陳舊經年歲者。如橘皮皆橘也,而取其陳者;狼毒、麻黄、吴茱萸、半夏、枳實之類,皆須陳者,謂之六陳,入藥更良。敗蒲亦然,此用髲之義耳。今人又謂之頭髲,其亂髮條中,自無用髲之義,此二義甚明,亦不必如此過謂搜索。右以亂髮如雞子大,無油器中熬焦黑,就研爲末,以好酒一盞沃之,何首烏末二錢同匀攪,候温嚾之,下咽,過一二刻再嚾,治破傷風及沐髮中風,極效。

〔箋釋〕

陶弘景説"髲字書記所無"。按,《説文》"髲,鬄也",《釋名·釋首飾》云:"髲,被也。髮少者得以被助其髮。鬄,剔也,剔刑人之髮爲之也。"則"髮髲"乃是用舊的假髮。但"髲"字陶弘景不至於不識,且引李當之説用"童男髮",也與假髮無關。故森立之《本草經考注》懷疑"髲"當寫作"鬉",並認爲"鬉"是"鬊"的俗字。按,《説文》"鬊,鬊髮也",段玉裁注:"《士喪禮》曰:巾柶鬊爪埋於坎。《喪大記》:君大夫鬊爪實於緑中。注曰:鬊,亂髮也。《漢書》曰:黑雲如猋風亂鬊。按,鬊爲墮髮。而首字下曰:髮謂之鬊。巛即鬊也。則髮在頭者,亦非不可云鬊矣。"鬊乃是指梳篦掉落的頭髮。

森立之之説可備一家之言，但分析蘇敬的議論，所謂“年久者用之神効”，並舉梳、船茹、敗天翁、蒲席爲例，入藥皆以使用過陳舊者爲良。梳篦掉落的頭髮或者亂髮，都談不上“陳久”，故顯然是據“髮髲”即假髮立言。蘇敬順着陶弘景説“字書無髲字”，當屬失考；但接着説字書有“髮”“鬈”，根據後文解釋“鬈，髮美貌”可知，蘇敬看到的《本草經集注》“書家亦呼亂髮爲鬈”句，没有誤字。按，《説文》“鬈，髮好也”，引申爲美好。蘇敬言“（鬈）有聲無質，則髲爲真者也”，意思不明，似乎蘇敬將“鬈”理解爲用其他毛髮作的假髮，而“髲”是用人的真毛髮製作的假髮。又説甄立言寫作“鬆”，此當是“鬉”的異體字，《玉篇》“鬉，毛亂也”，也是亂髮的意思。但蘇敬説“鬆亦髲也”，仍費解。

亂髮　微温。主欬嗽，五淋，大小便不通，小兒驚癇，止血。鼻衄，燒之吹内立已。

陶隱居云：此常人頭髮爾，與髮髲療體相似。唐本注云：亂髮灰，療轉胞，小便不通，赤白痢，哽噎，鼻衄，癰腫，狐尿刺，尸疰，丁腫，骨疽雜瘡。古方用之也。臣禹錫等謹按，藥性論云：亂髮，使，味苦。能消瘀血，關格不通，利水道。

【**外臺秘要**：治霍亂煩躁：燒亂髮如雞子大，鹽湯三升和服之，不吐再服。

千金方：小兒驚啼：燒亂髮灰，酒調服之。　**又方**：治無故遺血：亂髮及爪甲燒灰，酒服方寸匕。

肘後方：治黄疸：燒亂髮灰，水調服一錢匕，日三服。秘方。　**又方**：女勞疸，身目皆黄，發熱惡寒，小腹滿急，小便難，由大熱大勞交接後入水所致：亂髮如雞子大，猪脂半斤，煎令盡，分二服。

經驗方：孫真人催胎衣不下：亂髮頭髮結撩喉口中。**又方**：孩子熱瘡：亂髮一團梨許大，雞子黄煑熟，二物相和，於銚子内炭火上熬，初甚乾，少頃髮燋，遂有液出，旋取置一甆盞中，以液盡爲度。取此液傅熱瘡上，即以苦參粉粉之。予在朗州生子，在蓐中便有熱瘡，出於臀腿間，初以他藥傅，無益加劇，蔓延半身，狀候至重，晝夜啼號，不乳不睡。予閱本草，見髮髲云"合雞子黄煎之，消爲水，治小兒驚熱"，注云："今俗中嫗母爲小兒作雞子煎，用髮雜熬，良久得汁，令小兒服，去痰熱，治百病。凡用髮，皆取梳頭亂者。"又檢雞子云"治火瘡"，因而用之，果驗。已後用之，無不差矣。

梅師方：治鼻衄出血，眩冒欲死：燒亂髮細研，水服方寸匕，須臾更吹鼻中。

斗門方：治汗血：用頭髮灰一字，吹入鼻中即止。

簡要濟衆：治小兒重舌欲死：以亂髮灰細研，以半錢傅舌下。日不住用之。

姚氏：治食中誤吞髮，繞喉不出：取己頭亂髮燒作灰，服一錢匕，水調。　**又方**：治大小便不通：燒亂髮末三指撮，投半升水中，一服。《孫真人》同。

子母秘録：治尸疰：燒亂髮如雞子大，爲末，水服之，差。　**又方**：治小兒驚，口兩角生瘡：燒亂髮，和猪脂塗之。　**又方**:治小兒斑瘡、豌豆瘡:髮灰飲汁服三錢匕。

產書:治大小便利血:灰研如粉,飲下方寸匕。

服氣精義方:劉君安曰:欲髮不脱,梳頭滿千遍。

蘇學士云:亂髮、露蜂房、蛇蜕皮各燒灰,每味取一錢匕,酒調服,治瘡口久不合,神驗。燒灰須略存性。

老唐云:收自己亂頭髮,洗净,乾,每一兩入椒五十粒,泥封固,入爐大火一煆如黑糟,細研,酒服一錢匕,髭髮長黑。

衍義:文具髮髲條下。

〔**箋釋**〕

《本草綱目》釋名項説:"髮髲,乃剪髢下髮也;亂髮,乃梳櫛下髮也。"髢同鬄,即是假髮,解釋見前。儘管髮髲與亂髮各自一物,但後世使用基本上不加區别。

人乳汁　主補五藏,令人肥白悦澤。

陶隱居云:張蒼常服人乳,故年百歲餘,肥白如瓠。唐本注云:《别録》云:首生男乳,療目赤痛多淚,解獨肝牛肉毒,合豉濃汁服之,神効。又取和雀屎,去目赤努肉。臣禹錫等謹按,蜀本云:人乳,味甘,平,無毒。日華子云:人乳,冷。益氣,治瘦悴,悦皮膚,潤毛髮。點眼止淚,并療赤目,使之明潤也。

【**聖惠方**:治卒中風不語,舌根强硬:陳醬五合,三年者妙,人乳汁五合,二件相和研,以生布絞取汁,不計時候,少少與服,良久當語。

千金方:治月經不通:飲人乳汁三合。

金匱方:噉蛇牛肉殺人,何以知之?噉蛇者,毛髮向後順者是也。食之欲死,飲人乳汁一升立愈。

衍義曰:人乳汁治目之功多,何也?人心生血,肝藏血,肝受血則能視。蓋水入於經,則其血乃成。又曰"上則爲乳汁,下則爲月水",故知乳汁則血也。用以點眼,豈有不相宜者?血爲陰,故其性冷,藏寒人,如乳餅酪之類,不可多食。雖曰牛、羊乳,然亦不出乎陰陽造化爾。西戎更以駞、馬乳爲酥酪。老人患口瘡不能食,飲人熱乳,良。

〔箋釋〕

陶弘景説張蒼事見《史記·張丞相列傳》:"蒼之免相後,老,口中無齒,食乳,女子爲乳母。妻妾以百數,嘗孕者不復幸。蒼年百有餘歲而卒。"儘管有這樣的傳説,但以人乳爲"神仙藥"仍開始於宋代以後。方術家呼人乳爲"蟠桃酒",李時珍批評説:"邪術家乃以童女嬌揉取乳,及造反經爲乳諸説,巧立名謂,以弄貪愚。此皆妖人所爲,王法所誅,君子當斥之可也。"

頭垢　主淋閉不通。

陶隱居云:術云"頭垢浮針,以肥膩故爾",今當用悦澤人者,其垢可丸。又主噎,亦療勞復。**臣禹錫等謹按,藥性論**云:頭垢治噎,酸漿水煎膏,用之立愈,**日華子**云:温。治中蠱毒及蕈毒,米飲或酒化下,並得以吐爲度。

【**外臺秘要**:傷寒病,欲令不勞復:頭垢燒,水丸如梧桐子大，飲服一丸。

千金方：治百邪鬼魅：水服頭垢一小豆大。故膩頭巾，無毒，天行勞復，渴，浸取汁，煖服一升。　**又方**：主食自死鳥獸肝中毒：取故頭巾垢一錢匕，熱湯中烊服之。三年頭㡌，主卒心痛：沸湯，取汁飲，以頭㡌於閑處，椀覆之，同時開，愈。頭㡌，即縛髻帛也。

肘後方：犬咬人重發瘡：以頭垢少許內瘡中，以熱牛屎傅之。

葛稚川：治緊脣：以頭垢傅之。

梅師方：治馬肝殺人：取頭垢一分，熟水調下。

錢相公篋中方：治蜈蚣咬人：以頭垢膩和苦參末，酒調傅之。

劉涓子：治竹木刺在肉中不出：以頭垢塗之即出。

傷寒類要：傷寒天行病後勞復：含頭垢如棗核大一丸。

服氣精義云：劉君安燒己髮合頭垢等分合服，如大豆許三丸。名曰還精，令頭不白。

人牙齒　**平。除勞治瘧，蠱毒氣。入藥燒用。**齒

埿，温。和黑蝨研塗，出箭頭并惡刺，破癰腫。

【**葛稚川**：治乳癰：取人牙齒燒灰細研，酥調貼癰上。

李世勣：治箭頭不出及惡刺：以齒埿和黑蝨研塗之。

耳塞　**温。治癲狂鬼神及嗜酒。又名腦膏、泥丸**

脂。已上二種新分條。見日華子。

人屎　寒。主療時行大熱狂走，解諸毒，宜用絶乾者擣末，沸湯沃服之。

東向圊音青。**厠溺坑中青泥　療喉痺，消癰腫，若已有膿，即潰。**

陶隱居云：交、廣俚音里。人用焦銅爲箭鏃射人，纔傷皮便死，惟飲糞汁即差。而射猪、狗不死，以其食糞故也。時行大熱，飲糞汁亦愈。今近城寺别塞空罌口，内糞倉中，積年得汁，甚黑而苦，名爲黄龍湯，療温病垂死皆差。唐本注云：人屎，主諸毒，卒惡熱黄悶欲死者。新者最效，須與水和服之。其乾者燒之，煙絶，水漬飲汁，名破棺湯。主傷寒熱毒，水漬飲彌善。破丁腫開，以新者封之，一日根爛。臣禹錫等謹按，日華子云：糞清，冷。臘月截淡竹，去青皮，浸滲取汁。治天行熱狂、熱疾、中毒，并惡瘡、蕈毒，取汁服。浸皂莢、甘蔗，治天行熱疾。

【**外臺秘要**：治小兒陰瘡：燒灰傅之，差。　**又方**：治骨蒸熱，非其人莫浪傳：取屎乾者，燒令外黑，内水中澄清，每旦服一小升，薄晚小便服一小升，以差爲度。既常服，新作大坑，燒二升，夜以水三升漬之，稍稍減服。小便用童子者佳。

千金方：治産後陰下脱：人屎炒令赤，以酒服方寸匕，日三。　**又方**：治山中樹木菌毒：以糞汁服之。　**又方**：治蛇咬：以屎厚傅上，後帛裹之，即消。　**又方**：治人癲狂不識人：燒屎灰，以酒服之。　**又方**：治鬼舐頭：取兒糞，臈月猪脂和傅。

肘後方：治發背欲死：燒屎作灰，醋和如泥，傅腫處，乾即易，良。

斗門方：治熱病及時疾，心躁狂亂奔走，狀似癲癎，言語不定，久不得汗，及時疾不知人事者：以人中黄不以多少，入大罐内，以泥固濟，大火煆半日，去火，候冷取出，於地上以盆蓋之，又半日許，細研如麪，新汲水調下三錢。或未退，再作，差。

姚氏方：毒箭有三種：交、廣夷州用燋銅作箭鏃，嶺北諸處以蛇毒螫物汁著筒中漬箭鏃，此二種纔傷皮，便洪膿沸爛而死。若中之，便飲屎汁，并以傅之，亦可療，惟此最妙。又一種用射菵以塗箭鏃，人中之亦困，若著實處不死，近腹亦宜急療。今葛氏方是射菵者耳。　**又方**：食鬱肉、漏脯，此並有毒：燒屎灰，酒服方寸匕。

傷寒類要：治天行病六七日，熱盛心煩，狂見鬼者：絞人屎汁，飲數合。　**又**：治温病勞復及食勞：燒屎灰，酒服方寸匕。

博物志：楓樹上生菌，人食即令人笑不止，飲土漿、屎汁，愈。

衍義曰：人屎，用乾陳者爲末，於陰地净黄土中作五六寸小坑，將末三兩匙於坑中，以新汲水調匀，良久，俟澄清，與時行大熱狂渴須水人飲之，愈。今世俗謂之地清，然飲之勿極意，恐過多耳。又治一切癰癤熱毒瘡，膿血未潰，疼痛不任：用乾末、麝香各半錢，同研細，抄一豆大，津唾貼瘡心，醋麪錢子貼定，膿潰出，去藥。

〔箋釋〕

古代治療水準低下，面對嚴重疾病，經常使用各類令人作嘔的骯髒物事作爲藥物。如人部糞、尿、枯骨之類，除了催吐作用有可能減少經口染毒者毒物吸收以外，不應該有真實療效。其屢用不止，推考原因大約三端：其一，巫術之厭勝原理，或醫術之以毒攻毒理論。如《本草綱目》人屎條的"四靈無價散"，主治痘瘡黑陷，腹脹危篤者，"用人糞、猫糞、犬糞等分，臘月初旬收，埋高燥黄土窖内，至臘八日取出，砂罐盛之，鹽泥固濟，炭火煅令煙盡爲度。取出爲末，入麝香少許，研匀，瓷器密封收之"。專門説，"此爲劫劑"，"乃以毒攻毒"。其二，站在治療者的立場，可能更寧願病人因厭惡這些惡劣之品而拒絶服藥，使醫者比較容易擺脱治療失敗的尷尬。其三，從患者親屬的角度，也可因已經採取如此極端的治療方案而依然無效，從而獲得心理安慰。

陶弘景説"用焦銅爲箭鏃射人，纔傷皮便死，惟飲糞汁即差"。不解"焦銅"是何物，《初學記》引《博物志》云："交州夷名曰俚子，俚子弓長數尺，箭長尺餘，以焦銅爲鏑，塗毒藥於鏑鋒，中人即死。"本書後文婦人月水條也引有《博物志》，文皆類似，似乎焦銅也是銅類，需要另外塗以毒藥。

人溺　療寒熱頭疼，温氣。童男者尤良。

陶隱居云：若人初得頭痛，直飲人尿數升，亦多愈，合葱、豉作湯，彌佳。唐本注云：尿，主卒血攻心，被打内有瘀血，煎服之，一服一升。又主癥積滿腹，諸藥不差者，服之皆下血片塊，二十日即出也。亦主久嗽上氣失聲。尿坑中竹木，主小兒齒不生，正旦刮塗之即生。日華子云：小便，涼。止勞渴嗽，潤心肺，療血悶熱狂，撲損瘀血運絶及困乏。揩灑皮膚治皸裂，能潤澤人。蛇、犬等咬，以熱尿淋患處。難産及胞衣不下，即取一升，用薑、葱各一分，煎三兩沸，乘熱飲，便下。吐血、鼻洪，和生薑一分絞汁，并壯健丈夫小便一升，乘熱頓飲，差。今按，陳藏器本草云：溺，寒。主明目，益聲，潤肌膚，利大腸，推陳致新，去欬嗽肺痿，鬼氣痓病。彌久停臭者佳。恐冷，當以熱物和温服。久臭溺，浸蜘蛛咬，於大甕中坐浸，仍取烏雞屎炒，浸酒服。不爾，恐毒入。口中涎及唾，取平明未語者，塗癬疥良。

【楊氏産乳：療傷胎血結心腹痛：取童子小便，日服二升，差。

衍義曰：人溺，須童男者，産後温一盃飲，壓下敗血惡物。有飲過七日者，過多，恐久遠血藏寒，令人發帶病，人亦不覺。氣血虚無熱者，尤不宜多服。此亦性寒，故治熱勞方中亦用。

溺白㘽魚靳切。 **療鼻衄，湯火灼瘡。**

唐本注云：溺白㘽，燒研末，主緊脣瘡。臣禹錫等謹按，日華子云：人中白，涼。治傳尸熱勞，肺痿，心膈熱，鼻洪，吐血，羸瘦渴疾。是積尿㘽入藥。

【經驗方：治血汗，鼻衄五七日不住，立效：以人中白不限多少，刮在新瓦上，用火逼乾，研，入麝香少許，用酒下。 **又方**：秋石還元丹，大補，暖。悦色進食，益下元。久服去百疾，强骨髓,補精血,開心益志。煉人中白方:男子小便十石,更多不妨。先榰大鍋竈一副,於空屋内,鍋上用深瓦甑接鍋口令高,用紙筋杵石灰,泥却甑縫并鍋口,勿令通風。候乾,下小便,只可於鍋中及七八分已來,竈下用焰火煑。專令人看之,若涌出,即添冷小便些小,勿令涌出。候乾細研,入好合子内,如法固濟,入炭爐中煆之。旋取三二兩,再研如粉,煑棗瓤爲丸如菉豆大。每服五七丸,漸至十五丸,空心温酒、鹽湯下。久服,臍下常如火暖,諸般冷疾皆愈。久年冷勞虚憊甚者,服之皆壯盛。其藥末常近火收,或時復養火三五日,功效大也。

〔箋釋〕

《本草綱目》釋名項説:"滓澱爲垽,此乃人溺澄下白垽也。以風日久乾者爲良。入藥,並以瓦煅過用。"

此條提到"秋石"。秋石的歷史據説可以追溯到漢代,《周易參同契》就提到:"淮南煉秋石,王陽嘉黄芽。"但早期丹經所稱的"秋石"是不是煉尿而成,不能確定。一般認爲明確記録見於宋代《蘇沈良方》卷六之秋石方,説"廣南有一道人,惟與人煉秋石爲業,謂之還元丹"。秋石是從小便中獲得的結晶物質,主要是尿酸鈣、磷酸鈣。但李約瑟堅持認爲,按照秋石的製作方法,可以獲得性激素,但這一説法存在爭議。

婦人月水　解毒箭并女勞復。新補。見陶隱居。

【陳藏器云:經衣,主驚瘡血涌出,取衣熱炙熨之。又,燒末傅虎、狼傷瘡。燒末,酒服方寸匕,日三,主箭鏃入腹。

梅師方:治丈夫熱病差後,交接復發,忽卵縮入腸,腸中絞痛欲死:燒女人月經赤衣爲灰,熟水調方寸匕服。　**又方**:治剥馬被骨刺破毒欲死:以月水傅瘡口,立効。

孫真人:治霍亂困篤:取童女月經衣和血燒灰,和酒服方寸匕。　**又方**:治聚血兼箭鏃在胸喉:燒婦人月經衣,酒服。　**又方**:治馬血入瘡中:以婦人月經血塗之。

扁鵲云:治陰陽易傷寒:燒婦人月經衣,熟水服方寸匕。

博物志:交州夷人以焦銅爲鏃,毒藥塗[①]於鏃鋒上,中人即沸爛,須臾骨壞,以月水、屎汁解之。

浣褌音昆。**汁　解毒箭并女勞復亦善。扶南國舊有奇術,能令刀斫不入,惟以月水塗刀便死。此是污穢,壞神氣也。人合藥,所以忌觸之。此既一種物,故從屎、溺之例。**新補。見陶隱居。

人精　和鷹屎,亦滅瘢。新補。見陶隱居。

【**千金方**:去面上黶:人精和鷹屎白,傅之三日愈,白蜜亦得。

肘後方:治瘤:人精一合,半合亦得,青竹筒盛,火上燒炮之,以器承取汁,密置器中,數傅瘤上,良。　**又方**:治湯火灼,令不痛,又速愈瑕痕:以人精和鷹屎白,日傅上,痕自落。

① 塗:底本無,據文意補。

孫真人:治金瘡血出不止:以精塗之。

懷妊婦人爪甲　取細末置目中,去瞖障。新補。見陳藏器。

臣禹錫等謹按,日華子云:手爪甲,平,催生。

【**葛稚川**:治忍小便胞轉:自取爪甲燒灰,水服。　**又方**:治婦人淋:自取爪甲燒灰,水服。亦治尿血。

衍義曰:人指甲治鼻衄,細細刮取,俟血稍定,去瘀血,於所衄鼻中搐之,立愈。獨不可備,則衆人取之,甚善。衄,藥并法最多,或效或不效,故須博採,以備道途、田野中用。

天靈蓋　味鹹,平,無毒。主傳尸,尸疰,鬼氣伏連,久瘴勞瘧,寒熱無時者。此死人頂骨十字解者。燒令黑,細研,白飲和服,亦合諸藥爲散用之。方家婉其名爾。今附。

臣禹錫等謹按,日華子云:天靈蓋,治肺痿,乏力羸瘦,骨蒸勞及盜汗等,入藥酥炙用。

【**陳藏器云**:彌腐爛者入用。有一片如三指闊,此骨是天生天賜,蓋押一身之骨,未合即未有,只有顖門。取得後,用煻灰火罨一夜,待腥穢氣出盡,却用童兒溺,於甆鍋子中煑一伏時滿,漉出。於屋下掘一坑,可深一尺,置天靈蓋於中一伏時,其藥魂歸神妙。陽人使陰,陰人使陽。

外臺秘要:治犬咬,衆治不差,毒攻人煩亂,唤已作犬聲者：燒灰爲末，以水服方寸匕，以活止。

梅師方：諸犬咬瘡不差，吐白沫者，爲毒入心，叫喚似犬聲：以髑髏骨燒灰，研，以東流水調方寸匕。

别説云：謹按，天靈蓋，《神農本經》人部惟髮髲一物外，餘皆出後世醫家，或禁術之流，奇怪之論，殊非仁人之用心。世稱孫思邈有大功於世，以殺命治命，尚有陰責，況於是也。近數見醫家用以治傳尸病，未有一効者，信《本經》不用，未爲害也。殘忍傷神，又不急於取効，苟有可易，仁者宜盡心焉。苟不以是説爲然，決爲庸人之所惑亂，設云非此不可，是不得已，則宜以年深塵泥所漬朽者爲良，以其絶屍氣也。

〔箋釋〕

天靈蓋入藥顯然出於巫術原理，但觸動儒家倫理，所以遭到普遍反對。如《秘傳痘疹玉髓》卷二引李雲陽《用藥十八辨》論天靈蓋云："黄帝嘗百草以療民疾，草木品味之多，奇方捷藥之廣，未聞鑿人之腦骨以醫人也。文王治岐澤及枯骨，矧醫體天地好生之心，而惻隱恒存，豈欲救人之生，而先忍戕人之腦骨也？且痘最忌厭物，以死人之骨治痘，痘必隨厭而變，更不美矣。俗醫用此，以爲表痘之奇藥。噫！幸而中爾。評曰：古道爲醫德好生，忍將殘酷用天靈。雖然僥倖成功去，陰德如何積子孫？"

【人髭　唐李勣嘗疾，醫診之云：得鬚灰服之方止。太宗遂自剪髭，燒灰賜服之，復令傅癰瘡，立愈。故白樂

天云“剪鬚燒藥賜功臣”。仁宗皇帝賜吕夷簡,古人有語,髭可治疾,今朕剪髭與之合藥,表朕意。

〔箋釋〕

《本草綱目》以髭鬚立條,釋名項李時珍説:“觜上曰髭,頤下曰鬚,兩頰曰髯。”《舊唐書·李勣傳》云:“勣時遇暴疾,驗方云鬚灰可以療之,太宗乃自翦鬚,爲其和藥。”所以白居易詩句“剪鬚燒藥賜功臣,李勣嗚咽思殺身”。從此以後,皇帝剪髭鬚便成爲一種姿態。據《宋史·吕夷簡傳》説,慶曆二年(1042)吕夷簡“感風眩,詔拜司空、平章軍國重事,疾稍間,命數日一至中書,裁決可否。夷簡力辭,復降手詔曰:古謂髭可療疾,今翦以賜卿”。

一十種陳藏器餘

人血 主羸病人皮肉乾枯,身上麸片起。又狂犬咬,寒熱欲發者,並刺熱血飲之。

人肉 治瘵疾。

〔箋釋〕

《本草拾遺》最受詬病的是濫收人部藥物,如人血、人肉、人膽、天靈蓋之類,這一舉動在唐代即引起倫理學争論。《册府元龜》卷一百四十記長慶元年“河陽奏百姓劉士約母疾,割股肉以奉母,請表門閭,從之”。議者以爲,神農所記未嘗言人之肌膚可以愈疾,“及開元末,有明州域山里人陳藏器著《本草拾遺》,云人肌主羸疾。自後閭閻相效自殘,往往而有”。有鑒於此,趙學敏《本草綱目拾遺》的立場十分鮮明,有云:“人部,《綱目》收載不少,如爪甲代刀,天靈殺鬼,言之詳矣。兹求其遺,必於隱怪殘賊中搜羅之。非云濟世,實以啓奸。夫殺物救人尚干天怒,況用人以療人乎?故有謂童腦可以生勢,交骨可以迷魂,直羅刹、修羅道耳。噫!孫思邈且自誤矣。老神仙,吾何取哉?今特删之,而附其所删之意於此。”

人胞　主血氣羸瘦,婦人勞損,面皯皮黑,腹内諸病漸瘦悴者,以五味和之,如餢飳音甲,餅也。**法,與食之,勿令知。婦人胞衣變成水,味辛,無毒。主小兒丹毒,諸熱毒,發寒熱不歇,狂言妄語,頭上無辜髮立,虚痞等。此人産後時,衣埋地下,七八年化爲水,清澄如真水。南方人以甘草、升麻和諸藥物盛埋之,三五年後撥去,取爲藥。主天行熱病,立效。**

【**梅師方**:治草蠱,其狀入咽刺痛欲死者:取胞衣一具切,曝乾爲末,熟水調一錢匕,最療蛇蠱、蜣蜋、草毒等。

〔箋釋〕

人胞即胎盤,明代醫家受道教影響,呼之爲“紫河車”。按照《本草蒙筌》解釋:“紫河車即胞衣也。兒孕胞内,臍繫于胞,胞繫母腰,受母之蔭。父精母血,相合生成,真元氣之所鍾也。然名河車者,蓋以天地之先,陰陽之祖,乾坤之橐籥，鉛汞之匡廓，胚胎將兆，九九數足，兒則載而乘之，故取象而立名也。紫者紅黑相雜色也，紅屬火爲陽，黑屬水爲陰，謂其陰陽兩氣並具而不雜爾。稽諸古方，又曰混沌皮，又曰混元丹。所加混字，抑非與紫同一意乎？是則河車雖成後天之形，實稟先天之氣。入藥拯濟，誠奪化工。不惟病者可得甦生，弱婦服之亦易結孕。此又本所自出，以類相從，正如哺雞而用卵也。即今醫方竟名大造丸，明以生育儗天，玄妙無可及矣。"

服用胎盤，與儒家觀念亦有牴牾之處，如《本草綱目》發明項李時珍説："按《隋書》云：琉球國婦人産乳，必食子衣。張師正《倦遊録》云：八桂獠人産男，以五味煎調胞衣，會親啖之。此則諸獸生子自食其衣之意，非人類也。崔行功《小兒方》云：凡胎衣，宜藏於天德、月德吉方，深埋緊築，令兒長壽。若爲猪狗食，令兒顛狂；蟲蟻食，令兒瘡癬；烏鵲食，令兒惡死；棄於火中，令兒瘡爛。近於社廟污水井竈街巷，皆有所禁。按，此亦銅山西崩，洛鐘東應，自然之理也。今復以之蒸煮炮炙，和藥擣餌，雖曰以人補人，取其同類，然以人食人，獨不犯崔氏之禁乎？其異於琉球、獠人者，亦幾希矣。"故李時珍表示堅決反對。

婦人褌襠　主陰易病。當陰上割取，燒末，服方寸匕。童女褌益佳。若女患陰易，即須男子褌也。陰易病者，人患時行，病起後合陰陽，便即相著，甚於本病。其候小便赤澁，寒熱甚者是。服此便通利。不爾，灸陰二

七壯。又婦人裩，主胞衣不出，覆井口立下，取本婦人者即佳。

人膽　主鬼氣，尸疰，伏連。

〔箋釋〕

人膽，如本條治療"鬼病"以外，按照"以形補形"的思路，似乎還應該有强壯膽魄的作用。檢《本草綱目》發明項李時珍説："北虜戰場中，多取人膽汁傅金瘡，云極效；但不可再用他藥，必傷爛也。若先敷他藥，即不可用此。此乃殺場救急之法，收膽乾之亦可用，無害於理也。有等殘忍武夫，殺人即取其膽，和酒飲之，云令人勇。是雖軍中謬術，君子不爲也。"

男子陰毛　主虵咬，口含二十條，嚥其汁，虵毒不入腹内。

〔箋釋〕

此言男人陰毛，《本草蒙筌》又補充婦人陰毛，謂"主五淋及陰陽易病"；又治婦人横生逆産，"用夫毛二七莖，燒灰研猪脂油和，爲丸豆大，吞之"，意義則與《本草拾遺》用夫衣帶治難産相同。

死人枕及席　患疣，拭之二七遍，令爛，去疣。嘗有嫗人患滯冷，積年不差，徐嗣伯爲診曰：此尸疰也，當以

死人枕煑服之乃愈。於是往古塚中取枕。枕已一邊腐缺,嫗服之即差。張景年十五歲,患腹脹面黄,衆藥不能治,以問徐嗣伯,嗣伯曰:此石蚘耳,極難療,當取死人枕煑服之。得大蚘蟲,頭堅如石者五六升,病即差。沈僧翼患眼痛,又多見鬼物,嗣伯曰:邪氣入肝,可覓死人枕煑服之。竟,可埋枕於故處。如其言,又愈。王晏問曰:三病不同,皆用死人枕而俱差,何也?答曰:尸疰者,鬼氣也,伏而未起,故令人沈滯;得死人枕治之,魂氣飛越,不復附體,故尸疰自差。石蚘者,醫療既癖,蚘蟲轉堅,世間藥不能遣,所以須鬼物馳之,然後乃散,故令煑死人枕服。夫邪氣入肝,故使眼痛而見魍魎,須邪物以鉤之,故用死人枕之氣,因不去之,故令埋於塚間也。

〔箋釋〕

死人枕治尸疰見《南史·徐嗣伯傳》,文字與本書基本相同,不復繁録。死人枕即入棺隨葬之枕,本來没有歧義,但《雷公炮製藥性解》卷六人部死人枕條按語説:“死人枕即腦後骨也。夫鬼邪乘人,非藥石可攻,用死人枕者,所謂引之以類也。”《醫方考》卷三《五尸傳疰門第十九》用死人枕,注釋説:“即死人腦後骨也,得半朽者良,用畢,置之原處。”與通常説法不同,録出備參。

夫衣帶　主難産。臨時取五寸,燒爲末,酒下。褌帶最佳。

【孫真人：治金瘡未愈而交接，血出不止：取與交婦人衣帶二寸，燒研末，水服之。

〔箋釋〕

此亦巫術療法，使用相關聯人（夫婦）的特殊物品（衣帶，尤其强調"渾帶"）來干預疾病進程。《本草綱目》衣帶條引《外臺秘要》治療小兒客忤方，"卒中者，燒母衣帶三寸，并髮灰少許，乳汁灌之"，亦屬此類。

衣中故綿絮 主卒下血，及驚瘡出血不止。取一握，煮汁，温服之。新綿一兩，燒爲黑末，酒下，主五野鷄病。

新生小兒臍中屎 主惡瘡，食瘜肉，除面印字盡。候初生，取胎中屎也。初生臍，主瘧。燒爲灰，飲下之。

〔箋釋〕

所謂"除面印字盡"，與"食（蝕）瘜肉"相承。《漢書·刑法志》"墨罪五百"，顔師古注："墨，黥也。鑿其面，以墨涅之。"即在犯人臉面上刺字。此言以新生兒臍中污物能滅除之。

重修政和經史證類備用本草卷第十六

獸部上品總二十種

六種神農本經白字。

四種名醫别録墨字。

三種唐本先附注云"唐附"。

一種今附醫家嘗用有効,注云"今附"。

一種新補

五種陳藏器餘

凡墨蓋子已下並唐慎微續證類

龍骨白龍骨、齒、角、吉弔、紫稍花等(附)。		麝香
牛黄	熊脂膽(附)。	
象牙齒、睛等(附)。今附。象膽(續注)。		白膠
阿膠	羊乳	牛乳
酥	酪唐附。	醍醐唐附。
馬乳	乳腐新補。	底野迦唐附。

五種陳藏器餘

蔡苴机屎[①]　諸朽骨　烏氊　海獺　土撥鼠

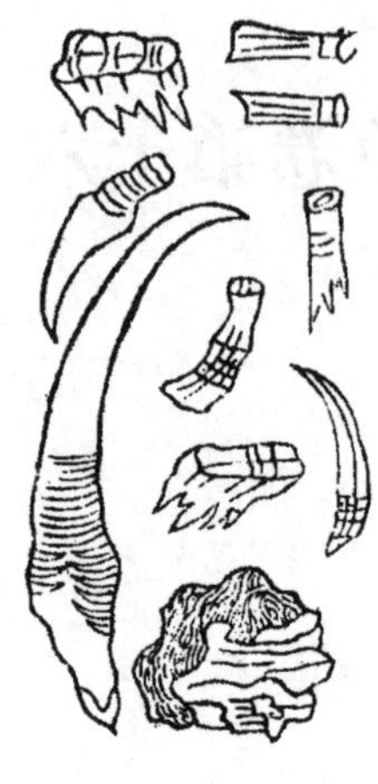
龍骨

龍骨　味甘，平、微寒，無毒。主心腹鬼疰，精物老魅，欬逆，洩痢膿血，女子漏下，癥瘕堅結，小兒熱氣驚癇，療心腹煩滿，四肢痿枯，汗出，夜卧自驚，恚怒，伏氣在心下，不得喘息，腸癰内疽陰蝕，止汗，縮小便，溺血。養精神，定魂魄，安五藏。

白龍骨　療夢寐洩精，小便洩精。臣禹錫等謹按，洩精通用藥云：白龍骨，平，微寒。

齒　主小兒、大人驚癇，癲疾狂走，心下結氣，不能喘息，諸痙，殺精物，小兒五驚、十二癇，身熱不可近，大人骨間寒熱。又殺蠱毒。得人參、牛黄良，畏石膏。臣禹錫等謹按，驚邪通用藥及藥對云：龍齒，平。

角　主驚癇瘈尺曳切。瘲，子用切。身熱如火，腹中堅及熱洩。久服輕身，通神明，延年。生晉地川谷及太山巖水岸土穴中死龍處。採無時。畏乾漆、蜀椒、理石。

陶隱居云：今多出梁、益間，巴中亦有。骨欲得脊腦作白地錦文，舐之著舌者良。齒小强，猶有齒形；角强而實；又有龍腦，

① 屎：底本脱，據正文補。

肥軟，亦斷痢。云皆是龍蜕，非實死也。比來巴中數得龍胞，吾自親見，形體具存，云療産後餘疾，正當末服之。**唐本注**云：龍骨，今並出晉地，生硬者不好，五色具者良。其青、黄、赤、白、黑，亦應隨色與腑藏相會，如五芝、五石英、五石脂等輩。而本經不論，莫知所以。**臣禹錫等謹按，藥對**云：龍角，平。**吴氏**云：龍骨，色青白者善。**又云**：齒，神農、季氏：大寒。**藥性論**云：龍骨，君，忌魚，有小毒。逐邪氣，安心神，止冷痢及下膿血，女子崩中帶下，止夢泄精，夜夢鬼交，治尿血，虚而多夢紛紜，加而用之。**又云**：龍齒，君。鎮心，安魂魄。齒、角俱主小兒大熱。**日華子**云：龍骨，建脾，澀腸胃，止瀉痢，渴疾，懷孕漏胎，腸風下血，崩中帶下，鼻洪，吐血，止汗。**又云**：龍齒，澀，凉。治煩悶，癲癇，熱狂，辟鬼魅。

圖經曰：龍骨并齒、角出晉地川谷及泰山巖水岸土穴中死龍處，今河東州郡多有之。或云是龍蜕，實非死骨，得脊腦作白地錦文，舐之著舌者良。齒小强，猶有齒形；角强而實。採無時。李肇《國史補》云：春水時至，魚登龍門，蜕其骨甚多，人採以爲藥，而有五色者。本經云"出晉地"，龍門又是晉地，豈今所謂龍骨者，乃此魚之骨乎？或云骨有雄、雌，細文而廣者是雌，麄文而狹者是雄。凡入藥，五色具者尤佳，黄白色者次，黑色者下。皆不得經落不净處，則不堪用。骨、齒醫家常用，角亦稀使。惟深師五邪丸用龍角，又云"無角用齒"。《千金方》治心，有兼用龍齒、龍角者。韋丹療心熱風癇，取爛龍角濃研取汁，食上服二大合，日再。然則龍角有爛者。此物大抵世所稀有，孫光憲《北夢瑣言》云：石晉時，鎮州接邢臺界，嘗鬬殺一龍，鄉豪有曹寬者見之,取其雙角。角前有一物如藍色,文如亂錦,人莫之識。曹寬未經年爲寇所殺,鎮帥俄亦被誅。又云:海上人言龍每生二卵,一爲吉弔。吉弔多與鹿游,或於水邊遺瀝,值流槎則粘著木枝,如蒲槌狀,其色微青黄,復似灰色,號紫梢花,坐湯多用之。《延齡至寶方》治聾,無問年月者:取吉弔脂,每日點半杏人許入耳中,便差。云此物福、建州甚不爲難得,其脂須琉璃瓶子盛,更以樟木合重貯之,不爾則透氣,失之矣。又《篋中方》女經積年不通,必治之:用龍胎、瓦松、景天三物各少許,都以水兩盞,煎取一盞,去滓,分温二服,少頃腹中轉動,便下。龍胎,古今方不見用者,人亦鮮識。本方注云:"此物出蜀中山澗大水中,大類乾魚鱗,投藥煎時甚腥臊。"方家稀所聞見,雖並非要藥,然昔人曾用,世當有識者,因附於此,以示廣記耳。

【**雷公云**:剡州生者,倉州、太原者上。其骨細文廣者是雌,骨麁文狹者是雄。骨五色者上,白色者中,黑色者次,黄色者稍得。經落不净之處不用,婦人採得者不用。夫使,先以香草煎湯浴過兩度,擣研如粉,用絹袋子盛粉末了。以鷰子一隻,擘破腹去腸,安骨末袋於鷰腹内,懸於井面上一宿,至明去鷰子并袋子,取骨粉重研萬下,其效神妙。但是丈夫服,空心,益腎藥中安置,圖龍骨氣入腎藏中也。

聖惠方:治小兒臍瘡久不差:用龍骨燒灰細研,傅之。

外臺秘要:療傷寒已八九日至十餘日,大煩渴,熱盛而三焦有瘡䘌者,多下,或張口吐舌呵吁,目爛,口鼻生瘡,吟語,不識人,除熱毒止痢:龍骨半斤,碎,以水一斗,煑取四升,沉之井底,令冷,服五合,漸漸進之。恣意飲,尤宜老少。

千金方：婦人無故尿血：龍骨一兩，以酒調方寸匕，空心，日三。　**又方**：治好忘，久服聰明益智：龍骨、虎骨、遠志等分，右三味爲末，食後酒服方寸匕，日三服。

肘後方：治熱病不解而下痢欲死：龍骨半斤，擣研，水一斗，煑取五升，候極冷，稍稍飲，得汗即愈。　**又方**：治老瘧：末龍骨方寸匕，先發一時，酒一升半，煑取三沸，及熱盡服，温覆取汗，即効。　**又方**：若久下痢，經時不止者，此成休息：龍骨四兩，如小豆大，碎，以水五升，煑取二升半，令冷，分爲五服。又以米飲和爲丸，服十丸。

經驗方：暖精氣，益元陽：白龍骨、遠志等分爲末，煉蜜爲丸如梧桐子大，空心、卧時冷水下三十丸。

梅師方：治失精，暫睡即泄：白龍骨四分，韭子五合，右件爲散子，空心酒調方寸匕服。　**又方**：治熱病後下痢，膿血不止，不能食：白龍骨末，米飲調方寸匕服。　**又方**：治鼻衂出血多，眩冒欲死：龍骨研細，吹入鼻、耳中。凡衂者並吹。

廣利方：治鼻中衂血及咯吐血不止：五色龍骨作末，吹一江豆許於鼻中，立止。　**又方**：治心熱風癇：爛龍角濃研汁，食上服二合，日再服。

姚氏方：治小便出血：末龍骨二方寸匕，水調温服之，日二服，差。

姚和衆：治小兒因痢脱肛：白龍骨粉撲之。

楊文公談苑：澤州山中多龍骨，蓋龍蜕於土中，崖崩多得之，體骨、頭角皆全。

衍義曰：龍骨，諸家之説紛然不一，既不能指定，終是臆度。西京潁陽縣民家，忽崖壞，得龍骨一副，支體頭角悉具，不知其蜕也，其斃也。若謂蜕斃，則是有形之物，而又生不可得見，死方可見；謂其化也，則其形獨不能化。然《西域記》中所説甚詳，但未敢據憑。萬物所稟各異，造化不可盡知，莫可得而詳矣。孔子曰君子有所不知，蓋闕如也，妄亂穿鑿，恐誤後李。治精滑及大腸滑，不可闕也。

〔箋釋〕

《説文》云："龍，鱗蟲之長，能幽能明，能細能巨，能短能長，春分而登天，秋分而潛淵。"龍是傳説中的神奇動物，而《本草經》的龍骨則是客觀藥物。今天當然知道，龍骨主要是犀、象、鹿、羚羊等大型古生物骨骼、牙齒等的化石；而按照古代人的想法，龍骨是龍的遺蜕，故《名醫别録》説龍骨"生晉地川谷及太山巖水岸土穴中死龍處"。其説畢竟與神龍不死的觀念有些抵牾，所以《本草經集注》委婉解釋説："云皆是龍蜕，非實死也。"《本草衍義》則主張存而不論。李時珍支持死龍的看法，集解項説："竊謂龍神物也，似無自死之理。然觀蘇氏所引鬬死之龍及《左傳》云豢龍氏醢龍以食，《述異記》云漢和帝時大雨，龍墮宫中，帝命作羹賜群臣，《博物志》云張華得龍肉鮓，言得醋則生五色等説，是龍固有自死者矣，當以本經爲正。"

龍不僅是神奇生物，漢代以後，漸漸成爲皇權的標誌，尤其是元明以來，龍作爲帝王的象徵，神聖不可侵犯，而將龍的骨骼作爲藥物，頗有些僭越不敬。官方顯然没有意識到這一問題的嚴重性,所以未能將入藥的"龍"與作爲天子象徵的"神龍"完全剥離。有關問題還可以做更深入的討論。

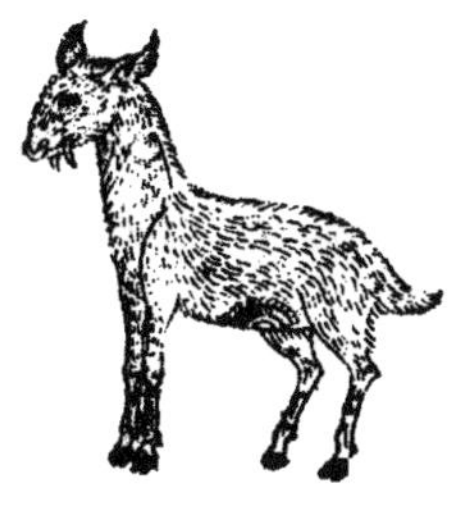
文州麝香

麝香　味辛,温,無毒。主辟惡氣,殺鬼精物,温瘧蠱毒,癇痓,去三蟲,療諸凶邪鬼氣,中惡,心腹暴痛,脹急痞滿,風毒,婦人産難,墮胎,去面䵴、音孕。**目中膚翳。久服除邪,不夢寤魘寐,通神仙。生中臺川谷及益州、雍州山中。春分取之,生者益良。**

陶隱居云:麝形似麞,常食栢葉,又噉蛇,五月得香,往往有蛇皮骨,故麝香療蛇毒。今以蛇蜕皮裹麝香彌香,則是相使也。其香正在麝陰莖前皮内,别有膜裹之。今出隨郡、義陽、晉熙諸蠻中者亞之。出益州者形扁,仍以皮膜裹之。一子真香分糅汝救切。作三四子,刮取血膜,雜以餘物。大都亦有精麄,破看一片,毛共在裹中者爲勝,彼人以爲誌。若於諸羌夷中得者多真好,燒當門沸良久即好。今惟得活者,自看取之,必當全真爾。生香,人云是精溺凝作之,殊不爾。麝夏月食蛇蟲多,至寒香滿,入春患急痛,自以脚剔音揚。出之,著屎溺中覆之,皆有常處,人有遇得,乃至一斗五升也。用此香乃勝殺取者。帶麝非但香,亦辟惡。以真者一子,置頸間枕之,辟惡夢及尸疰鬼氣。臣禹錫等謹按,抱朴子云:辟蛇法,入山以麝香丸著足爪中,皆有効。又,麝香及野猪皆啖蛇,故以厭之。藥性論云:麝香,臣,禁食大蒜,味苦、辛。除百邪魅鬼，疰心痛，小兒驚癇客忤，鎮心安神。以當門子一粒，丹砂相似，細研，熟水灌下，止小便利。能蝕一切癰瘡膿。入十香丸，令人百毛九竅皆香，療鬼疰腹痛。段成式酉陽雜俎云：水麝臍中惟水，瀝一滴於斗水中，用灑衣，衣至敗其香不歇。每取以針刺之，捻以真雄黄，則合香氣倍於肉麝。天寶初，虞人獲，詔養之。日華子云：辟邪氣，殺鬼毒，蠱氣，瘧疾，催生墮胎，殺藏腑蟲，制蛇、蠶咬，沙蝨，溪瘴毒，吐風痰，内子宫，暖水藏，止冷帶疾。

圖經曰：麝香出中臺山谷及益州、雍州山中，今陝西、益、利、河東諸路山中皆有之，而秦州、文州諸蠻中尤多。形似麞而小，其香正在陰前皮内，别有膜裹之。春分取之，生者益良。此物極難得真。蠻人採得，以一子香，刮取皮膜，雜内餘物，裹以四足膝皮，共作五子。而土人買得，又復分糅一爲二三，其僞可知。惟生得之，乃當全真耳。蘄、光山中，或時亦有，然其香絶小，一子纔若彈丸，往往是真香，蓋彼人不甚能作僞耳。一説香有三種：第一生香，麝子夏食蛇、蟲多，至寒則香滿，入春急痛，自以爪剔出之，落處遠近草木皆焦黄，此極難得，今人帶真香過園中，瓜果皆不實，此其驗也；其次臍香，乃捕得殺取者；又其次心結香，麝被大獸捕逐，驚畏失心，狂走巔墜崖谷而斃，人有得之，破心見血流出，作塊者是也，此香乾燥不可用。又有一種水麝，其香更奇好，臍中皆水，瀝一滴於斗水中，用濯衣，其衣至斃而香不歇。唐天寶初，虞人常獲一水麝，詔養於囿中，每取以針刺其臍，捻以真雄黄，則其創復合，其香氣倍於肉麝，近歲不復聞有之。《爾雅》謂麝爲麝父。

【**雷公云**：凡使，多有僞者，不如不用。其香有三等：一者名遺香，是麝子臍閉滿，其麝自於石上用蹄尖彈臍，落處一里草木不生並焦黄。人若收得此香，價與明珠同也。二名膝香，採得甚堪用。三名心結香，被大獸驚心破了，因兹狂走，雜諸群中，遂亂投水。被人收得，擘破，見心流在脾上，結作一大乾血塊，可隔山澗早聞之香，是香中之次也。凡使麝香，並用子日開之，不用苦細研篩用之也。

食療：作末服之，辟諸毒熱，煞蛇毒，除驚怖恍惚。蠻人常食，似麞肉而腥氣。蠻人云，食之不畏蛇毒故也。臍中有香，除百病，治一切惡氣疰病。研了，以水服之。

經驗後方：治瘧：麝香少許，研墨，書額上，去邪辟魔。　**又方**：治鼠咬人：麝香封上，用帛子繫之。

廣利方：治中惡客忤垂死：麝香一錢，重研，和醋二合服之，即差。　**又方**：治小兒客忤，項强欲死：麝香少許，細研，乳汁調，塗口中。　**又方**：治蠶咬人：麝香細研，蜜調塗之，差。　**又方**：治小兒驚啼，發歇不定：用真好麝香研細，每服清水調下一字，日三服。量兒大小服。

續十全方：令易産：麝香一錢研，水調之，服，立差。

楊氏産乳：療中水氣，已服藥未平：除宜單服麝香如大豆三枚，細研，孄汁調，分爲四五服。

楊文公談苑：公常言：商汝山多群麝，所遺糞常就一處，雖遠逐食，必還走之，不敢遺跡他所，慮爲人獲，人反以是求得，必掩群而取之。麝絶愛其臍，每爲人所逐，勢急即投巖，舉爪剔裂其香,就縶而死,猶拱四足保其臍。李商隱詩云“投巖麝退香”,許渾云“尋麝採生香”。

狐剛子粉圖云:將麝香一臍,安於枕合中,枕之,亦能除邪辟惡。

衍義曰:麝每糞時,須聚於一所。人見其所聚糞,及有遺麝氣,遂爲人獲,亦物之一病爾,此獵人云。餘如經。

〔**箋釋**〕

麝爲麝科動物原麝 *Moschus moschiferus*、馬麝 *Moschus sifanicus* 之類,雄體生殖器與肚臍之間有分泌腺,分泌貯存麝香。《説文》云:“麝如小麋,臍有香。”《山海經·西山經》“翠山其陰多麝”,郭璞注:“麝似麞而小,有香。”故一名香麞。

有關麝和麝香的詩句甚多,其中最有名的是杜甫《山寺》“麝香眠石竹,鸚鵡啄金桃”。麝非常膽小,居然能够安眠於石竹叢中,詩人正以此刻畫“寺殘僧少”的淒冷。但用“麝香”稱麝,固然是爲了與次句鸚鵡對仗,總顯得不正規,於是也有注釋家認爲詩中的“麝香”乃是一種鳥的名字,而非動物麝。如蔡夢弼《杜工部草堂詩箋》説:“麝香,小鳥,隴蜀人謂之麝香鶇。或云鹿也。”再考杜甫此聯與同時代的岑參《題金城臨河驛》“庭樹巢鸚鵡,園花隱麝香”句結構一致,所稱“麝香”應該同是一物。能隱没在園林花草中的“麝香”,恐怕還是以鳥較爲恰當。無論如何,杜甫此詩以後,“麝香眠”便成爲詩人常用的典故,尤其成爲詠石竹花的固定搭配,但也没有人去推敲麝香是獸還是鳥。

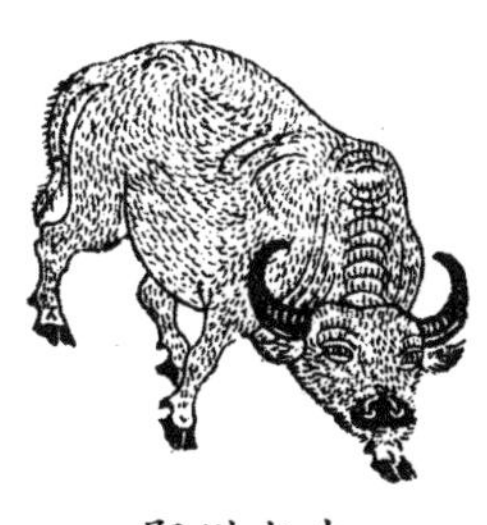

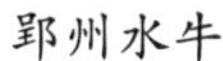

郢州水牛

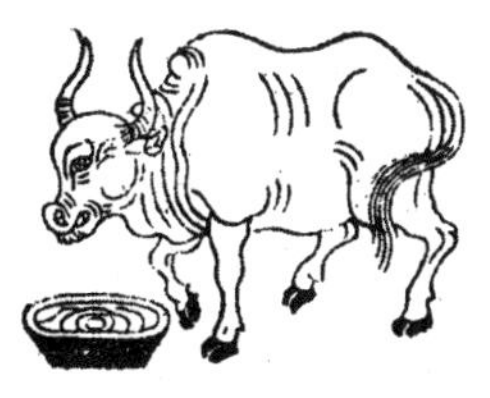

牛黄

牛黄　味苦，平，有小毒。主驚癇寒熱，熱盛狂痓，除邪逐鬼，療小兒百病，諸癇熱，口不開，大人狂癲，又墮胎。久服輕身增年，令人不忘。生晉地平澤。於牛得之，即陰乾百日，使時燥，無令見日月光。人參爲之使，得牡丹、昌蒲利耳目，惡龍骨、地黄、龍膽、蜚蠊，畏牛膝。

陶隱居云：舊云神牛出入鳴吼者有之，伺其出角上，以盆水承而吐之，即墮落水中。今人多皆就膽中得之。多出梁、益。一子如雞子黄大，相重疊。藥中之貴，莫復過此。一子及三二分，好者直五六千至一萬。唐本注云：牛黄，今出萊州、密州、淄州、青州、巂州、戎州。牛有黄者，必多吼喚，喝迫而得之，謂之生黄，最佳。黄有三種：散黄粒如麻豆；慢黄若雞卵中黄糊，在肝膽；圓黄爲塊，形有大小，並在肝膽中。多生於㹇音秦。特牛，其吴牛未聞有黄也。臣禹錫等謹按，藥性論云：牛黄，君，惡常山，畏乾漆，味甘。能辟邪魅，安魂定魄，小兒夜啼，主卒中惡。吴氏云：牛黄，無毒。牛出入呻者有之，夜光走角中，牛死入膽中，如雞子黄。日華子云：牛黄，凉。療中風失音，口噤，婦人血噤，驚悸，天行時疾，健忘，虚乏。

圖經曰：牛黄出晉地平澤，今出登、萊州，它處或有，不甚佳。凡牛有黄者,毛皮光澤,眼如血色,時復鳴吼。又好照水,人以盆水承之,伺其吐出,乃喝迫,即墮落水中。既得之,陰乾百日。一子如雞子黄大,其重疊可揭折,輕虚而氛香者佳。然此物多僞。今人試之,皆揩摩手甲上,以透甲黄者爲真。又云此有四種:喝迫而得者,名生黄;其殺死而在角中得者,名角中黄;心中剥得者,名心黄,初在心中如漿汁,取得便投水中,霑水乃硬,如碎蒺藜或皂莢子是也;肝膽中得之者,名肝黄。大抵皆不及喝迫得者最勝。凡牛之入藥者,水牛、㹀牛、黄牛取乳及造酥酪、醍醐等,然性亦不同。水牛乳凉,㹀牛乳温,其肉皆寒也。其自死者皆不可食。其酥以合諸膏,摩風腫,踠跌血瘀,則牛酥爲强,醍醐尤佳。又有底野迦,是西戎人用諸膽和合作之,狀似久壞丸藥,赤黑色,今南海或有之。又中品有牛角鰓,用水牛、黄牛久在糞土中爛白者,主赤白下,燒灰末服之。沙牛角鰓,主下閉血瘀,女子帶下,並燒灰酒服。崔元亮《海上方》治喉痺腫塞欲死者:取沙牛角,燒刮取灰,細篩,和酒服棗許大,水調亦得。又小兒飲乳不快,覺似喉痺者,亦取此灰塗乳上,嚥下即差。黄牛膽以丸藥,今方臘日取其汁,和天南星末,却内皮中,置當風處,踰月,取以合凉風丸,殊有奇効。黄犍牛、烏牯牛溺,並主水腫,利小便。楊炎《南行方》療脚氣,小腹脹,小便澀:取烏特牛溺一升,一日分服,腹消乃止。下水腫:取黄犍牛溺,一飲三升,不覺,更加服,老小減半亦可。牛屎燒灰傅灸瘡不差者。口中涎主反胃。老牛涎沫主噎。口中齝日知切。草,絞汁,主噦。自餘齒、髓、心、肝、腎食之皆有益,方書鮮用。又馬乳、驢乳、羊乳,大抵功用相近,而驢、馬乳冷利,羊乳温補,馬乳作酪彌佳耳。又,下條敗鼓皮,主蠱毒,古方亦單用,燒灰服之,並牛之類,用之者稀,故但附於其末。

【**雷公云**:凡使,有四件:第一是生神黄,賺得者;次有角黄,是取之者;又有心黄,是病死後,識者剥之,擘破取心,其黄在心中,如濃黄醬汁,採得便投於水中,黄霑水復硬,如碎蒺蔾子許,如豆者,硬如帝珠子;次有肝黄,其牛身上光,眼如血色,多翫弄,好照水,自有夜光,恐懼人,或有人别採之,可有神妙之事。凡用,須先單擣,細研如塵,却絹裹,又用黄嫩牛皮裹,安於井面上去水三四尺已來一宿,至明方取用之。

聖惠方:初生兒至七日口噤:以牛黄少許細研,淡竹瀝調下一字,灌之,更以猪乳點口中,差。　**又方**:治小兒腹痛夜啼:用牛黄如小豆大,乳汁化服。又臍下書田字,差。

廣利方:治孩子驚癇不知,迷悶,嚼舌,仰目:牛黄一大豆研,和蜜水服之。

姚和衆:治小孩初生三日,去驚邪,辟惡氣:牛黄一大豆許,細研,以赤蜜酸棗許熟研,以綿蘸之,令兒吮之,一日令盡。

衍義曰:牛黄,亦有駱駝黄,皆西戎所出也。駱駝黄極易得,醫家當審别考而用之,爲其形相亂也。黄牛黄輕鬆自然,微香,以此爲異。蓋又有犛音狸。牛黄,堅而不香。

〔箋釋〕

牛黄是牛的膽結石,早期文獻對此認識不足,故有種種傳説。《本草圖經》説:"凡牛有黄者,毛皮光澤,眼如血色,時復鳴吼。又好照水,人以盆水承之,伺其吐出,乃喝迫，即墮落水中。”故所繪牛肌肉扭結健壯貌，前置水盆，正將牛黄嘔吐其中。後來《本草品彙精要》所繪圖更加形象，不僅牛眼塗爲紅色，又有人在側持棍棒作打擊狀，其下仍有水盆承接牛黄。此打擊動作大約出自《新修本草》：“牛有黄者，必多吼唤，喝迫而得之，謂之生黄，最佳。”

《本草綱目》不以諸説爲然，發明項説：“牛之黄，牛之病也。故有黄之牛多病而易死。諸獸皆有黄，人之病黄者亦然。因其病在心及肝膽之間，凝結成黄，故還能治心及肝膽之病。正如人之淋石，復能治淋也。按《宋史》云：宗澤知萊州，使者取牛黄。澤云：方春疫癘，牛飲其毒則結爲黄。今和氣流行，牛無黄矣。觀此，則黄爲牛病，尤可徵矣。”這是比較正確的認識。

《新修本草》提到“犪特牛”，特牛是公牛。據《玉篇》“犪，牛名”，没有詳細解釋；《本草綱目》牛條釋名項李時珍説：“南牛曰㹀，北牛曰犪。”集解項又説：“牛有犪牛、水牛二種。犪牛小而水牛大。犪牛有黄、黑、赤、白、駁雜數色。”其犪牛似指牛科野牛屬黄牛 *Bos taurus domesticus*。

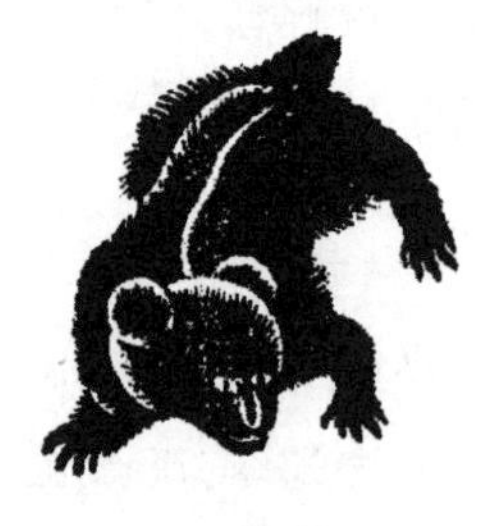

熊脂

熊脂　味甘，微寒、微温，無毒。主風痺不仁筋急，五藏腹中積聚，寒熱羸瘦，頭瘍白秃，面皯皰，食飲吐嘔。久服强志，不飢，輕身，長年。生雍州山谷。十一月取。

陶隱居云：此脂即是熊白，是背上膏，

寒月則有,夏月則無。其腹中肪及身中膏,煎取可作藥,而不中噉。今東西諸山縣皆有之,自是非易得物爾。痼疾不可食熊肉,令終身不除愈。**唐本注**云:熊膽,味苦,寒,無毒。療時氣熱盛變爲黄疸,暑月久痢,疳䘌,心痛,疰忤。腦,療諸聾。血,療小兒客忤。脂,長髮令黑,悦澤人面。酒錬服之,差風痺。凡言膏者,皆脂消已後之名,背上不得言膏。《左傳義》云:"膏肓者,乃是鬲肓文誤,有此名。"陶言背膏,同於舊説也。**臣禹錫等謹按,藥性論**云:熊膽,臣,惡防己、地黄。主小兒五疳,殺蟲,治惡瘡。**又云:**熊脂,君。能治面上皯䵟及治瘡。**日華子**云:熊白,凉,無毒。治風,補虚損,殺勞蟲。脂,强心。腦髓,去白秃風屑,療頭旋并髮落。掌,食可禦風寒,此是八珍之數。膽,治疳瘡,耳鼻瘡及諸疳疾。

圖經曰:熊脂并膽出雍州山谷,今雍、洛、河東及懷、衛山中皆有之。熊形類大豕,而性輕捷,好攀緣,上高木,見人則顛倒自投地而下。冬多入穴而藏蟄,始春而出。脂謂之熊白,十一月取之,須其背上者。寒月則有,夏月則無。其腹中肪及它處脂,煎錬亦可作藥而不中噉。膽,陰乾用。然亦多僞,欲試之,取粟顆許,滴水中,一道若線不散者爲真。其足蹯爲食珍之貴,古人最重之,然臑之難熟,多食之令人耐寒。腦髓作油摩頭,可去白屑。有痼疾者不可食熊,令人終身不愈。熊惡鹽,食之則死。

【**雷公云:**凡收得後,煉過,就器中安生椒,每一斤熊脂入生椒十四箇,煉了,去脂革并椒,入瓶中收,任用。

食療:熊脂,微寒,甘滑。冬中凝白時取之,作生無以偕也。脂入拔白髮膏中用,極良。脂與猪脂相和燃燈,煙入人目中,令失光明,緣熊脂煙損人眼光。肉,平,味甘,無毒。主風痺筋骨不仁。若腹中有積聚寒熱者,食熊肉,永不除差。其骨煑湯浴之,主歷節風,亦主小兒客忤。膽,寒。主時氣盛熱,疳䘌,小兒驚癇。十月勿食,傷神。小兒驚癇瘈瘲,熊膽兩大豆許,和乳汁及竹瀝服並得,去心中涎,良。

聖惠方:治小兒疳瘡,蟲蝕鼻:用熊膽半分,湯化調塗於鼻中。熊掌得酒、醋、水三件煑,熟即瞋大如皮毬,食之耐風寒。

外臺秘要:療蛔心痛:熊膽如大豆,和水服,大効。 **又方**:五十年痔不差:塗熊膽,取差乃止,神効,一切方不及。

千金翼:療髮黄:熊脂塗髮,梳之,散頭入床底,伏地一食頃,即出,便盡黑,不過一升脂驗。

食醫心鏡:療脚氣,風痺不仁,五緩,筋急:熊肉半斤,於豉汁中和薑、椒、葱白、鹽、醬作腌腊,空腹食之。 **又方**:主中風,心肺風熱,手足不隨及風痺不任,筋脉五緩,恍惚煩燥:熊肉一斤,切,如常法調和作腌腊,空腹食之。

斗門方:治水弩射人:用熊膽塗之,更以雄黄同用酒磨服之,即愈。

楊氏産乳:療白秃瘡及髮中生癬:取熊白傅之。

抱朴子:熊壽五百歲,能化爲狐狸。

〔箋釋〕

熊、羆經常並稱,《本草綱目》説:"熊、羆、魋,三種一類也。如豕色黑者,熊也;大而色黄白者,羆也;小而色黄赤者,魋也。建平人呼魋爲赤熊,陸璣謂羆爲黄熊,是矣。

羆，頭長脚高，猛憨多力，能拔樹木，虎亦畏之。遇人則人立而攫之，故俗呼爲人熊。關西呼豭熊。羅願《爾雅翼》云：熊有豬熊，形如豕；有馬熊，形如馬，即羆也。”熊通常指熊科動物黑熊 *Selenarctos thibetanus*；羆應該是棕熊 *Ursus arctos*，體型較黑熊爲大，棕黑色；魋則不詳。

關於“膏”字，《説文》“膏，肥也”，段注認爲當是“膏，脂也”。《禮記・内則》“脂用葱，膏用薤”，鄭玄注：“凝者曰脂，釋者曰膏。”《新修本草》説“凡言膏者，皆脂消已後之名，背上不得言膏”，即本於鄭注。又引《左傳義》説《左傳・成公十年》“在肓之上，膏之下”句，“膏肓”乃是“鬲肓”之訛，這也是注經者争論不休的話題，可注意者。

象牙　無毒。主諸鐵及雜物入肉，刮取屑細研，和水傅瘡上及雜物，刺等立出。

象牙

齒　主癇病，屑爲末，炙令黄，飲下。

肉　味淡，不堪噉，多食令人體重。主禿瘡，作灰和油塗之。

睛　主目疾，和乳滴目中。

胸前小横骨　令人能浮水，作灰酒服之。身有百獸肉，皆自有分段，惟鼻是其本肉，餘並雜肉。今附。

臣禹錫等謹按，日華子云：象牙，平。治小便不通，生煎服之。小便多，燒灰飲下。膽，明目及治疳。蹄底似犀可作帶。**南海藥譜**云：象膽，以清水和塗瘡腫上，並差。又口臭，每夜和水研少許，綿裹貼齒根上。每夜含之，平明煖水洗口，如此三五度，差。

圖經曰：象牙，舊不著所出州郡，《爾雅》云"南方之美者，有梁山之犀象焉"，今多出交趾，潮、循州亦有之。彼人捕得，争食其肉，云肥脆堪作炙。或曰象有十二種肉，配十二辰屬，惟鼻是其肉。又膽不附肝，隨月在諸肉間。淳化中，上苑一馴象斃，太宗命取膽，不獲，使問徐鉉，鉉曰：當在前左足。既而剖足，果得。又問其故，鉉曰：象膽隨四時，今其斃在春，故知左足也。世傳荆蠻山中亦有野象，蓋《左氏傳》所謂"楚師燧象以奔吴軍"是其事也。然楚、粤之象皆青，惟西竺、弗林、大食諸國乃多白象。樊綽《雲南記》、平居誨《于闐行程記》皆言其事。象牙，主諸物刺人肉，刮取屑細研，和水傅瘡上，刺立出。咽中刺，則水調飲之。舊牙梳屑尤佳。齒及肉、目睛等，醫方亦或有用者。

【**陳藏器云**：肉味鹹酸，不堪噉。膽主目疾，和乳滴目中。序云：象膽揮粘。

海藥：謹按，内典云：象出西國，有二牙、四牙者。味寒。主風癇熱，骨蒸勞，諸瘡等。並皆宜生屑入藥，琥珀、竹膏、真珠、犀角、牛黄等良。西域重之，用飾床座；中國貴之，以爲笏。崑崙諸國有象，生於山谷，每遇解牙，人不可取，崑崙以白木削爲牙，而用易之。《酉陽雜俎》云：生文理必國富。又云：龍與象，六十歲骨方足。

肘後方：治箭并金折在肉中：細刮象牙屑，以水和傅上，即出。

簡要濟衆：主小兒誤爲諸骨及魚骨刺入肉不出：水煑白梅肉，爛研後，調象牙末，厚傅骨刺處，自軟。

太平廣記：安南有象，能知人曲直。有鬬訟者，行立而嗅之，有理者則過，無理者，以鼻卷之，擲空數丈，以牙接而刺之。以水洗牙，飲之愈疾。象膽隨四時在四腿，春在前左，夏在前右，如龜定體，鼻端有爪可拈針，肉有十二般，惟鼻是本肉。胸前小骨，灰之，酒服，可令人能浮水出没。食其肉，令人體重。古訓云：象孕五歲始産。

衍義曰：象牙，取口兩邊各出一牙，下垂夾鼻者，非口内食齒，齒别入藥。今爲象笏者是牙也。

〔箋釋〕

大象除了長鼻以外，其上頜一對發達的門齒突出口外，也是重要特徵。《本草綱目》集解項李時珍説："口内有食齒，兩吻出兩牙夾鼻，雄者長六七尺，雌者才尺餘耳。"但據《本草圖經》所繪，伸出口外的象牙左右兩枚，共四枚，其依據或是《海藥本草》引内典云："象出西國，有二牙、四牙者。"而佛經更以六牙象爲常見，寓意具足六波羅蜜，如《法華經・普賢菩薩勸發品》説："我當乘六牙白象，與無量菩薩而自圍繞，以一切衆生所喜見身，現其人前而爲説法，示教利喜。"四牙、六牙象畢竟是傳説，後來《紹興本草》將圖例修訂爲正常的兩牙。

《酉陽雜俎》云："陶貞白言：夏月合藥，宜置象牙於藥旁。"按，象牙不見於《本草經集注》，或是陶弘景的其他著作的佚文。

白膠　味甘，平、温，無毒。主傷中勞絶，腰痛羸瘦，補中益氣，婦人血閉無子，止痛安胎，療吐血下血，崩中不止，四肢酸疼，多汗淋露，折音舌。跌音迭。傷損。久服輕身延年。一名鹿角膠。生雲中。煑鹿角作之。得火良，畏大黄。

陶隱居云：今人少復煑作，惟合角弓猶言用此膠爾。方藥用亦稀，道家時須之。作白膠法：先以米瀋汁漬七日，令軟，然後煑煎之，如作阿膠爾。又一法：即細剉角，與一片乾牛皮，角即消爛矣。不爾，相厭百年，無一熟也。唐本注云：麋角、鹿角，但煑濃汁重煎，即爲膠矣，何至使爛也？求爛亦不難，當是未見煑膠，謬爲此説也。臣禹錫等謹按，藥性論：白膠又名黄明膠，能主男子腎藏氣，氣衰虚勞損。婦人服之令有子，能安胎，去冷，治漏下赤白，主吐血。

圖經：文具阿膠條下。

【**食療**：傅腫四邊，中心留一孔子，其腫即頭自開也。治咳嗽不差者：黄明膠炙令半焦爲末，每服一錢匕，人參末二錢匕，用薄豉湯一盞八分，葱少許，入銚子煎一兩沸後，傾入盞。遇咳嗽時呷三五口後，依前温暖，却準前咳嗽時喫之也。又，止吐血，咯血：黄明膠一兩，切作小片子，炙令黄，新綿一兩，燒作灰細研，每服一錢匕，新米飲調下，不計年歲深遠並宜，食後卧時服。

外臺秘要：療虚勞尿精：乾膠三兩炙，擣末，酒二升和，温服。　**又方**：治凡腫已潰、未潰者：以膠一片，水漬令軟納納然，腫之大小貼，當頭上開孔。若已潰還合者，膿當被膠，急撮之，膿皆出盡；未有膿者，腫當自消矣。　**又方**：療尿血：膠三兩炙，以水二升，煑取一升四合，分再服。　**又方**：補虚勞，益髓長肌，悦顏色，令人肥健：鹿角膠炙，擣爲末，以酒服方寸匕，日三服。

千金方：治耳中有物不可出：以麻繩剪令頭散，傅好膠，著耳中物上，粘之令相著，徐徐引之令出。

肘後方：姙娠卒下血：以酒煑膠二兩，消盡頓服。

斗門方：治肺破出血，忽嗽血不止者：用海犀膏一大片，於火上炙，令焦黄色後，以酥塗之，又炙再塗，令通透可碾爲末，用湯化三大錢匕，放冷服之，即血止。水膠是也，大驗。　**又方**：治湯火瘡：用水煎膠，令稀稠得所，待冷塗瘡。

譚氏小兒方：療小兒面上瘡豆子瘢法：黄明膠慢火炙爲末，温酒調服一錢匕，出者服之無瘢，未出服之瀉下。又治小兒火燒瘡，滅瘢痕，黄明膠小雞翎掃之。

〔箋釋〕

白膠即是鹿角膠本無疑問；約在唐宋之際，阿膠改用驢皮熬製，原來用牛皮熬製的阿膠只得佔用白膠的别名，稱爲“黄明膠”，遂將原來用鹿角熬製的白膠稱爲“鹿角膠”。李時珍根據明代藥用實際情況分爲阿膠、黄明膠、白膠三條。黄明膠條記别名牛皮膠、水膠、海犀膏，集解項説：“本經白膠一名鹿角膠，煮鹿角作之；阿膠一名傅致膠，煮牛皮作之。其説甚明。黄明膠即今水膠,乃牛皮所作,其色黄明,非白膠也,但非阿井水所作耳。甄權以黄明爲鹿角白膠,唐慎微又採黄明諸方附之,並誤矣。今正其誤,析附阿膠之後。但其功用,亦與阿膠仿佛。苟阿膠難得,則真牛皮膠亦可權用。其性味皆平補,宜於虚熱。若鹿角膠則性味熱補,非虚熱者所宜,不可不致辯也。”

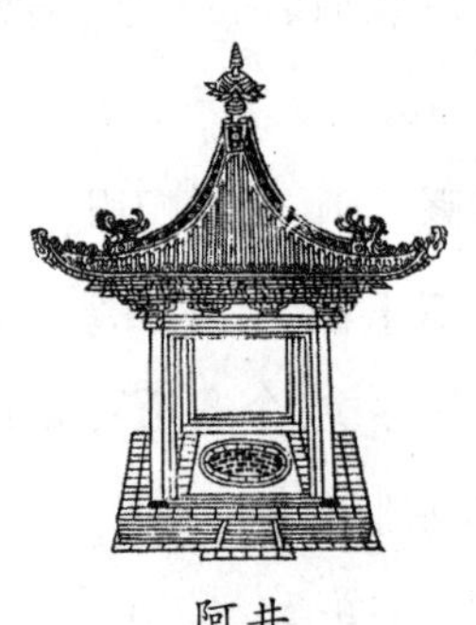

阿井

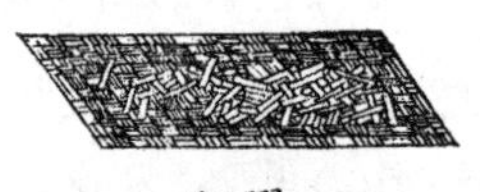

阿膠

阿膠　味甘,平、**微温,無毒**。主心腹内崩,勞極洒洒音蘇。如瘧狀,腰腹痛,四肢酸疼,女子下血,安胎,**丈夫小腹痛,虚勞羸瘦,陰氣不足,脚酸不能久立,養肝氣**。久服輕身益氣。一名傅致膠。**生東平郡,煑牛皮作之,出東阿**。畏大黄。得火良。

陶隱居云:出東阿,故曰阿膠也。今東都下亦能作之,用皮亦有老少,膠則有清濁。凡三種:清薄者畫用;厚而清者名爲盆覆膠,作藥用之皆火炙,丸散須極燥,入湯微炙爾;濁黑者可膠物,不入藥用。用一片鹿角即成膠,不爾不成也。今按,陳藏器本草云:阿井水煎成膠,人間用者多非真也。凡膠,俱能療風止洩補虚,驢皮膠主風爲最。臣禹錫等謹按,藥性論云:阿膠,君。主堅筋骨,益氣止痢。署預爲之使。

圖經曰:阿膠出東平郡,煑牛皮作之。出東阿,故名阿膠。今鄆州皆能作之,以阿縣城北井水作煑爲真。造之,阿井水煎烏驢皮,如常煎膠法。其井官禁,真膠極難得,都下貨者甚多,恐非真。尋方書所説,所以勝諸膠者,大抵以驢皮得阿井水乃佳耳。《廣濟方》療攤緩風及諸風,手脚不遂,腰脚無力者:驢皮膠炙令微起,先煑葱豉粥一升别貯,又以水一升,煑香豉二合,去滓,内膠更煑六七沸,膠烊如餳,頓服之。及煖,喫前葱豉粥,任意多少,如冷喫令人嘔逆,頓服三四劑即止。禁如藥法。又膠之止洩,得蠟、黄連尤佳。《續傳信方》著張仲景調氣方云:治赤白痢,無問遠近,小腹㽲痛不可忍,出入無常,下重痛悶,每發面青,手足俱變者。黄連一兩,去毛,好膠手許大,碎蠟如彈子大,三味,以水一大升,先煎膠令散,次下蠟,又煎令散,即下黄連末,攪相和。分爲三服,惟須熱喫,冷即難喫,神妙。此膠功用,皆謂今之阿膠也。故陳藏器云"諸膠皆能療風止洩補虚,而驢皮膠主風爲最"。又,今時方家用黄明膠多是牛皮,本經阿膠亦用牛皮,是二皮亦通用。然今牛皮膠製作不甚精,但以膠物者不堪藥用之,當以鹿角所煎者。而鹿角膠,本經自謂之白膠,云出雲中,今處處皆得其法,可以作之,但功倍勞於牛膠,故鮮有真者,非自製造,恐多僞耳。

【**雷公云**:凡使,先於猪脂内浸一宿,至明出,於柳木火上炙,待泡了,細碾用。

聖惠方:治姙娠尿血:用阿膠炒令黄燥爲散,每食前,以粥飲調下二錢匕。

梅師方：姙娠無故卒下血不止：取阿膠三兩炙，擣末，酒一升半，煎令消，一服愈。又一方：以阿膠二兩擣末，生地黄半斤搗取汁，以清酒三升絞汁，分三服。

楊氏産乳：療姙娠血痢：阿膠二兩，以酒一升半，煑取一升，頓服。

宋王微《桃飴贊》云：阿膠續氣。

〔**箋釋**〕

阿膠出東阿，因産地得名。《太平御覽》卷九百八十八引《東水經》云："東阿縣有大井，其巨若輪，深六十丈，歲常煮膠以貢天府，本草所謂阿膠也。故世俗有阿井之名。"如《名醫别録》所言，阿膠"煑牛皮作之"，可能是唐宋禁止屠牛的緣故，漸漸改用驢皮。本條《開寶本草》引《本草拾遺》云："凡膠，俱能療風止洩補虚，驢皮膠主風爲最。"當是驢皮膠見於文獻之較早者。宋代熬膠已經以驢皮爲正宗，即《本草圖經》説"阿井水煎烏驢皮，如常煎膠法"，並將牛皮膠改稱作"黄明膠"。《本草綱目》集解項李時珍説："凡造諸膠，自十月至二三月間，用犎牛、水牛、驢皮者爲上，豬、馬、騾、駝皮者次之，其舊皮、鞋、履等物者爲下。俱取生皮，水浸四五日，洗刮極淨，熬煮，時時攪之，恒添水。至爛，濾汁，再熬成膠，傾盆内待凝，近盆底者名坌膠。煎膠水以鹹苦者爲妙。大抵古方所用多是牛皮，後世乃貴驢皮。若僞者皆雜以馬皮、舊革、鞍、靴之類，其氣濁臭，不堪入藥。當以黄透如琥珀色，或光黑如瑿漆者爲真。真者不作皮臭,夏月亦不濕軟。”

《本草經》阿膠一名傅致膠,不解其意,陶注謂“厚而清者名爲盆覆膠,作藥用之”,或許是“盆覆膠”之訛傳。又,墨蓋子下引王微《桃飴贊》“阿膠續氣”,據《初學記》卷二十引文作:“阿鹿續氣,胡膠屬弦;未若桃飴,越地通天。液首化玉,酏貌定仙;人知暍日,胡不蔭年。”所謂“阿鹿”,應是阿膠、鹿膠的合稱,“桃飴”疑指桃膠。

羊乳　**温。補寒冷虚乏。**

陶隱居云:牛乳、羊乳實爲補潤,故北人皆多肥健。唐本注云:北人肥健,不噉鹹腥,方土使然,何關飲乳?陶以未達,故屢有此言。臣禹錫等謹按,藥性論云:羊乳,臣,味甘,無毒。潤心肺,治消渴。孟詵云:羊乳,治卒心痛,可温服之。日華子云:羊乳,利大腸。含,療口瘡,小兒驚癇疾。

【**陳藏器**:補虚,小兒含之主口瘡。不堪入藥,爲其羶。

食療:補肺腎氣,和小腸,亦主消渴,治虚勞,益精氣。合脂作羹食,補腎虚,亦主女子與男子中風。蚰蜒入耳,以羊乳灌耳中即成水。又主小兒口中爛瘡:取羖羊生乳,含五六日,差。

外臺秘要:主小兒噦:羊乳一升煎減半,分五服。牛乳亦得。

千金方:小兒舌腫:羊乳汁飲之,差。　**又方**:主乾嘔:取羊乳一盃,空心飲之。

千金翼:漆瘡:羊乳傅之。

經驗方：治蜘蛛咬，遍身生絲：羊乳一件飲之。正元十年，崔員外從質云：目擊有人被蜘咮咬，腹大如孕婦，其家棄之，乞食於道。有僧遇之，教飲羊乳，未幾日而平。

〔箋釋〕

陶弘景説"牛乳、羊乳實爲補潤，故北人皆多肥健"，蘇敬持不同意見，謂"北人肥健，不噉鹹腥，方土使然，何關飲乳"。這其實是關於體質人類學的樸素討論，涉及飲食與環境對體質特徵形成的貢獻程度。

牛乳　微寒。補虛羸，止渴。

陶隱居云：犛牛爲佳，不用新飲者。唐本注云：水牛乳，造石蜜須之，言作酪濃厚，味勝犛牛。犛牛乳，性平。生飲令人痢，熟飲令人口乾，微似温也。臣禹錫等謹按，蜀本云：牛乳，味甘，無毒。孟詵云：牛乳，寒。患熱風人宜服之。日華子云：黄牛乳、髓，冷。潤皮膚，養心肺，解熱毒。

圖經：文具牛黄條下。

【陳藏器：黄牛乳，生服利人，下熱氣，冷補，潤膚，止渴。和酥煎三五沸食之，去冷氣痃癖，羸瘦。凡服乳，必煑一二沸，停冷啜之，熱食即壅。不欲頓服，欲得漸消。與酸物相反，令人腹中結癥。凡以乳及溺屎去病，黑牛勝黄牛。

食療：患冷氣人不宜服之。烏牛乳酪，寒。主熱毒，止渴，除胸中熱。

聖惠方：主小兒煩熱噦方：以牛乳二合，薑汁一合，銀器中慢火煎過五六沸，一歲兒飲半合，量兒大小加減服之。

孫真人：合生魚食作瘕。

食醫心鏡：主消渴，口乾：牛乳微寒，補虚羸。

廣利方：消渴，心脾中熱，下焦虚冷，小便多，漸羸瘦：生牛羊乳，渴即飲之三四合。

太平廣記：貞觀中，太宗苦於氣痢，衆醫不效。詔問殿庭左右，有能治其疾者，當重賞之。有術士進以乳汁煎蓽撥，服之立差。

酥音蘇。　**微寒。補五藏，利大腸，主口瘡。**

陶隱居云：酥出外國，亦從益州來。本是牛、羊乳所爲，作之自有法。佛經稱乳成酪，酪成酥，酥成醍醐。醍醐色黄白，作餅，甚甘肥。亦時至江南。唐本注云：酥，搯吐刀切。酪作之，其性猶與酪異，今通言功，是陶之未達。然酥有牛酥、羊酥，而牛酥勝羊酥。其犛音茅。牛復優於家牛也。臣禹錫等謹按，蜀本云：酥，味甘。孟詵云：寒，主胸中熱，補五藏，利腸胃。日華子云：牛酥，凉。益心肺，止渴嗽，潤毛髪，除肺痿，心熱并吐血。

圖經：文具牛黄條下。

【**陳藏器**：酥，堪合諸膏摩風腫、踠跌血瘀。

食療：寒。除胸中熱，補五藏，利腸胃。水牛酥功同，寒，與羊酪同功。羊酥真者勝牛酥。

聖惠方：主蜂螫人：以酥傅之，愈。　**又方**：主惡蟲咬：以酥和鹽傅之。

〔箋釋〕

酥、酪、醍醐皆是乳製品，酪是結成凝乳的牛奶、羊奶，或者是發酵過但還没有結成凝乳的馬乳酒；酥是酪的表皮部分，又寫作"蘇"；醍醐是由牛乳精製而成的酥酪。

酪　味甘、酸，寒，無毒。主熱毒，止渴，解散發利，除胸中虚熱，身面上熱瘡，肌瘡。

唐本注云：按牛、羊、馬、水牛乳並爾言；驢乳尤冷，不堪作酪也。臣禹錫等謹按，日華子云：牛酪，冷。止煩渴熱悶，心膈熱痛。

圖經：文具牛黄條下。

【**食療**：寒，主熱毒，止渴，除胃中熱，患冷人勿食羊乳酪。

千金翼：療丹癮瘮方：酪和鹽熱煑以摩之，手下消。

孫真人食忌：患痢人不可食。

廣利方：療蚰蜒入耳：以牛酪灌耳中，須臾蟲出。入腹即飲酪二升，自消爲黄水。

陳藏器：濕酪止渴。味酸，寒，無毒。主馬黑汗，和水灌之，差爲度。乾酪强於濕酪，牛者爲上。

〔箋釋〕

《釋名》云："酪，澤也。乳汁所作，使人肥澤。"《太平御覽》卷八百五十八引《西河舊事》云："祁連山宜牧牛羊，羊肥乳酪好，不用器物，刈草着其上，不解散。一斛酪升餘酥。"

醍醐 味甘，平，無毒。主風邪痺氣，通潤骨髓。可爲摩藥。性冷利，功優於酥。生酥中。

唐本注云：此酥之精液也。好酥一石，有三四升醍醐，熟抨普耕切。鍊貯器中待凝，穿中至底便津出得之。陶云黄白爲餅，此乃未達之言。唐本先附。臣禹錫等謹按，蜀本云：一説在酥中盛冬不凝、盛夏不融者是也。日華子云：醍醐，止驚悸，心熱頭疼，明目，傅腦頂心。

圖經：文具牛黄條下。

【**陳藏器**：性滑，以物盛之皆透，唯雞子殼及葫瓢盛之不出。

雷公云：是酪之漿。凡用，以綿重濾過，於銅器中沸三兩沸了用。

食療：平。主風邪，通潤骨髓。性冷利，乃酥之本精液也。

聖惠方：治中風煩熱，皮膚瘙癢：用醍醐四兩，每服酒調下半匙。

食醫心鏡：治一切肺病，咳嗽，膿血不止：好酥五斤鎔三遍，停取凝，當出醍醐，服一合，差。 **又方**：主補虚，去風濕痺：醍醐二大兩，煖酒一杯，和醍醐一匙服之。

衍義曰：醍醐作酪時，上一重凝者爲酪面，酪面上其色如油者爲醍醐。熬之即出，不可多得，極甘美。雖如此取之，用處亦少，惟潤養瘡痂最相宜。

〔**箋釋**〕

醍醐是從酥酪中提取的油，從西域傳來。《大般涅槃經·聖行品》云:“善男子,譬如從牛出乳,從乳出酪,從酪出生酥,從生酥出熟酥,從熟酥出醍醐。醍醐最上,若有服者,衆病皆除,所有諸藥悉入其中。”用來比喻精華、精義,又衍生出成語“醍醐灌頂”,表示聞道以後大徹大悟。如顧況句“豈知灌頂有醍醐,能使清凉頭不熱”,白居易句“有如醍醐灌,坐受清凉樂”。《日華子本草》説醍醐“止驚悸,心熱頭疼,明目,傅腦頂心”,似乎就因“醍醐灌頂”而來。

馬乳　止渴。

陶隱居云:今人不甚服,當緣難得也。唐本注云:馬乳與驢乳性同冷利,止渴療熱。馬乳作酪,彌應酷冷。江南乏馬乳,今俱合是冷,委言之①。驢乳療微熱黄,小兒中熱,驚熱,服之亦利。胡言馬酪性温,飲之消肉。多以物類,自相制伏,不拘冷熱也。臣禹錫等謹按,蜀本云:馬乳,味甘。又,消渴通用藥云:馬乳,冷。藥性論云:馬乳,無毒。

【**陳藏器**:味甘,治熱,性冷利。

孫真人:合生魚食則作瘕。

食醫心鏡:馬乳,飲之止渴。

乳腐　微寒。潤五藏,利大小便,益十二經脉,微動氣。細切如豆,麪拌,醋漿水煑二十餘沸,治赤白痢。小

---

① 今俱合是冷委言之:據《新修本草》和寫本,此句作“故陶不委言之”,於意爲長。

兒患,服之彌佳。新補。見孟詵及蕭炳。

底野迦　味辛、苦,平,無毒。主百病中惡,客忤邪氣,心腹積聚。出西戎。

唐本注云:彼人云,用諸膽作之,狀似久壞丸藥,赤黑色。胡人時將至此,甚珍貴。試用有效。唐本先附。

〔箋釋〕

底野迦是早期西方醫學使用的一種萬應藥,可能是一種鴉片製劑,隋唐之際傳入中國,《醫方類聚》引《五臟論》謂"底野迦善除萬病"。《舊唐書·西戎傳》言拂菻國"乾封二年遣使獻底也伽",即此。

五種陳藏器餘

蔡苴机屎　主蛇虺毒,兩頭麋屎也。出永昌郡。取屎以傅瘡。《博物志》云:蔡余義獸,似鹿,兩頭。其胎中屎,四時取之。未知今有此物否。蔡苴机,余義也。范曄《後漢書》云:雲陽縣有神鹿,兩頭,能食毒草。《華陽國志》曰:此鹿出雲陽南郡熊舍山,即此余義也。

〔箋釋〕

此條爲《博物志》佚文,諸書引録,異文甚多。《太平御覽》卷九百零六鹿條云:"雲南郡出茶首。茶首,其音爲蔡茂,是兩頭鹿名也。獸似鹿,兩頭,其腹中胎常以四月中取,可以治蛇虺毒。永昌亦有之。"本條内引《後漢書》及

《華陽國志》皆見《太平御覽》鹿條，據《後漢書·西南夷傳》云："雲南縣有神鹿，兩頭，能食毒草。"《華陽國志·南中志》雲南郡條云："有熊倉山，上有神鹿，一身兩頭，食毒草。"異文皆可參考。

《本草綱目》名兩頭鹿，集解項説："按盛弘之《荆州記》云：武陵郡雲陽點蒼山，産兩頭獸，似鹿，前後有頭，一頭食，一頭行，山人時或見之。段成式《雜俎》云：雙頭鹿胎矢名耶希。夷人謂鹿爲耶，謂屎爲希。按《唐韻》屎字又音希，即此義也。"至於"蔡苴机""蔡余義""荼首"諸名，都是土語之音譯，再兼以傳寫訛誤，不可究詰。《本草綱目》認爲當以"荼苜机"爲正，釋名項説："荼苜机，音蔡茂机，番言也，出《博物志》。舊本訛作蔡苴机，又作余義，亦荼苜之訛也。"其説可參。

諸朽骨 主骨蒸。多取净洗，刮却土氣，於釜中煮之，取桃、柳枝各五斗煮，枯棘鍼三斗煮減半，去滓，以酢漿水和之，煮三五沸，將出。令患者散髮正坐，以湯從頂淋之，唯熱爲佳。若心悶，可進少冷飰，當得大汗，去惡氣，汗乾可粉身。食豉粥，羸者少與。又東牆腐骨，醋磨塗痕得滅，及除瘰瘍風瘡癬白爛。東牆，牆之東，最向陽也。

烏氊 無毒。主火燒生瘡，令不著風水，止血，除賊風。燒爲灰,酒下二錢匕,主産後血下不止。久卧吸人脂血,令人無顔色,上氣。

〔箋釋〕

此爲氈毯之類,《本草綱目》集解項説:"氈屬甚多,出西北方,皆畜毛所作。其白、其黑者,本色也。其青、烏、黄、赤者,染色也。其氈毯、褐𦆶、氍毹、氆氇等稱者,因物命名也。大抵入藥不甚相遠。"

海獺　味鹹,無毒。主人食魚中毒,魚骨傷人,痛不可忍,及鯁不下者,取皮煮汁服之。海人亦食其肉。似獺,大如犬,脚下有皮,如人胼拇,毛著水不濡。海中魚獺、海牛、海馬、海驢等皮毛,在陸地皆候風潮,猶能毛起。《博物志》有此説也。

土撥鼠　味甘,平,無毒。主野雞瘻瘡。肥美,煑食之,宜人。生西蕃山澤。穴土爲窠,形如獺,夷人掘取食之。《魏略》曰:大秦國,出辟毒鼠。近似此也。